W0417158

Pädiatrische Krankheitsbilder

2. Auflage

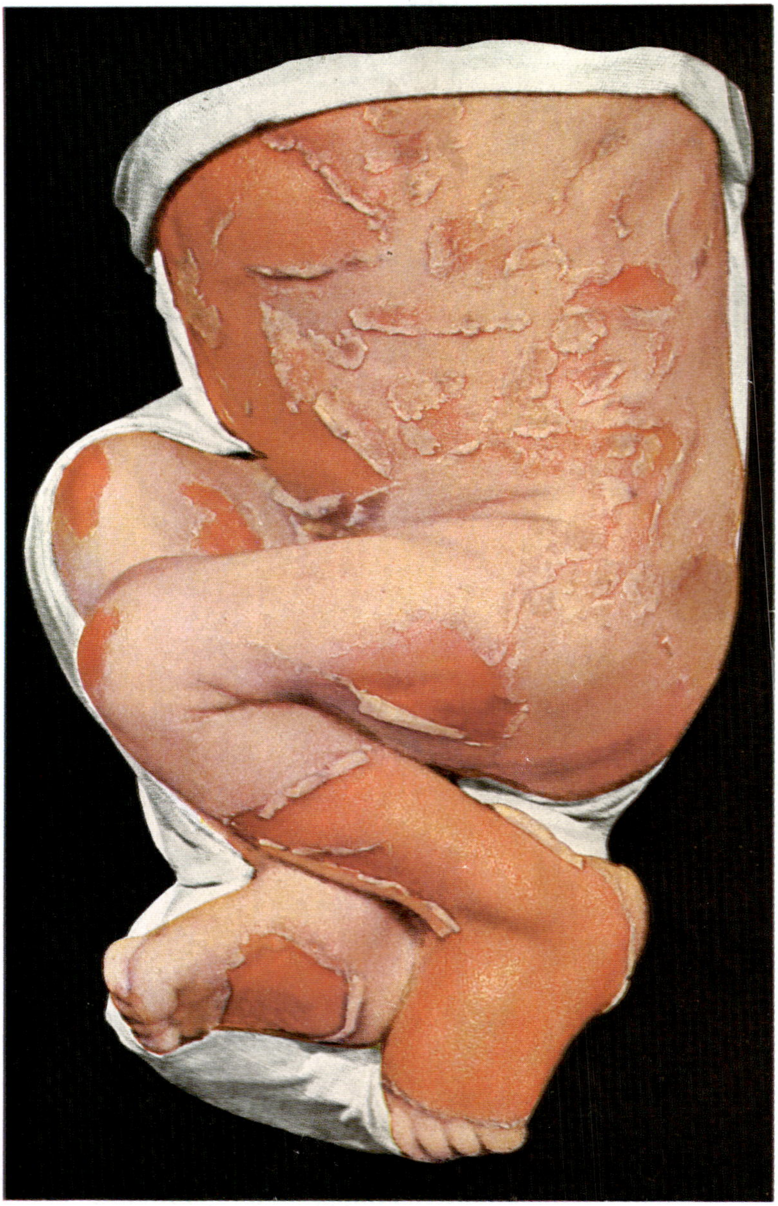

Pädiatrische Krankheitsbilder

Farbatlas für Klinik und Praxis

von Helmut Moll

2., überarbeitete und erweiterte Auflage

469 meist farbige Abbildungen und 15 Tabellen

1983
Georg Thieme Verlag Stuttgart · New York

Dr. med. Helmut Moll
Chefarzt der Kinderabteilung des
Marien-Hospitals, Papenburg/Ems

CIP-Kurztitelaufnahme der Deutschen Bibliothek
Moll, Helmut:
Pädiatrische Krankheitsbilder : Farbatlas für Klinik u. Praxis / von Helmut Moll. – 2., überarb. u. erw. Aufl. – Stuttgart ; New York : Thieme, 1983.
Engl. Ausg. u.d.T.: Moll, Helmut: Atlas of pediatric diseases

1. deutsche Auflage 1975
1. englische Auflage 1976
1. italienische Auflage 1976
1. japanische Auflage 1976
1. spanische Auflage 1976

Geschützte Warennamen (Warenzeichen) werden *nicht* besonders kenntlich gemacht. Aus dem Fehlen eines solchen Hinweises kann also nicht geschlossen werden, daß es sich um einen freien Warennamen handele.

Alle Rechte, insbesondere das Recht der Vervielfältigung und Verbreitung sowie der Übersetzung, vorbehalten. Kein Teil des Werkes darf in irgendeiner Form (durch Photokopie, Mikrofilm oder ein anderes Verfahren) ohne schriftliche Genehmigung des Verlages reproduziert oder unter Verwendung elektronischer Systeme verarbeitet, vervielfältigt oder verbreitet werden.

© 1975, 1983 Georg Thieme Verlag, Rüdigerstraße 14, D-7000 Stuttgart 30
Printed in Germany
Satz: Setzerei Lihs, 714 Ludwigsburg, gesetzt auf Linotron 202
Druck: Grammlich, Pliezhausen

ISBN 3-13-510502-4 1 2 3 4 5

Wichtiger Hinweis: Medizin als Wissenschaft ist ständig im Fluß. Forschung und klinische Erfahrung erweitern unsere Kenntnisse, insbesondere was Behandlung und medikamentöse Therapie anbelangt. Soweit in diesem Werk eine Dosierung oder eine Applikation erwähnt wird, darf der Leser zwar darauf vertrauen, daß Autoren, Herausgeber und Verlag größte Mühe darauf verwandt haben, daß diese Angabe genau dem Wissensstand bei Fertigstellung des Werkes entspricht. Dennoch ist jeder Benutzer aufgefordert, die Beipackzettel der verwendeten Präparate zu prüfen, um in eigener Verantwortung festzustellen, ob die dort gegebene Empfehlung für Dosierungen oder Beachtung von Kontraindikationen gegenüber der Angabe in diesem Buch abweicht. Eine solche Prüfung ist besonders wichtig bei selten verwendeten Präparaten oder solchen, die neu auf den Markt gebracht worden sind.

Abbildungsnachweise: Frontispiz aus: Finkelstein, Galewsky, Halberstaedter: Hautkrankheiten und Syphilis im Säuglings- und Kindesalter, Springer, Berlin 1921; Priv.-Doz. Dr. Agnoli: 380, 381, 402, 409, 411, 422; Prof. Dr. Cremer: 191–196, 278, 279; Prof. Dr. Gröbe: 114; Prof. Dr. Menzel: 49, 458–461; Prof. Dr. Neuhäuser: 382, 389, 420, 421; Priv.-Doz. Dr. v. Schnakenburg: 130, 131, 133, 134; Prof. Dr. Wollensak: 18, 19, 201, 425, 426, 430–433, 439, 440, 443.

Vorwort zur 2. Auflage

Genaue Beobachtungen, einfach und wahrheitsgemäß vorgetragen, finden sich nicht häufig, und solche allein habe ich die Ehre vorzulegen.

(SIR WILLIAM HAMILTON, 1776)

Die Sammlung klinischer Beobachtungen, die ich vor 7 Jahren herausgab, hat offenbar das Interesse vieler Kollegen gefunden: Die deutsche Auflage ist vergriffen, die englische bereits nachgedruckt; spanische, italienische und japanische Ausgaben sind erschienen, französische und portugiesische vorgesehen.

Das Buch ist nun um fast 100 Abbildungen, einschließlich Computertomogrammen, und zahlreiche Krankheitsbilder vermehrt, der Text ergänzt und à jour gebracht worden, wobei ich mich der Mitarbeit erfahrener Kliniker erfreuen durfte: der Herren AGNOLI, Gießen, BRODEHL, Hannover, CREMER, Heilbronn, GRÖBE, Münster, LUTHARDT, Worms, MENNER, Bad Hersfeld, MENZEL, Wilhelmshaven, NEUHÄUSER, Gießen, v. SCHNAKENBURG, Sankt Augustin, und WOLLENSAK, Berlin; ich habe ihnen für Bildbeiträge und Anregungen, Korrekturen und Erweiterungen zu danken. Wo Fehler und Eigenwilligkeiten stehen, bin ich verantwortlich.

Mein Dank gilt 50 Rezensenten, besonders denen, die konkrete Hinweise gaben. Dankbar bin ich Herrn Kollegen Dr. GRYM, der mir aus Krnow, CSSR, schrieb und eine meiner Diagnosen korrigierte (Chondrodystrophie – Robinow-Syndrom). Selbstverständlich ist es, die angenehme Zusammenarbeit mit meinem Verlag, insbesondere den Herren MENGE, ZEPF und KRÜGER, zu erwähnen. Dank sage ich erneut meinen Mitarbeitern in Klinik und Familie: Sie hatten, glaube ich, in letzter Zeit wieder etwas unter der Pädiatrie zu leiden, was eigentlich diesem schönen und „anmutigsten Fach der Medizin“ (WIEDEMANN) nicht ganz entspricht.

Das Frontispiz dieses Buches zeigt das Bild einer Dermatitis exfoliativa Ritter v. Rittershain (1870) aus dem Atlas der „Hautkrankheiten und Syphilis im Säuglings- und Kindesalter“ von FINKELSTEIN, GALEWSKY und HALBERSTAEDTER (1921). Dem Andenken an HEINRICH FINKELSTEIN, geboren 1866 in Leipzig, gestorben 1942 in Santiago de Chile im Exil, ist dieses Buch gewidmet.

Papenburg,
im Herbst 1982

HELMUT MOLL

Vorwort zur 1. Auflage

Zuerst die Beobachtung. (Virchow 1862)

Visuell erfaßbare Krankheitserscheinungen sind durch gute Abbildungen oft besser wiederzugeben als durch lange verbale Beschreibungen. Ich lege daher hier eine kinderklinische Bildauswahl aus meiner Abteilung vor, die praktische Zwecke verfolgt: Sie soll dem angehenden Kinderarzt, dem Arzt für Allgemeinmedizin, dem Studierenden und der Fachschwester pädiatrische Krankheitsbilder so nahe bringen, wie sie ihnen in der Klinik, am Krankenbett und in der Praxis oft primär begegnen, nämlich vom visuellen Eindruck her.
Die Abbildungen stehen bei dieser Darstellung im Vordergrund. Ihre Legenden sind aufs kürzeste komprimierte Kasuistik. Im Text sind die bildlich dargestellten Befunde in einen systematisch-nosologischen Gesamtzusammenhang gebracht. Nach einheitlichem Schema werden von jedem Krankheitsbild Definition, Ätiopathogenese und Häufigkeit aufgeführt; es folgen Daten der klinischen Symptomatologie und Differentialdiagnostik; die abschließenden Therapiehinweise beschränken sich auf die Angabe des Behandlungsprinzips.

Alle dargestellten Fälle sind eigene Beobachtungen, bis auf die Abbildung 114, die ich Professor David Smith aus Seattle verdanke.

Ich hoffe, daß diese Bildsammlung klinische Erfahrungen des Lesers bestätigen, ergänzen, vorbereiten oder in Erinnerung rufen, kurz, das „Sehen und Erkennen" schulen kann, das wohl noch auf lange Zeit, trotz Datenverarbeitung und Computermedizin, die Grundlage der ärztlichen Diagnostik bleiben wird.

Dieses Werk neben der täglichen klinischen Arbeit zu schreiben, wäre ohne die Unterstützung meiner ärztlichen und schwesterlichen Mitarbeiter, insbesondere meiner Oberärztin Dr. Elisabeth Klesmann, kaum möglich gewesen. Ihnen habe ich genauso zu danken wie Herrn Dr. Günther Hauff und seinen Mitarbeitern vom Georg Thieme Verlag. Die entscheidende Hilfe aber erhielt ich wie immer von meiner Frau und Fachkollegin Dr. Hildegard Moll, geb. Gehrt; ihr und unseren Kindern Christoph, Stephan, Martin und Hildegard ist dieses Buch, unter dem sie manches zu leiden hatten, gewidmet.

Papenburg,
im Frühjahr 1975 Helmut Moll

Inhaltsverzeichnis

Pädiatrische Krankheitsbilder

Angeborene Fehlbildungen

Down-Syndrom

Definition

Das Down-Syndrom (früher: Mongolismus, mongoloide Idiotie) ist ein angeborenes, mit Schwachsinn verbundenes Mißbildungssyndrom aufgrund einer Chromosomenaberration: In ca. 94% der Fälle *Trisomie 21* (21. Chromosom in allen Zellen dreifach statt paarig, Gesamtchromosomenzahl 47 statt 46); in 6% je etwa zur Hälfte *Mosaiktrisomien* (Trisomie 21 nur bei einem Teil der Körperzellen) und *Translokationstrisomien* (Extrachromosom 21 mit einem anderen Chromosom – 13–15 oder 22 – verbunden und somit Gesamtchromosomenzahl mit 46 scheinbar normal).

Die *Trisomie 21* kommt durch Non-disjunction bei der Reduktionsteilung in der Oogenese zustande und nimmt mit zunehmendem Alter der Mutter an Häufigkeit zu (Tab. 1). Die *Translokationstrisomie* ist vom Alter der Mutter unabhängig; sie wird von einem phänotypisch unauffälligen Elternteil mit 45 Chromosomen im Karyotyp (balancierte Translokation) vererbt (Tab. 2). Die *Morbidität des Down-Syndroms* beträgt 1–3 auf 1000 Neugeborene.

Symptome

1. *Mongoloide Fazies* mit undifferenziertem Gesichtsausdruck, Schrägstellung der Lidspalten von innen unten nach außen oben, Epikanthus (sichelförmige Hautfalte über dem inneren Augenwinkel) und eingezogener Nasenwurzel. Offener Mund mit Makroglossie und Lingua scrotalis. Brachyzephale Schädelkonfiguration. Dysplastische Ohrmuscheln. Cutis laxa, besonders im Nacken. Weiße Brushfieldsche Flecken in der Iris.
2. *Minderwuchs.* Akromikrie der Hände (nach distal zunehmende Handverkürzung) mit Klinodaktylie (Einwärtskrümmung des Kleinfingerendgliedes), Brachymesophalangie des 5. Fingers im Röntgenbild und Vierfingerfurche (durchlaufende Querfurche der Haut des Handtellers). Charakteristisches Papillarleistenmuster des Hypothenars mit Triradius in der Mitte der Handfläche. Verbreiterung der Zwischenzehenlücke I/II (Sandalenlücke). Das Röntgenbild des Beckens zeigt horizontal verlaufende Hüftpfannendächer, breit ausladende, niedrige Darmbeinschaufeln und Coxa valga.
3. *Muskelhypotonie,* Froschbauch, Überstreckbarkeit der Gelenke.
4. *Psychisch-intellektuelle Entwicklungshemmung.* Der hypodynam-oligophrene Typ ist gutmütig, lenkbar, musikliebend und kann einen Intelligenzquotienten bis 60 erreichen. Der hyperdynam-oligophrene Typ ist erethisch, stimmungslabil und kommt selten über einen Intelligenzquotienten von 50 hinaus.
5. Als *begleitende Mißbildungen* kommen häufig Herzvitien (30–50%), besonders Septumdefekte, Duodenalatresien, Klumpfüße und Syndaktylien vor.

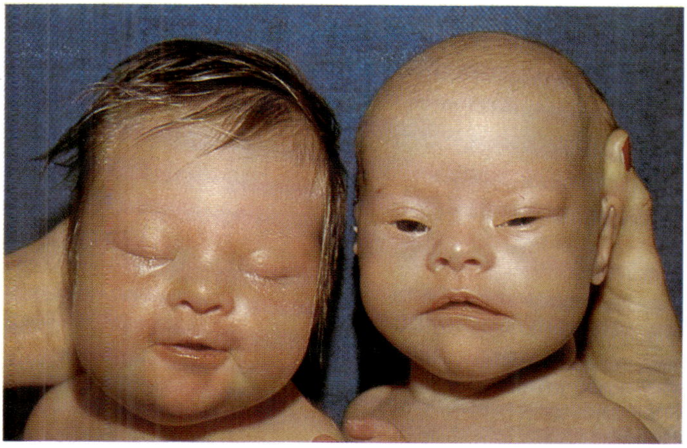

1 Verschieden schwer ausgeprägte mongoloide Fazies bei zwei Neugeborenen mit Trisomie 21.

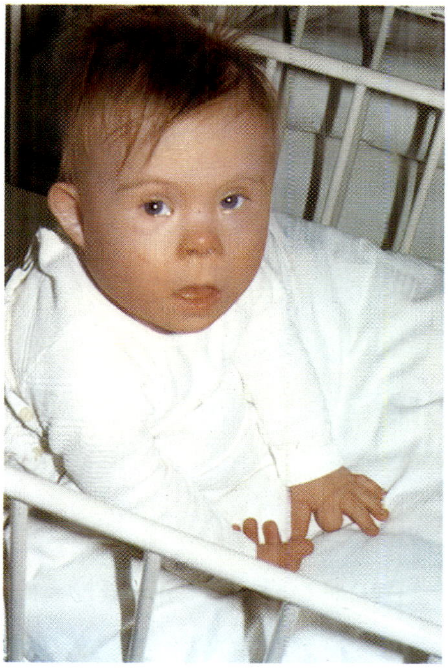

2 Trisomie 21 bei einem 8 Monate alten Säugling. Schräge Lidachsen, Epikanthus, eingezogene Nasenwurzel offener Mund, undifferenzierte Ohrmuscheln. Mutter 43 Jahre.

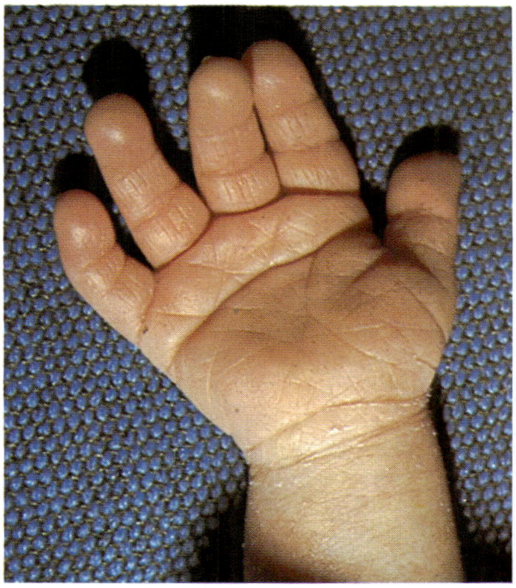

3 Vierfingerfurche bei Down-Syndrom.

Therapie

Eine kausale Therapie ist nicht möglich, doch können mit heilpädagogischen, krankengymnastischen und medikamentösen Behandlungsmaßnahmen symptomatische Besserungen erreicht werden.

Prognose

Die Kinder sind praktisch bildbar; unter allen geistig Behinderten stellen sie mit fast 25% die größte Gruppe dar. Die wegen Resistenzschwäche früher hohe Letalität (50% im ersten Lebensjahr, 90% bis zum 25. Lebensjahr) ist in der antibiotischen Ära zurückgegangen; sie wird heute vorwiegend von den begleitenden Fehlbildungen des Magen-Darm-Kanals und des Herzens bestimmt.

Patienten mit Down-Syndrom erkranken häufiger an akuten Leukosen als andere Kinder.

Prophylaxe

Genetische Familienberatung: Schwangerschaften mit hohem Alters- oder Wiederholungsrisiko (Tab. **1** und **2**) sollten vermieden werden. *Fruchtwasseruntersuchungen* (transabdominale Amniozentese in der 14.–16. Schwangerschaftswoche) erlauben durch Chromosomenanalyse fetaler Zellen eine pränatale Diagnostik. *Männliche Down-Patienten* sind infertil, weibliche nicht; die Hälfte ihrer Kinder hätte eine Trisomie 21.

Tabelle **1** Mütterliches Alter und Häufigkeit des Down-Syndroms (freie Trisomie 21)

10–19 Jahre	0,04%
20–29 Jahre	0,07%
30–34 Jahre	0,11%
35–39 Jahre	0,33%
40–44 Jahre	1,00%
über 45 Jahre	2,18%

Tabelle **2** Ungefähre Wiederholungs- und Erkrankungsrisiken eines Fetus

Bei regulärer Trisomie 21 eines Down-Geschwisters:	1%
Bei D/G-Translokation eines Down-Geschwisters und	
normalem Karyotyp beider Eltern:	1%
mütterlicher balancierter Translokation:	10–13%
väterlicher balancierter Translokation:	3–5%
Bei G/G-Translokation eines Down-Geschwisters und	
normalem Karyotyp beider Eltern:	1%
mütterlicher balancierter Translokation 21/22:	10–13%
väterlicher balancierter Translokation 21/22:	5%
mütterlicher oder väterlicher Translokation 21/21:	100%
Bei Mosaiktrisomie eines Geschwisters:	nicht prognostizierbar
Bei Down-Syndrom der Mutter:	50%

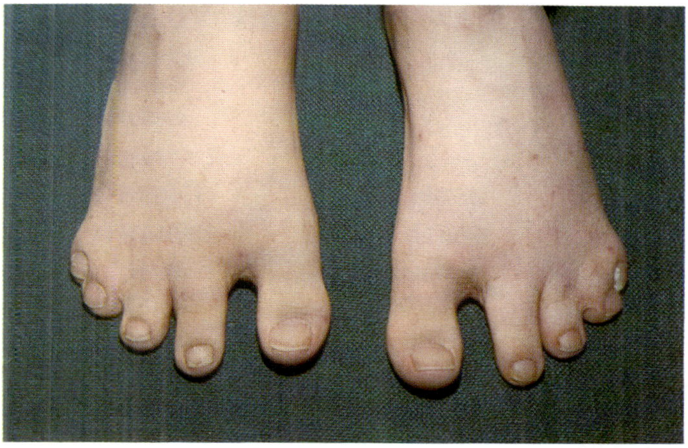

4 Sandalenlücke und Syndaktylie bei Down-Syndrom.

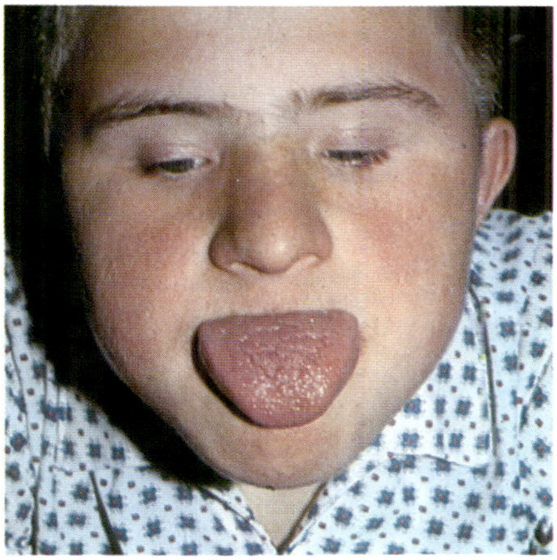

5 Lingua scrotalis sive plicata bei Down-Syndrom.

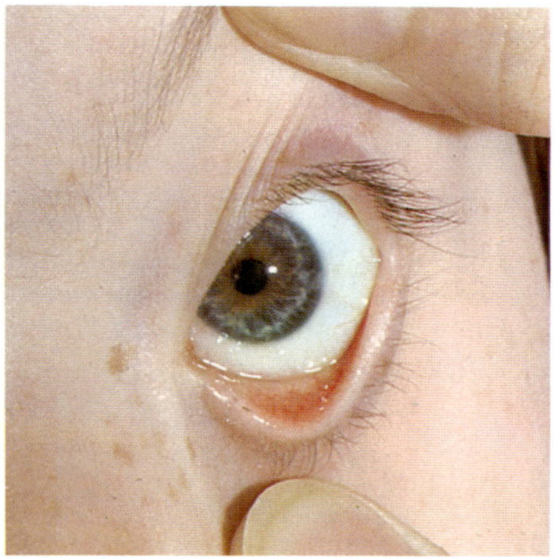

6 Brushfieldsche Flecken an der Peripherie der Iris sind ein beim Down-Syndrom häufiges, aber unspezifisches Symptom.

Lippen-Kiefer-Gaumen-Spalten

Definition

Die *Hemmungsmißbildungen im Lippen-Kiefer-Gaumen-Bereich,* die peristatisch bedingt oder genetisch (polygen erblich) determiniert sind und unter 1000 Neugeborenen ein- bis zweimal vorkommen, zeigen morphologisch folgende Formen:

1. Spaltung der Oberlippe: Lippenspalte, Cheiloschisis, unvollständige Hasenscharte.
2. Spaltung der Oberlippe und des Alveolarfortsatzes: Lippen-Kiefer-Spalte, Cheilognathoschisis, vollständige Hasenscharte.
3. Spaltung des weichen und harten oder des weichen Gaumens: Gaumenspalte, Palatoschisis.
4. Spaltung der Lippe, des Alveolarfortsatzes, des harten und weichen Gaumens: Lippen-Kiefer-Gaumen-Spalte, Cheilognathopalatoschisis, Totalspalte; wenn doppelseitig: Wolfsrachen.

Symptome

Aus der Funktionsstörung des Saug- und Schluckaktes ergeben sich Trinkschwierigkeiten. Ferner besteht eine Neigung zu Infekten der oberen Luftwege. Später ist die Sprechentwicklung gehemmt.

Differentialdiagnose

Lippen-Kiefer-Gaumen-Spalten sind Merkmale zahlreicher Syndrome: Patau (D_1-Trisomie)-Syndrom, Myer-Syndrom (mediane Gesichtsspaltbildung), Robin-Syndrom (S. 10), EEC-Syndrom (Ektrodaktylie = Spalthand, Ektodermaldysplasie, Cleft = Lippen-Kiefer-Gaumen-Spalte).

Therapie

Im Neugeborenen- und Säuglingsalter ist eventuell Sondenernährung erforderlich. Die operative Behandlung erfolgt ab dem 4. Lebensmonat: Lippen- und Kieferspalten werden im 1. Lebensjahr, Spalten des weichen Gaumens im 2. und Spalten des harten Gaumens im 4. Lebensjahr verschlossen.

Prognose

Bei den heutigen kieferchirurgischen Möglichkeiten ist die Prognose sowohl hinsichtlich Kosmetik wie Sprechvermögen ausgezeichnet.

Prophylaxe

Die für die genetische Beratung wichtigen erbprognostischen Risiken gehen aus Tab. **3** hervor.

Tabelle **3** Risiko für isolierte Lippen-Kiefer-Gaumen-Spalten und Gaumenspalten in Abhängigkeit von betroffenen Geschwistern und Eltern

	Erkrankte Geschwister	Erkrankte Eltern	Risiko in %
Lippen-Kiefer-Gaumen-Spalte	0	0	0,1–0,2
einseitig	1	0	2,5
doppelseitig	1	0	6
	2	0	10–14
	1	1	11–14
	0	1	3–4
	0	2	37
Gaumenspalte	0	0	0,04
	1	0	2–5
	0	1	7
	1	1	17
	2	0	10–13

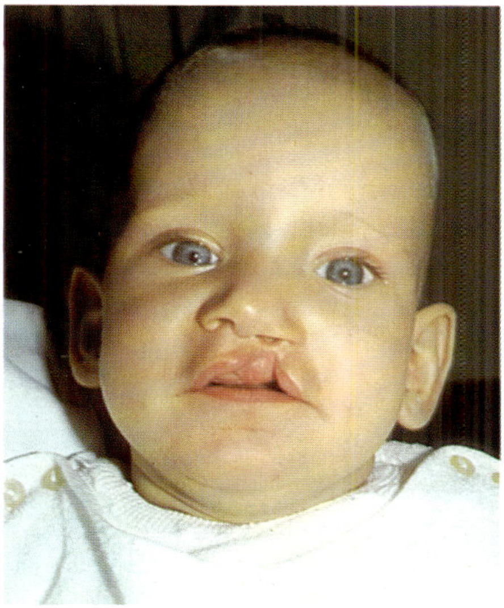

7 Hereditäre linksseitige partielle Lippen-Kiefer-Spalte (mit totaler Gaumenspalte) bei einem 6 Monate alten Jungen.

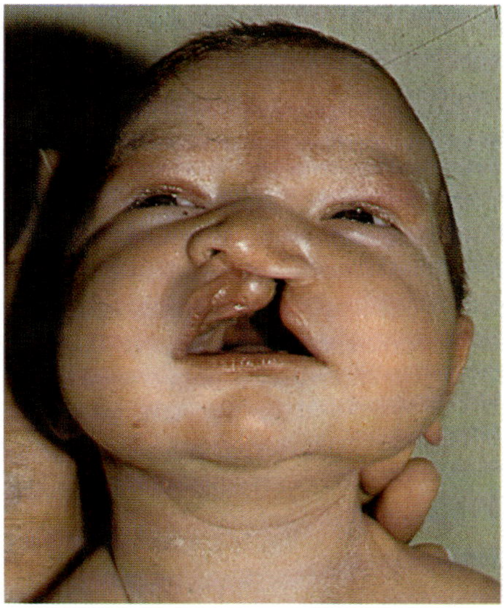

8 Linksseitige totale Lippen-Kiefer-Gaumen-Spalte bei einem Neugeborenen. Nebenbefund: harmloser Naevus flammeus an Stirn und Oberlidern.

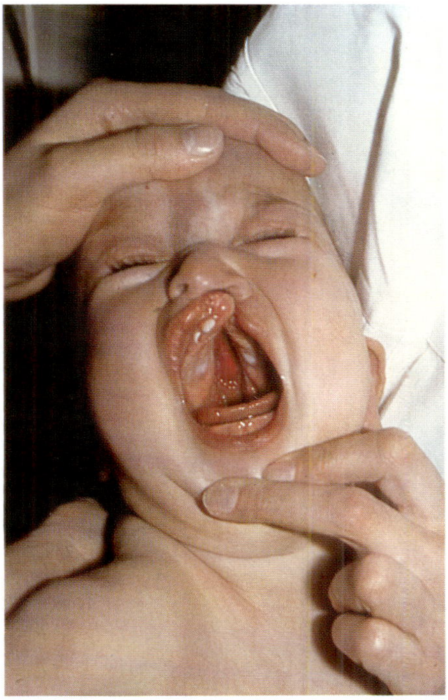

9 Das Kind der Abb. 8 im Alter von 6 Monaten kurz vor der ersten Operation. Dentition der zwei rechten oberen Milchschneidezähne. Man erkennt die durchgehende Totalspalte.

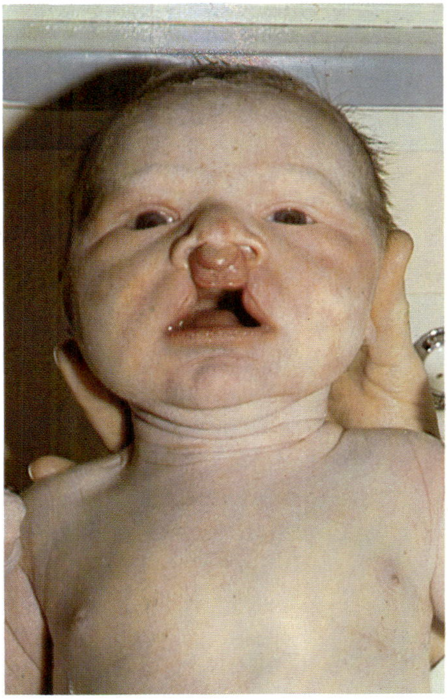

10 Bilaterale Lippen-Kiefer-Spalte mit vorspringendem Os incisivum bei einem Neugeborenen. Ein weiteres Geschwisterkind von insgesamt 5 Kindern hat die gleiche Mißbildung.

Franceschetti-Syndrom

Definition

Das Franceschetti-Syndrom (Dysostosis mandibulofacialis, Collins-Syndrom) ist ein dominant erblicher, meist aber sporadisch vorkommender *Mißbildungskomplex von wechselnder Ausprägung im Gesichtsbereich.* Er betrifft die Knochen- und Weichteile, die dem ersten Kiemenbogen und der ersten Kiemenfurche entstammen.

Symptome

1. Antimongoloide Lidspaltenstellung, Einkerbung in der lateralen Hälfte des Unter- oder seltener Oberlides (Lidkolobom).
2. Hypoplasie von Unterkiefer, Oberkiefer und Jochbein (Vogelgesicht), Makrostomie mit Stellungs- und Okklusionsanomalien der Zähne (Fischmaulphysiognomie).
3. Tief ansetzende Ohren mit Dysplasie der Ohrmuschel, Gehörgangsatresie.

Differentialdiagnose

1. Dysostosis craniofacialis Crouzon.
2. Akrozephalosyndaktylie Apert.
3. Rubinstein-Syndrom.
4. Cornelia-de-Lange-Syndrom.
5. Robin-Syndrom (S. 10).
6. Status Bonnevie-Ullrich.
7. Pfaundler-Hurlersche Krankheit (Dysostosis multiplex) (S. 76).

Therapie

Jenseits des Säuglingsalters sind plastisch-chirurgische Korrekturen möglich (Lidplastik, Ohrplastik).

Prognose

Keine Progredienz. Das Gehirn ist nicht betroffen, daher – im Kontrast zum äußeren Aspekt – keine intellektuellen Beeinträchtigungen. Mißbildungen des Mittel- und Innenohres sind selten.

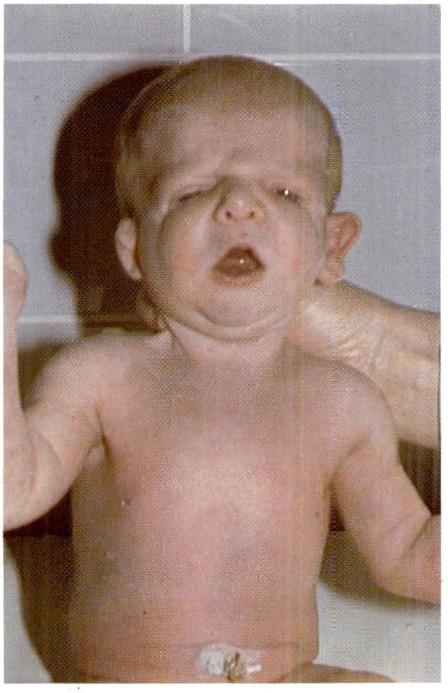

11 Franceschetti-Syndrom bei 6 Tage altem Jungen: antimongoloide Augenstellung, Makrostomie.

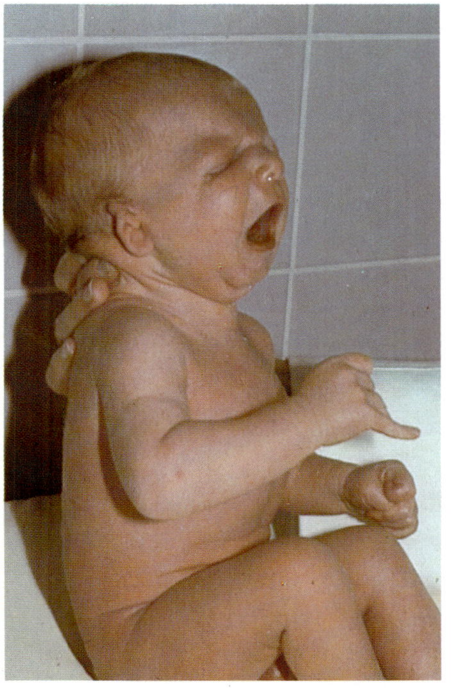

12 Hypoplasie der Mandibula mit fliehendem Kinn. Tief ansetzende, hypoplastische Ohrmuschel mit Gehörgangsatresie.

Robin-Syndrom

Definition

Das Robin-Syndrom ist eine angeborene, wahrscheinlich genetisch bedingte, kombinierte *Mißbildung im Kiefer- und Zungenbereich* mit der Trias Mikrogenie (Unterkieferhypoplasie), Glossoptose (Zungenrücklage) und Gaumenspalte.

Symptome

Durch die Unterkieferhypoplasie, die sich beim Neugeborenen äußerlich als fliehendes Kinn zeigt, und durch das Zurückfallen der Zunge in die Gaumenspalte kommt es zu *Atmungs- und Schluckschwierigkeiten:* Dyspnoe mit inspiratorischem Stridor, apnoisch-zyanotische Anfälle, Trinkschwäche oder Trinkunfähigkeit bestimmen das funktionelle Bild. Erstickungstod, hypoxämischer Hirnschaden und Aspirationspneumonie sind die Komplikationsgefahren.

Differentialdiagnose

Franceschetti-Syndrom (S. 8).

Therapie

Die Soforttherapie besteht in Bauchlagerung, eventuell Vorziehen der Zunge mit der Zungenzange. Die Nahrungszufuhr erfolgt durch Magendauersonde. Die lebensbedrohliche Atemfunktionsstörung schwindet mit dem zunehmenden Kieferwachstum im Laufe mehrmonatiger konservativer Behandlung meistens spontan. Operative Extension des Unterkiefers und Fixierung der Zunge mit Nylonfäden sind nur selten notwendig. Die Gaumenspalte wird im 2. bis 4. Lebensjahr in üblicher Weise operativ korrigiert.

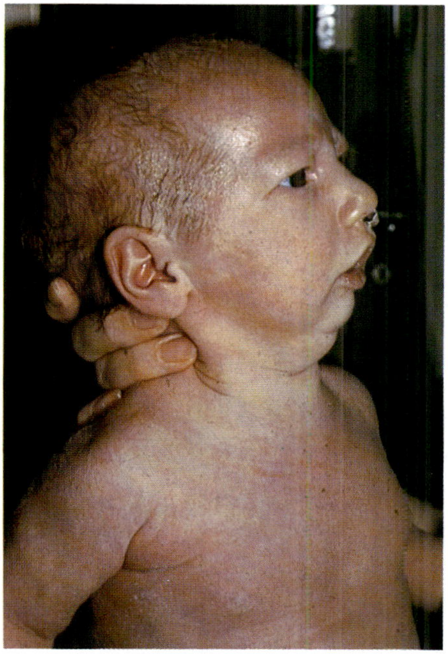

13 Robin-Syndrom bei 4 Wochen altem Mädchen. Fliehender Unterkiefer, Doppelkinn, Stridor und Zyanose in Rückenlage, Trinkunfähigkeit.

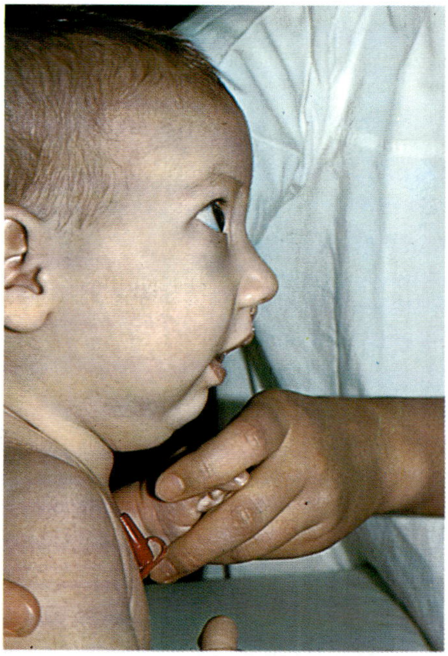

14 Im Alter von 3 Monaten funktionelle Besserung nach konservativer Behandlung. Nach 7 Monaten war auch morphologisch ein weitgehender Ausgleich der Mikrogenie erreicht.

Klippel-Feil-Syndrom

Definition

Das *Kurzhalssyndrom* beruht auf einer unregelmäßig dominant-erblichen Differenzierungshemmung der Halswirbelsäule vor dem 3. Embryonalmonat, die zur zervikalen Blockwirbelbildung führt.

Symptome

Der Kopf scheint dem Rumpf unmittelbar aufzusitzen (Froschhals), die Nackenhaargrenze liegt tief, die seitlichen Drehbewegungen des Kopfes sind eingeschränkt.
Röntgenologisch zeigen sich Spaltbildungen, Synostosen (Blockwirbel) und hypoplastische Deformierungen der Halswirbelkörper. Multiple Begleitmißbildungen kommen vor.

Therapie

Keine Behandlungsmöglichkeiten.

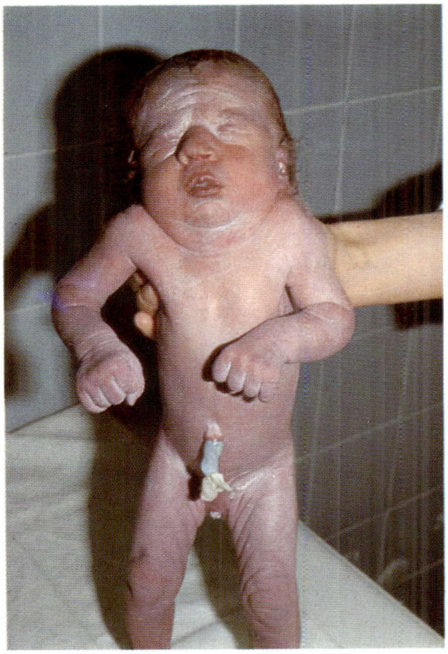

15 Frühgeborenes mit Klippel-Feil-Syndrom. Kopf sitzt zwischen den Schultern. Begleitmißbildung: mediane Gaumenspalte.

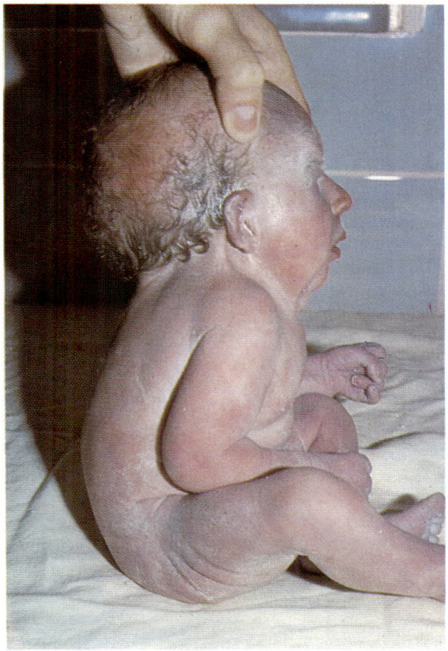

16 Gedrungener Froschhals, tiefe Nackenhaargrenze, keine seitlichen Drehbewegungen des Kopfes möglich.

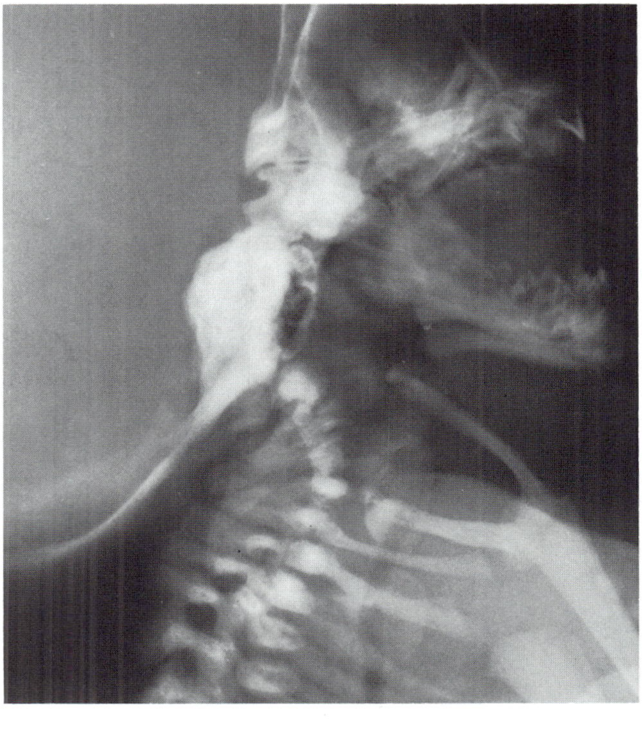

17 Röntgenologisch undifferenzierbare zervikale Masse im Halswirbelsäulenbereich.

Crouzon-Syndrom

Definition

Als Crouzon-Syndrom (Dysostosis craniofacialis) wird eine durch prämature Schädelnahtsynostosen bedingte *Dyskranie* bezeichnet, die autosomal dominant vererbt wird. Neumutationen sind bei etwa einem Viertel der Fälle anzunehmen.

Symptome

Die prämaturen Synostosen vor allem der verdickt tastbaren Pfeil- und Kranznaht führen zu unterschiedlichen, vorwiegend turrizephalen *Schädeldeformierungen.* Zeichen der *Gesichtsdysmorphie* sind Hypertelorismus, eingezogene Nasenwurzel (Adler-, Papageiennase), Mikrognathie des Oberkiefers bei relativer Progenie des Unterkiefers mit Zahnstellung- und Bißanomalien (Mesialbiß). Der erhöhte *Schädelinnendruck* äußert sich in Exophthalmus mit Auswärtsschielen, zunehmender Optikusatrophie mit Verfall der Sehschärfe und des Gesichtsfeldes, Retardierung der geistigen Entwicklung, Kopfschmerz- und Brechattacken. Radiologisch stellt sich das Bild des Wolkenschädels mit verstärkten Impressiones digitatae dar.

Differentialdiagnose

Wenn gleichzeitig Fingersyndaktylien bestehen, kommen die verschiedenen Formvarianten des *Akrozephalosyndaktylie-Syndroms* (Apert, Apert-Crouzon, Chotzen, Mohr, Waardenburg, Pfeiffer) in Frage.

Therapie

Neurochirurgische Kraniektomie der synostosierten Nähte in den ersten Lebensmonaten. Weitere neurochirurgische Eingriffe bei lokaler Druckatrophie des Sehnerven.

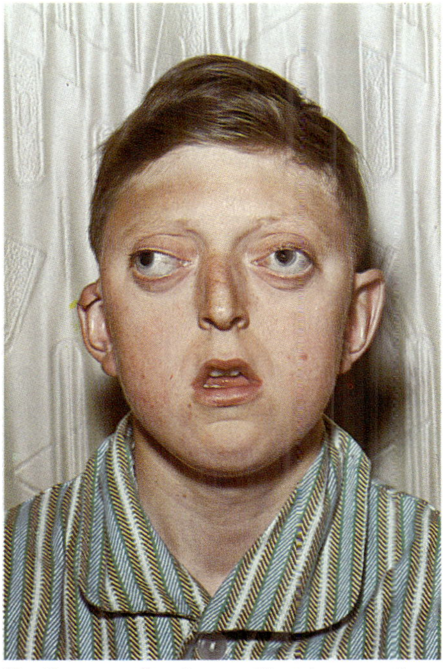

18 Crouzon-Syndrom. Strabismus divergens. Exophthalmus. Angedeuteter Hypertelorismus.

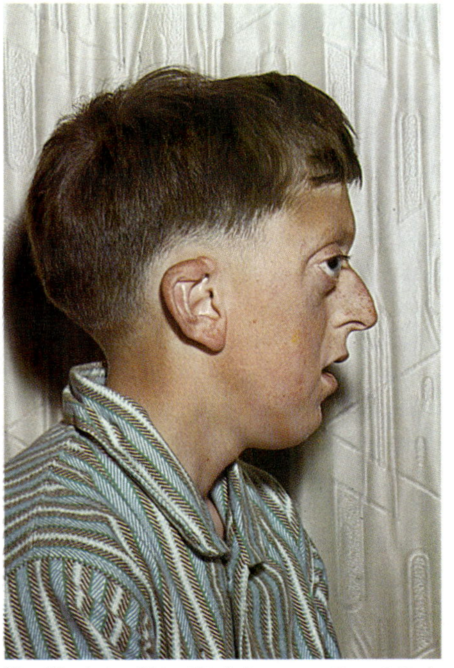

19 Kind der Abb. 18. Adlernase. Exophthalmus. Oxyzephalie mit Prominenz des Vorderhauptes.

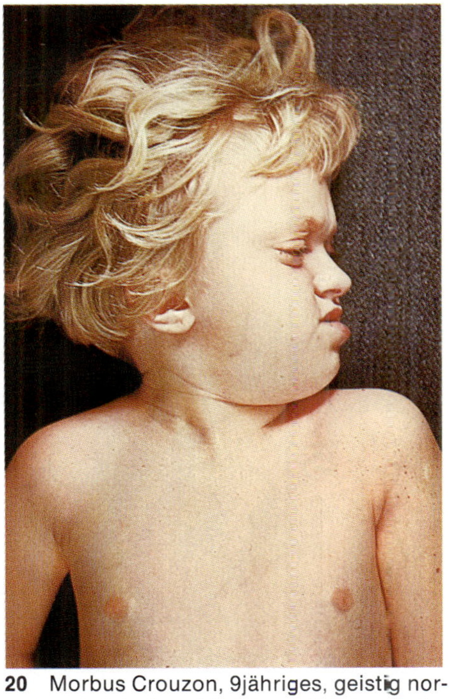

20 Morbus Crouzon, 9jähriges, geistig normal entwickeltes Mädchen Turrizephalie. Eingezogene Nasenwurzel. Progenie und Vorbiß des Unterkiefers.

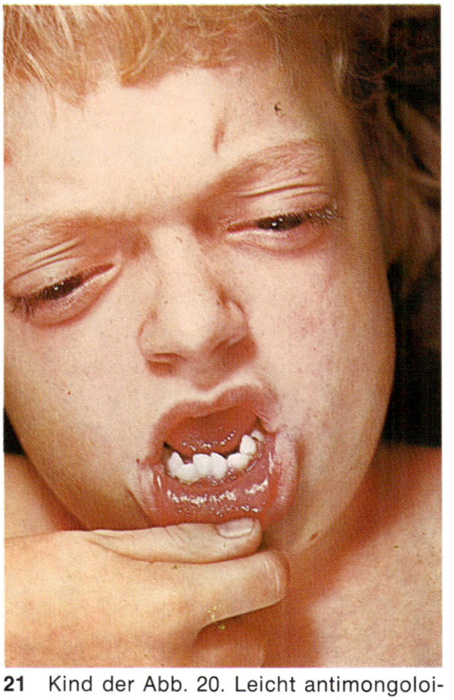

21 Kind der Abb. 20. Leicht antimongoloide Lidspaltenstellung. Hypertelorismus, Zahnstellungsanomalien.

Robinow-Syndrom

Definition

Robinow, Silverman und Smith beschrieben 1969 ein *Minderwuchssyndrom,* dessen Merkmale mesomele (d. h. die mittleren Segmente der Extremitäten betreffende) Brachymelie, fetale Gesichtsform, Genital- und Wirbelfehlbildungen sind.
Ätiologisch wird autosomal-dominante Heredität mit variabler Penetranz und familiär spezifischer Expressivität angenommen.

Symptome

Kurze Unterarme und Unterschenkel (mesomeler Minderwuchs). Fetalähnliche Gesichtsdysmorphie: großer Hirnschädel, Balkonstirn, platte Nase, Hypertelorismus, weite Lidspalten, fischmaulartiger Mund, kleiner Unterkiefer; später Zahnstellungsanomalien. Hypoplasie des äußeren Genitales. Wirbel-, Rippen- und Fingeranomalien. Die geistige Entwicklung ist normal.
Röntgenologisch finden sich nur mesobrachymele Form-, aber keine Strukturveränderungen.

Differentialdiagnose

Aspektmäßig kann die *Achondroplasie* ein ähnliches Bild bieten, doch ist die Brachymelie dabei vorwiegend rhizomel (die proximalen Extremitätensegmente betreffend) und röntgenologisch finden sich öfter metaphysäre Formveränderungen.

Therapie

Kausale Behandlung ist nicht möglich. Eventuell gesichtsplastische operative Korrekturen. Genetische Beratung: Wiederholungsrisiko für Geschwister 50 %.

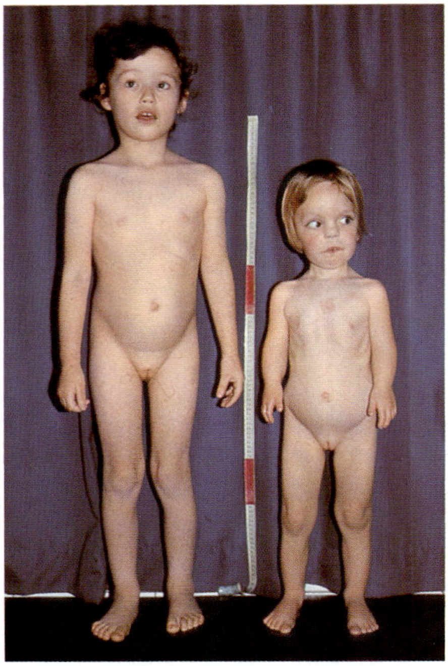

22 $4^{4}/_{12}$jähriges Mädchen mit Robinow-Syndrom neben gleichaltrigem gesundem Kind. Körperlänge 88 cm (Soll 106 cm), Geburtslänge 44 cm. Brachymesomelie der Arme.

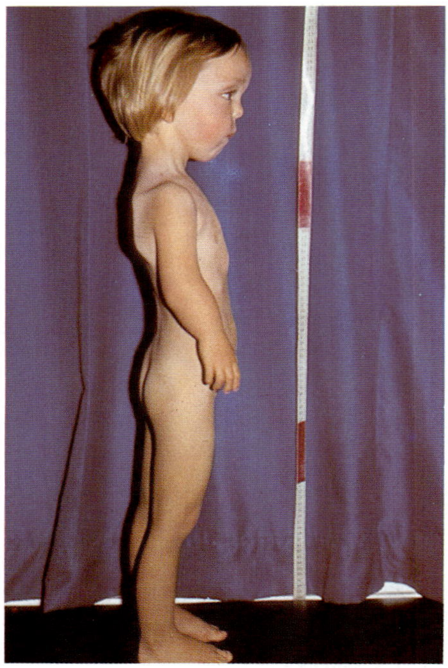

23 Großer Hirnschädel, Sattelnase, relativ langer Rumpf, verkürzte Unterarme.

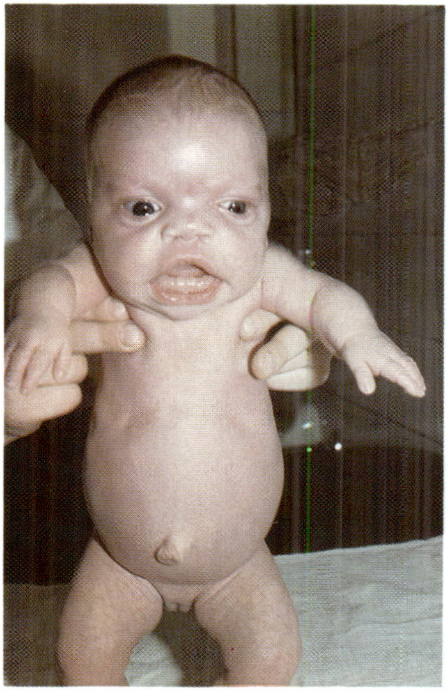

24 4 Wochen alte Schwester der Patientin von Abb. 22 und 23. Olympierstirn, eingezogene Nasenwurzel, Hypertelorismus, großer Mund. Mikromele Arme. Froschbauch.

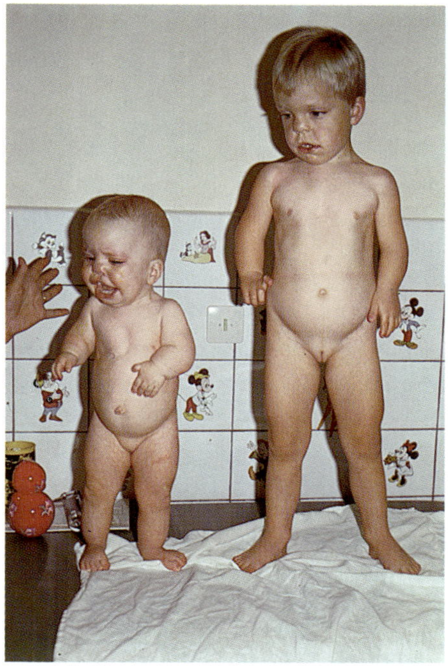

25 Geschwister mit Robinow-Syndrom, 1 und 6 Jahre alt.

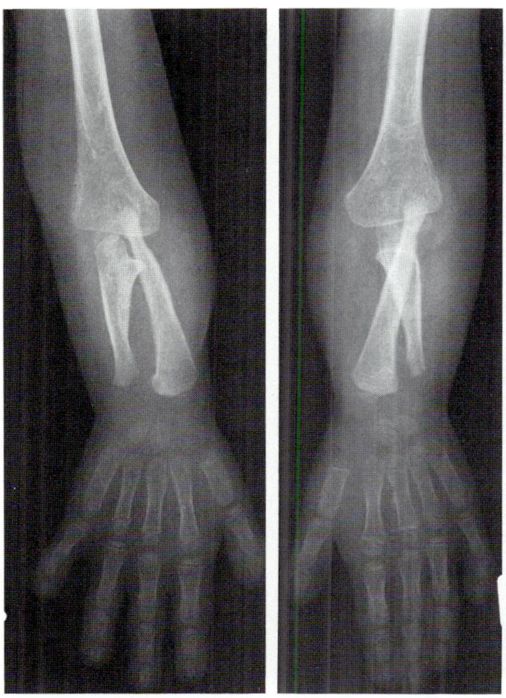

26 Verkürzung von Radius und Ulna (mesomele Brachymelie). Brachymesophalangie V, Klinodaktylie V.

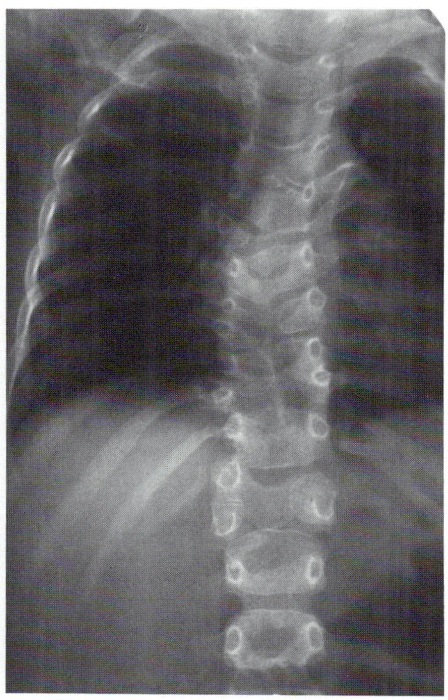

27 Wirbel- und Rippenfehlbildungen im Thorakalbereich.

Steißteratom

Definition

Steißteratome sind *angeborene Mischgeschwülste,* die Derivate aller drei Keimblätter in verschiedensten Differenzierungsgraden enthalten. Bei hoher Gewebsdifferenzierung *(Teratoma adultum)* steht der Mißbildungscharakter im Vordergrund, bei unreifen Formen *(Teratoma embryonale)* der Tumorcharakter mit Tendenz zur malignen Entartung, die in 10–20% aller Fälle eintritt. Mädchen sind fünfmal häufiger betroffen als Knaben.

Symptome

Die kugeligen, manchmal monströsen Tumoren, die ein Geburtshindernis darstellen können, sitzen breitbasig dem Steiß auf, verdrängen Anus und Rektum nach vorn und sind von derber oder prall-elastischer Konsistenz.
Röntgenologisch lassen sich in etwa 40% der Fälle kalkdichte Verschattungen erkennen.
Bei maligner Entartung, die jenseits des 4. Lebensmonats in zunehmendem Maße droht, erfolgen Metastasierungen in Lunge und Skelett.

Therapie

Radikale Exstirpation in der 2.–4. Lebenswoche.

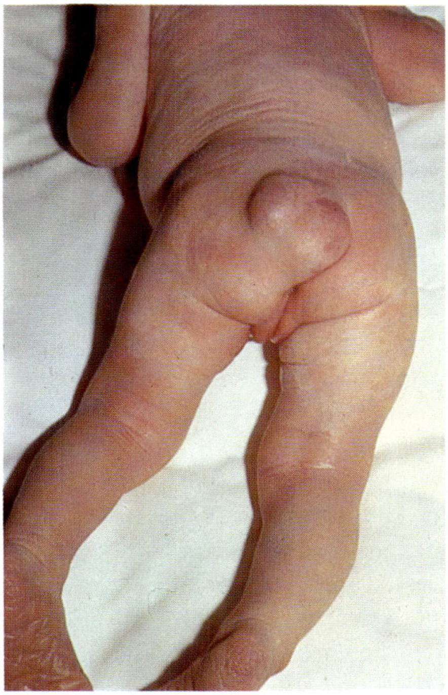

28 Neugeborenes Mädchen mit hühnereigroßem Steißteratom.

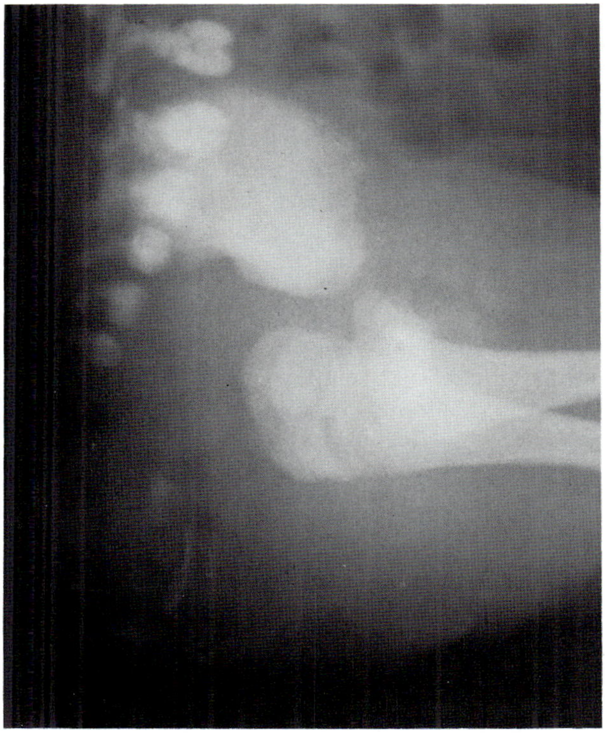

29 Röntgenologisch stellt sich eine spangenförmige Kalkeinlagerung im Teratom dar. Exstirpation im Alter von 5 Wochen, histologisch kein Anhalt für Malignität.

Embryopathia et Fetopathia diabetica

Definition

Bei der *Embryopathia diabetica* kommt es innerhalb der ersten 10 Schwangerschaftswochen bei etwa 5–10% der Kinder diabetischer Mütter zu Organmißbildungen, deren Vorkommen möglicherweise mit Dauer und Schwere des mütterlichen Diabetes, insbesondere der Angiopathie, zunimmt.

Die *Fetopathia diabetica* entsteht jenseits des 3. Graviditätsmonats und äußert sich in Fruchttod, Frühgeburt, Makrosomie und postnatalen Adaptationsstörungen; sie wird wesentlich von der Einstellung des mütterlichen Diabetes während der Schwangerschaft beeinflußt.

Die Neugeborenensterblichkeit aller Kinder diabetischer Mütter beträgt etwa 10–15%.

Symptome

Die *Embryopathia diabetica* zeigt ein vielfältiges Spektrum von Mißbildungen, insbesondere Skelettagenesien und -dysplasien der unteren Körperhälfte (kaudale Regression), Situs inversus und Herzvitien.

Neugeborene mit *Fetopathia diabetica* werden verfrüht geboren, sind dabei aber, bedingt durch reaktiven Hyperinsulinismus des Fetus, übergewichtig und übergroß (Makrosomie, Riesenkinder mit einem Geburtsgewicht über 4500 g, cushingähnliches Aussehen). Oft bestehen neonatale Hypoglykämie infolge Inselzellhyperplasie, verstärkter Icterus neonatorum und Erythroblastose. Die Kinder neigen zu Hypokalzämie, Zyanose, Atemnotsyndrom, Nierenvenenthrombose und Infekten; 10–30% sterben.

Der *Blutzuckerspiegel* fällt in den ersten 6 Stunden nach der Geburt zwar schnell und kurzfristig tiefer ab als bei Neugeborenen nichtdiabetischer Mütter, doch sind hypoglykämiebedingte Hyperexzitabilitätssymptome oder zerebrale Anfälle nicht zu erwarten.

Als *hypoglykämisch* gelten Blutglukosewerte erst, wenn sie beim Frühgeborenen und pränatal Dystrophen unter 20 mg%, beim reifen Neugeborenen bis zum 3. Lebenstag unter 30 mg% (beim Kind unter 40 mg% und beim Erwachsenen unter 50 mg%) liegen.

Therapie

Für die Therapie der Neugeborenen mit Fetopathia diabetica gelten die Richtlinien der Frühgeborenenbehandlung.

Prophylaxe

Den Erscheinungen der diabetischen Fetopathie kann durch optimale Einstellung des mütterlichen Diabetes und vorzeitige Entbindung in der 37. bis 38. Schwangerschaftswoche vorgebeugt werden.

Gelegentlich wird durch die kindliche Makrosomie ein mütterlicher Diabetes erst entdeckt; daher Rückmeldung an den Geburtshelfer zur Durchführung entsprechender Stoffwechseluntersuchungen bei der Mutter!

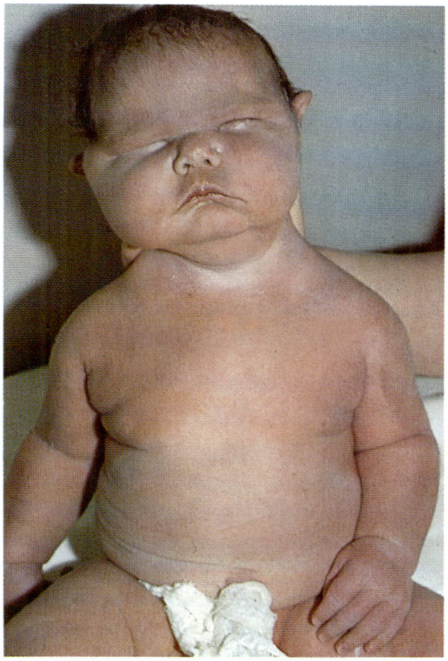

30 Riesenkind einer diabetischen Mutter. 1. Lebenstag. Spontangeburt 3 Wochen vor errechnetem Termin. Gewicht 5380 g, Länge 59 cm. Vitium cordis congenitum.

Geburtstraumen

Geburtstraumatische Fazialisparese

Definition

Die geburtstraumatische *Fazialisparese ist Folge einer Druckschädigung* des peripheren, jenseits des Foramen stylomastoideum verlaufenden Anteils des VII. Hirnnervs durch Beckenknochen oder Zangenlöffel. Sie ist nach der Armplexusparese die häufigste Entbindungslähmung und kommt einschließlich der leichtesten Formen bei 6% aller Neugeborenen vor.

Symptome

Beim Schreien wird auf der betroffenen Seite der Mundwinkel nicht bewegt, die Nasolabialfalte ist verstrichen, der Lidspalt nicht ganz geschlossen, die Stirn nicht gerunzelt. Meist ist die Lähmung einseitig und der untere Ast am stärksten betroffen.

Differentialdiagnose

Die *zentrale Fazialisparese* durch geburtstraumatische Hirnblutung im Bereich der supranukleären Bahn zwischen Hirnrinde und Brücke führt kontralateral zum Ausfall der Lippen- und Wangenmuskulatur (unterer und mittlerer Ast), während die Innervation der Stirn- und Augenschließmuskulatur (oberer Ast) intakt ist. Die kongenitale *Fazialislähmung vom peripheren Typ* (Lähmung aller 3 Äste) infolge Kernaplasie (Moebius) ist öfters mit Aplasien anderer Hirnnervenkerne, insbesondere des Abduzens, kombiniert und zeigt keine Rückbildungstendenz.

Therapie

Eine Behandlung erübrigt sich; innerhalb einiger Wochen tritt Spontanheilung ein.

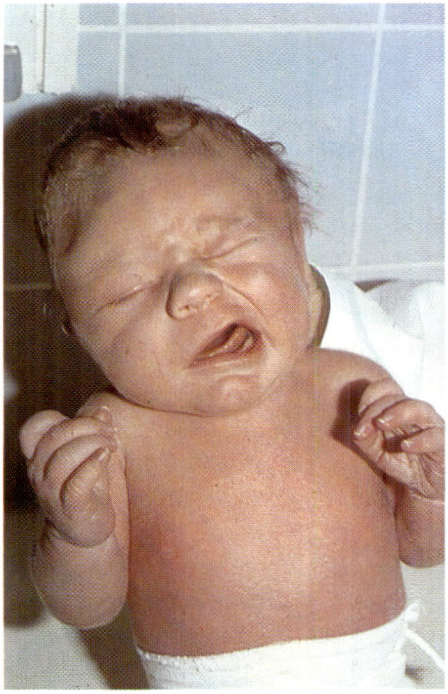

31 Neugeborenes mit rechtsseitiger Fazialisparese nach Zangenentbindung. Schädelimpression (Molding) über dem rechten Stirnbein durch Zangenlöffel ohne weitere neurologische Symptome.

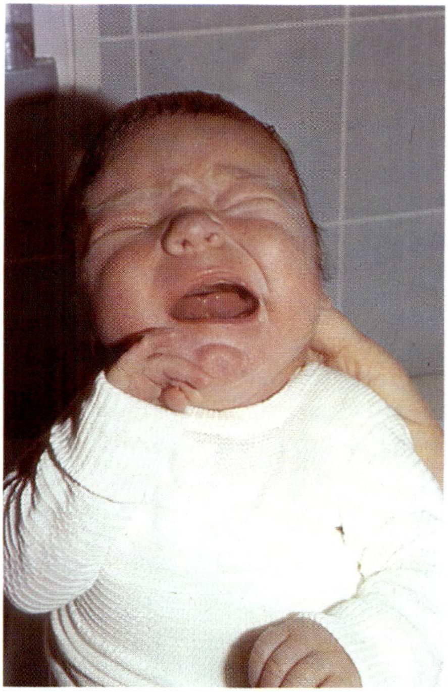

32 Weitgehende Restitution nach 7 Tagen.

Geburtstraumatische obere Armplexuslähmung

Definition

Die geburtstraumatische obere Armplexuslähmung (Erbsche Lähmung), die häufigste Entbindungslähmung, wird verursacht durch eine *Zerrungs- oder Druckläsion der 5. und 6. Zervikalwurzel* (oberer Anteil des Plexus cervicalis) unter der Geburt, die zu schlaffer Lähmung von Schulter und Oberarm führt. Prädisponiert sind übergewichtige, aus Beckenendlage entwickelte oder mit Zange extrahierte Kinder.

Symptome

Der Arm hängt schlaff herab in *Adduktion* (Lähmung des Deltoideus, Bizeps und Brachialis), *Innenrotation* (Lähmung des Infraspinatus und Teres minor) und *Pronation* (Lähmung des Bizeps und Supinator). Er kann aktiv nicht gehoben und im Ellbogen nicht gebeugt werden, während Hand und Finger normal beweglich sind. Nicht selten ist das 4. Zervikalsegment mitbetroffen, so daß gleichzeitig eine Zwerchfellparese besteht (Kofferath-Syndrom).

Differentialdiagnose

1. Bei der selteneren und prognostisch ungünstigeren unteren Armplexuslähmung (Läsion von C8 und Th1, Klumpkesche Lähmung) können Hand und Finger nicht bewegt werden; die Stellung des ganzen Arms ist ähnlich wie bei der Erbschen Lähmung, da die oberen Wurzeln fast immer leicht mitbetroffen sind. Ist der Sympathikus aus der 1. Thorakalwurzel mitbeteiligt, kommt es zum Hornerschen Symptomenkomplex (Miosis, Ptosis, Enophthalmus).
2. Geburtstraumatische Epiphysenlösung des Humeruskopfes.
3. Geburtstraumatische Humerusfraktur.
4. Klavikulafraktur.
5. Parrotsche Pseudoparalyse bei Lues connata.

Therapie

Ruhigstellung und Verhütung von Kontrakturen durch Schienung des Oberarms in Abduktion und Außenrotation bei gebeugtem Unterarm (Spitzy). Nach einer Woche beginnt man mit Massage, passiven und aktiven Bewegungsübungen. Elektrotherapie und Neurochirurgie bringen keine überzeugenden Erfolge.

Prognose

Die Prognose ist in der Mehrzahl der Fälle günstig: Restitutio ad integrum tritt bei 70–80% innerhalb von 2 Monaten ein. Funktionsverbesserungen durch Reinnervation sind noch während des ganzen ersten Lebensjahres möglich. Restschwächen besonders des Deltoideus können zurückbleiben.

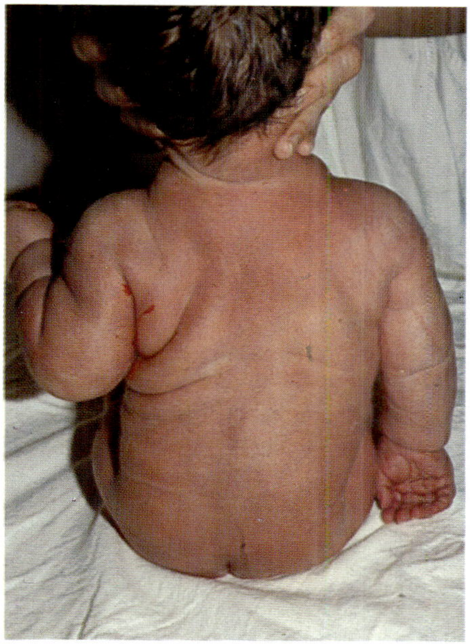

33 Rechtsseitige obere Armplexuslähmung nach erschwerter Geburt bei einem 5100 g schweren Kind. Adduktion, Innenrotation und Pronation des gelähmten Armes.

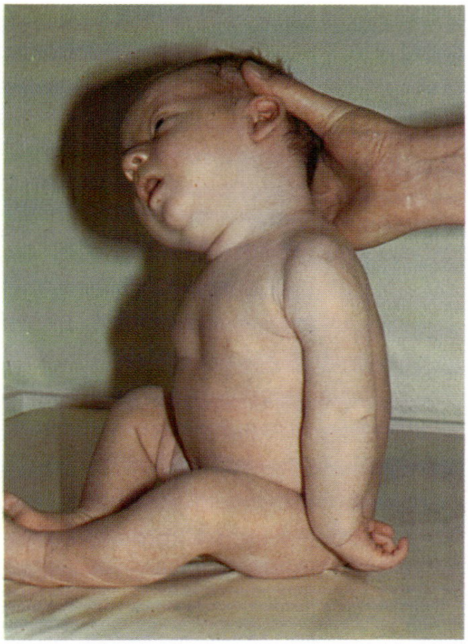

34 Erbsche Lähmung bei 4 Wochen altem Säugling. Geburtsgewicht 4700 g. Der Arm hängt in typischer Weise adduziert, innenrotiert und proniert herunter. Restitutio ad integrum innerhalb von 6 Monaten.

Hirnblutung

Definition

Zerebrale Blutungen beim Neugeborenen sind vorwiegend durch eine *perinatale Hypoxie* (50–80%) bedingt. Sie finden sich meist im Parenchym des Großhirnmarks, subarachnoidal und in den Seitenventrikeln.

Mechanische Insulte unter der Geburt können Einrisse in Dura, Falx oder/und Tentorium zur Folge haben. Blutungen finden sich dann subdural, infra- und supratentoriell und auch subarachnoidal.

Symptome

Die Symptome einer Hirnblutung sind vielgestaltig, je nach Sitz und Ausdehnung der Blutung. Man beobachtet: Apathie, Hypotonie, gelegentlich seitendifferente Hypertonie, Hyperexzitabilität, Krampfanfälle, Dyspnoe, Zyanose, Temperaturregulationsstörungen, Anisokorie, Nystagmus, Blickparesen u. a. Die Fontanelle kann gespannt und der Liquor sanguinolent oder xanthochrom sein.

Die Diagnose läßt sich mit Hilfe der Computertomographie, evtl. auch der Sonographie, sichern.

Differentialdiagnose

Die Differentialdiagnose zu pulmonalen oder kardialen Atemstörungen und zur Sepsis kann schwierig sein, zumal durch diese Störungen eine Hirnblutung ausgelöst sein kann (Hypoxie). Ein Hirnödem kann durch die Computertomographie festgestellt werden.

Therapie

Zu behandeln ist vor allem die zugrunde liegende Störung (z. B. Atemnotsyndrom). Gegebenenfalls muß neurochirurgisch eingegriffen werden. Auch eine Punktion bei subduralem Hämatom kann notwendig sein.

Prognose

Die Prognose ist abhängig von Lokalisation und Ausmaß der Blutung sowie der auslösenden Erkrankung. Mortalität und Residualmorbidität sind hoch.

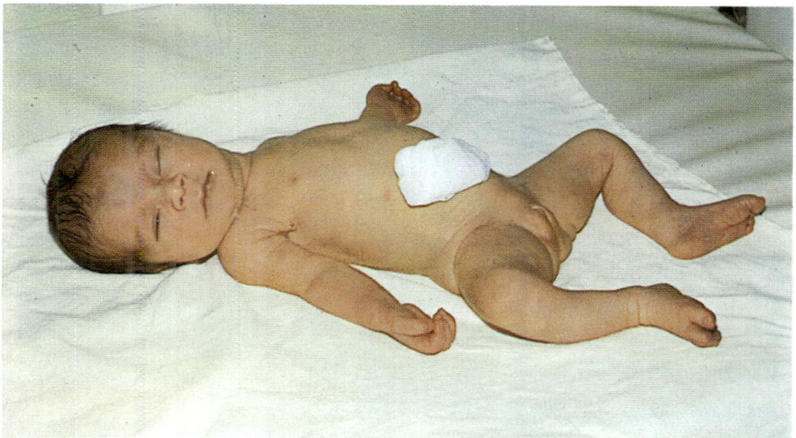

35 8 Stunden altes Neugeborenes mit geburtstraumatischer Hirnblutung. Komplizierte Geburt nach Querlage und Wendung auf den Fuß. Graublasses Kolorit, Somnolenz, Facies cerebralis, Temperatur 33,9°, leicht vorgewölbte Fontanelle.

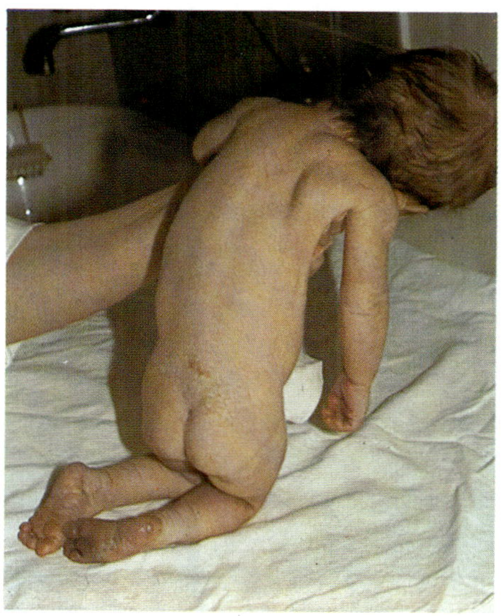

36 Auffallende Muskelhypotonie.

Caput succedaneum

Definition

Die *Geburtsgeschwulst,* bei Schädellagen als Kopfgeschwulst (Caput succedaneum) bezeichnet, entsteht durch Unterdruckwirkung und Rückflußstauung von Lymphe und Blut in der Austreibungsperiode am vorangehenden kindlichen Körperteil. Das physiologisch verminderte neonate Gerinnungspotential, Hypoxie und Unreife sind zusätzlich blutungsfördernde Faktoren.

Symptome

Die teigig-ödematöse Weichteilschwellung ist durchsetzt mit petechialen Blutungen und betrifft bei Schädellagen die Kopfschwarte. Blauschwarz-hämorrhagische Hautverfärbungen fallen besonders bei Gesichtslagen (Brillenhämatome, Subkonjunktivalblutungen) und Beckenendlagen (Gesäßhämatom) auf.

Differentialdiagnose

Vom *Kephalhämatom* unterscheidet sich das Caput succedaneum dadurch, daß die Geburtsgeschwulst nicht durch die Schädelnähte begrenzt wird (S. 32).
Stauungsblutungen im Gesicht können eine *Hypoxie* vortäuschen; das Fehlen generalisierter Zyanose und anderer Hypoxiezeichen (S. 50) lassen sie ausschließen. Die passagere, diskrete *Gesichts- und Akrenlividität* des Neugeborenen unmittelbar nach der Geburt ist physiologisch.

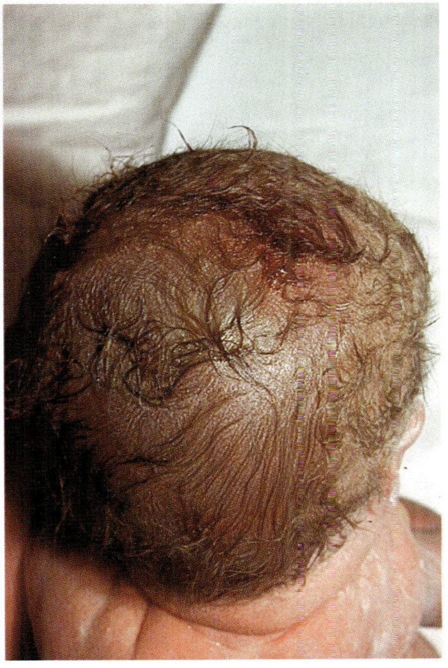

37 Caput succedaneum nach Geburt aus Hinterhauptslage. 2 Stunden post partum.

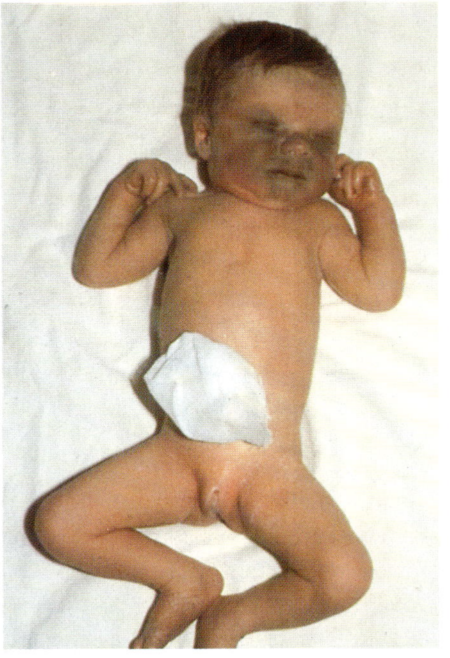

38 Gesichtsblutungen bei lebensfrischem Frühgeborenen (2220 g) nach Geburt aus Gesichtslage. 1. Lebenstag.

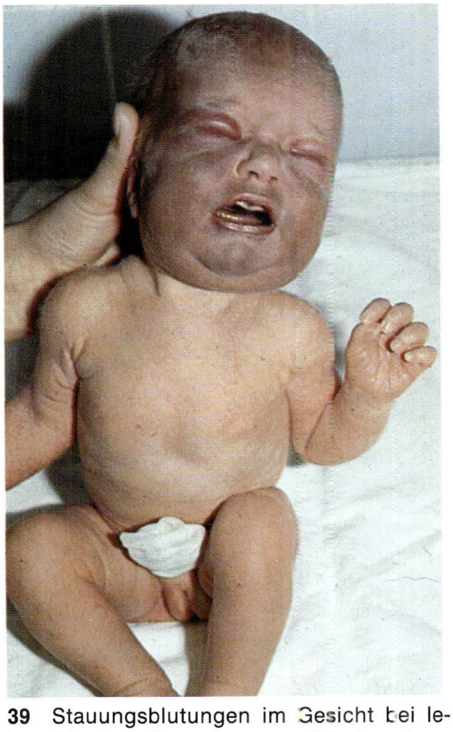

39 Stauungsblutungen im Gesicht bei lebensfrischem Neugeborenen 2. Lebenstag.

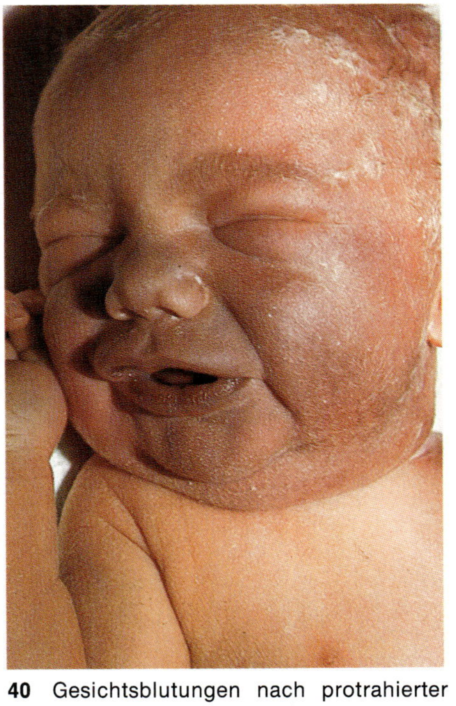

40 Gesichtsblutungen nach protrahierter Geburt. Sonst unauffällig. 1½ Stunden post partum.

Geburtsgeschwulst durch Vakuumextraktor

Definition

Der Vakuumextraktor, seit seiner Erfindung durch Malmström 1954 in Skandinavien und Deutschland weitgehend als Ersatz für die Beckenausgangszange angewendet, führt durch den Unterdruck von 0,6–0,9 kg/cm^2 auf den kindlichen Kopf zu einem künstlichen Caput succedaneum.

Symptome

Die künstliche Geburtsgeschwulst zeigt ein scharf umgrenztes, ödematöses Hämatom. Nach Abrutschen der Saugglocke oder Dauerzug von mehr als 30 Minuten kommen auch stärkere Exkoriationen der Kopfhaut vor.

Prognose

Die Rückbildungstendenz entspricht der des natürlichen Caput succedaneum. Hautverletzungen haben unter aseptischen Bedingungen eine gute Heilungstendenz. Die intrakraniellen Risiken scheinen nicht größer als bei Spontangeburt und geringer als bei Zangenentbindung zu sein.

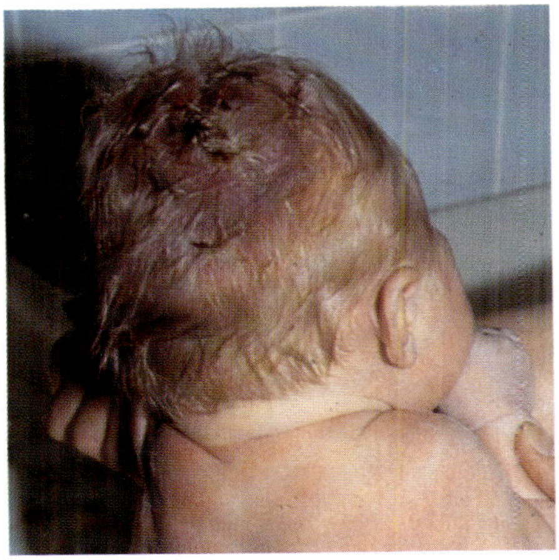

41 Verletzung der Kopfhaut eines Neugeborenen durch Vakuumextraktor.

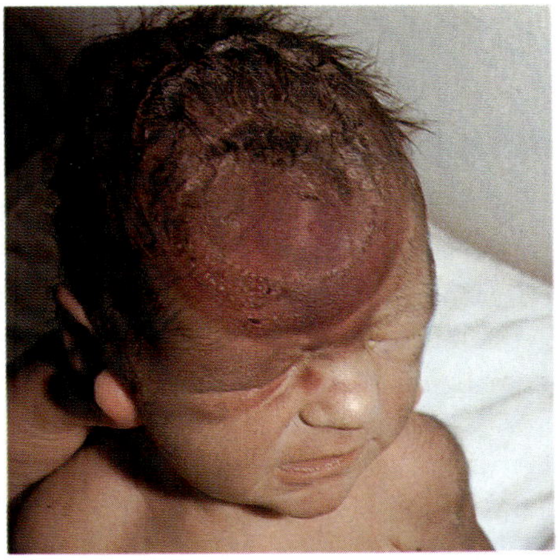

42 Kopfgeschwulst 6 Stunden nach Vakuumextraktion aus Vorderhauptslage.

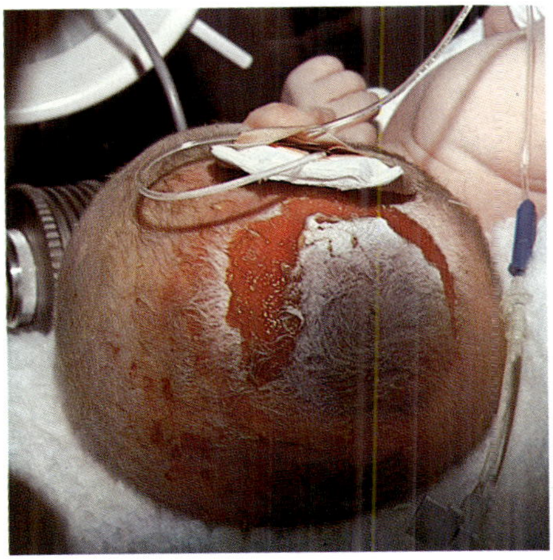

43 Neugeborenes mit Kopfhautlazeration durch Vakuumextraktor.

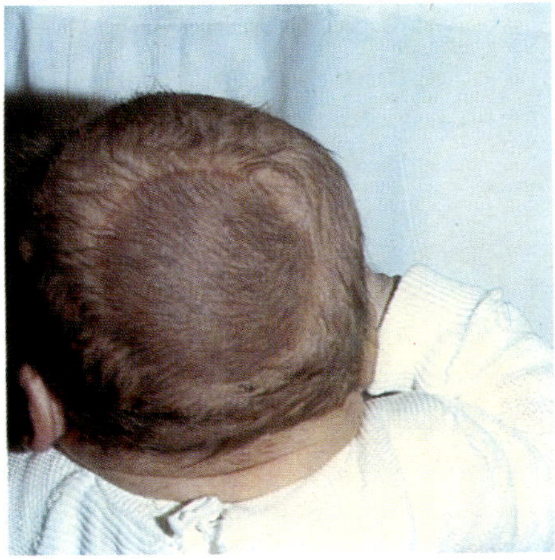

44 Saugglockengeschwulst 12 Stunden post partum.

Kephalhämatom

Definition

Das Kephalhämatom (Kopfblutgeschwulst) ist ein *subperiostaler Bluterguß,* der sich durch geburtsmechanisch bedingte Abscherung der äußeren Knochenhaut vom Schädelknochen und Zerreißen subperiostaler Blutgefäße bildet. Es kommt bei etwa 2% aller Neugeborenen vor, besonders bei Erstgeborenen und nach erschwerten Geburten.

Symptome

Am 2. Lebenstag wird, am häufigsten über dem rechten Scheitelbein, die prallfluktuierende, schmerzlose Geschwulst deutlich, die durch osmotischen Wassereinstrom in die posthämolytische hypertone Hämoglobinlösung innerhalb der ersten Lebenswoche von Nuß- bis auf Apfelgröße wachsen kann und sich in 4–12 Wochen wieder zurückbildet. Dabei läßt sich in der Peripherie ein Knochenwall und über dem Hämatom Pergamentknistern tasten, was der lamellenartigen Verknöcherung des abgehobenen Periosts entspricht. Bei etwa 5% der Neugeborenen mit einem Kephalhämatom besteht eine Schädelfraktur.

Differentialdiagnose

Das *Kephalhämatom* ist auf die Ausdehnung eines Schädelknochens begrenzt und überschreitet im Gegensatz zum *Caput succedaneum* nicht die Schädelnähte; es kann aber doppelseitig und selten dreihökkerig auftreten, wenn beide Scheitelbeine und das Okziput betroffen sind. Eine *Enzephalozele* liegt immer im Bereich der Schädelnähte oder Fontanellen.

Therapie

Eine Behandlung erübrigt sich meistens. Bei sehr großen Kephalhämatomen kann eine Punktion – streng steril – und ein anschließender Kompressionsverband in Frage kommen. Infektion und Kopfschwartenphlegmone wären fatale Komplikationen einer Punktion.

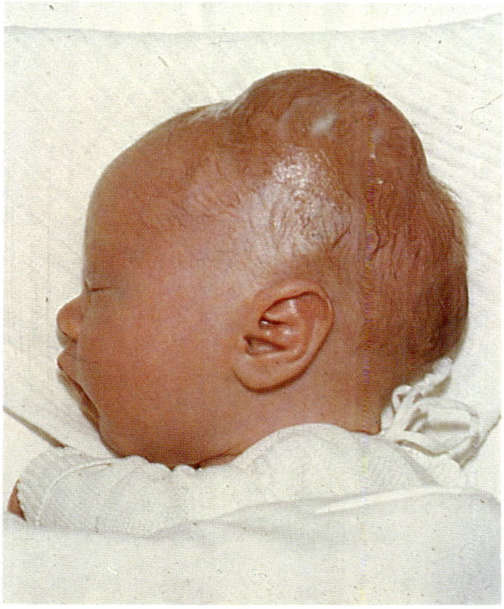

45 Kephalhämatom über dem linken Parietale. Erstgeborenes aus Beckenendlage. 5. Lebenstag.

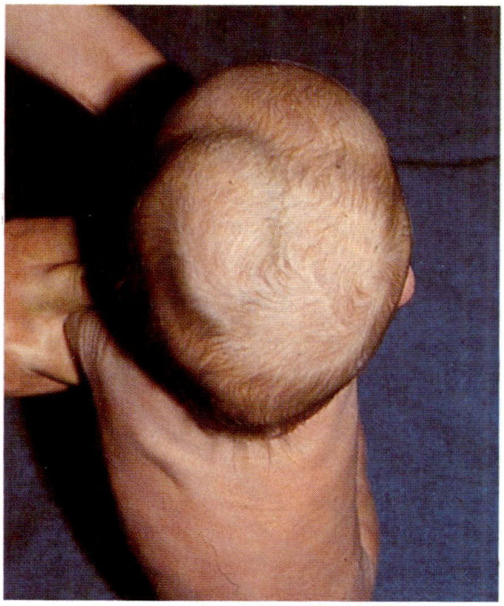

46 Deutlich ist die typische Begrenzung durch Kranznaht, Pfeilnaht und Lambdanaht zu erkennen.

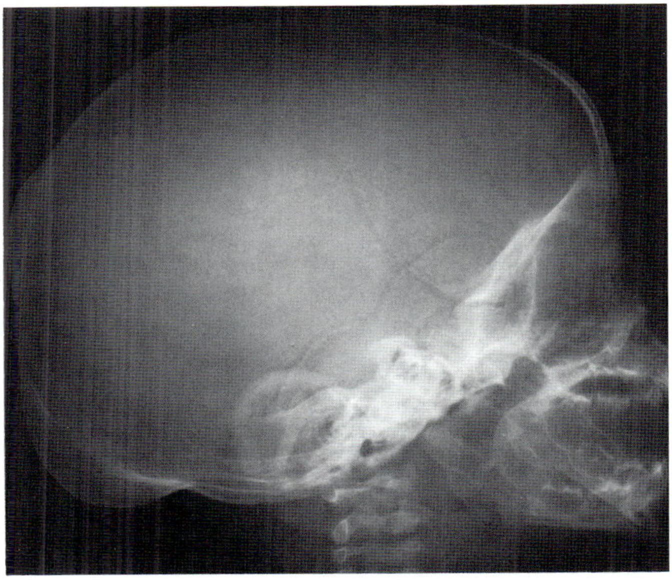

47 2 verkalkte Kephalhämatome über dem Os occipitale und dem hinteren Os parietale bei einem 10 Wochen alten Säugling.

Zangenmarke

Definition

Zangenmarken sind Druckmarken an der Kopfhaut des Neugeborenen durch Zangendruck, wie sie ähnlich auch nach nichtinstrumenteller Geburt bei engem Becken durch Knochenvorsprünge (Promontorium, Symphyse) zustande kommen können.

Symptome

Es finden sich rote oder sugillierte Streifen oder Flecken am häufigsten über den Scheitel- und Schläfenbeinen, auch über den Wangen. Sehr selten kommt es zu Nekrosen.

Differentialdiagnose

Seltene angeborene zirkumskripte Hautdefekte (Aplasia cutis congenita circumscripta) können Ähnlichkeit mit nekrotischen Druckmarken haben; ihre Pathogenese ist unklar, beim *Patau-Syndrom* (Trisomie 13) kommen sie gehäuft vor.

Therapie

Steriler Verband.

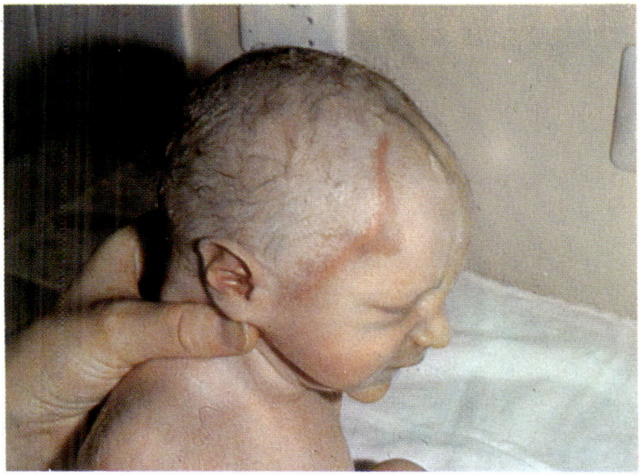

48 Typische streifenförmige Druckmarke nach Zangenentbindung. 1 Stunde post partum.

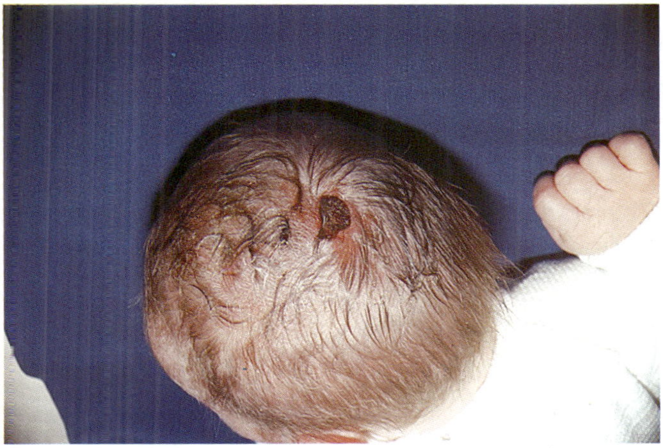

49 Kongenitaler Hautdefekt. 1. Lebenstag.

Angeborene Schädelimpression

Definition

Durch *intrauterine Lageanomalien, Promontorium- oder Zangendruck* kann es am elastischen Neugeborenenschädel zu einer Impression (Zelluloidballimpression, Molding) ohne röntgenologisch nachweisbare Fraktur kommen.

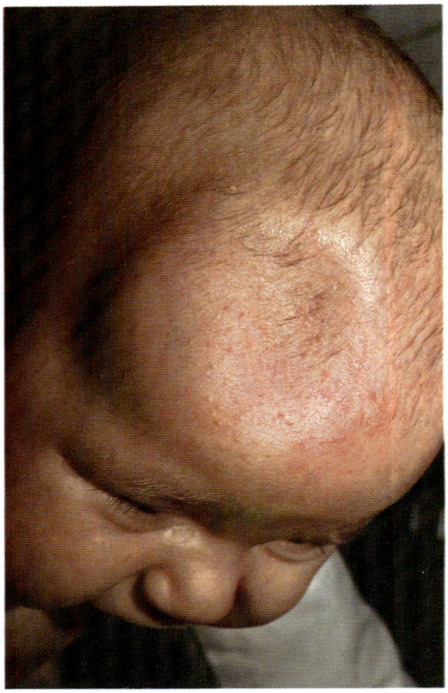

50 4 Wochen alter Säugling mit angeborener Schädelimpression des rechten Stirnbeins. Keine Fraktur. Keine neurologischen Symptome. Spontaner Ausgleich im ersten Lebenshalbjahr.

Symptome

Die löffelartig ovale oder rundliche Eindellung sitzt meistens im Scheitelbein, seltener im Stirn- oder Schläfenbein. Die Impression macht keine neurologischen Symptome. Bestehen zentralnervöse Reizerscheinungen, so muß man an eine echte Impressionsfraktur mit kontusionellem Hirntrauma und intrakraniellem Hämatom denken.

Therapie

Zelluloidballimpressionen gleichen sich von selbst aus oder können auf einfache Art mit dem geburtshilflichen Vakuumextraktor (größte Saugglocke, niedrigstes Vakuum) behoben werden. Chirurgische Eingriffe erübrigen sich.

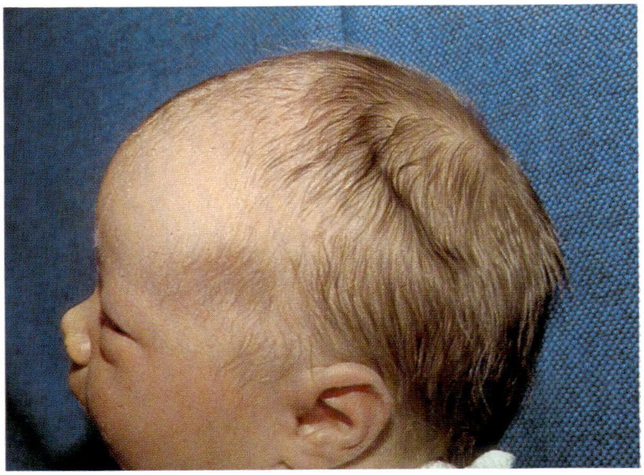

51 Molding des linken Scheitelbeins bei einem Neugeborenen nach geburtshilflicher Entwicklung des nachfolgenden Kopfes durch umgekehrten Prager Handgriff.

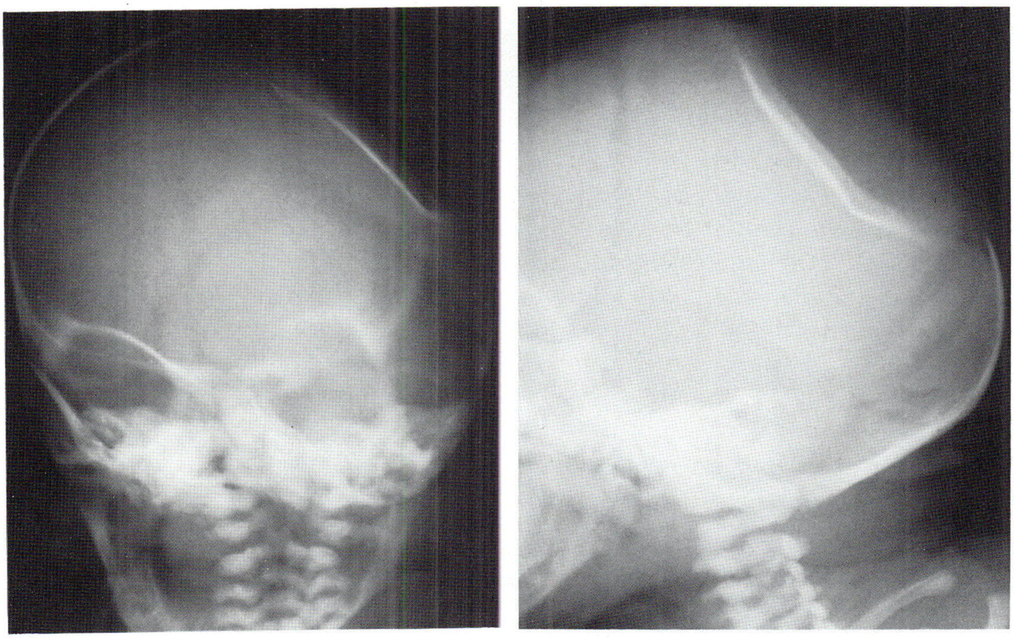

52 a u. b Röntgenologisch tiefe Impression, aber keine sichere Fraktur (Kind der Abb. 51).

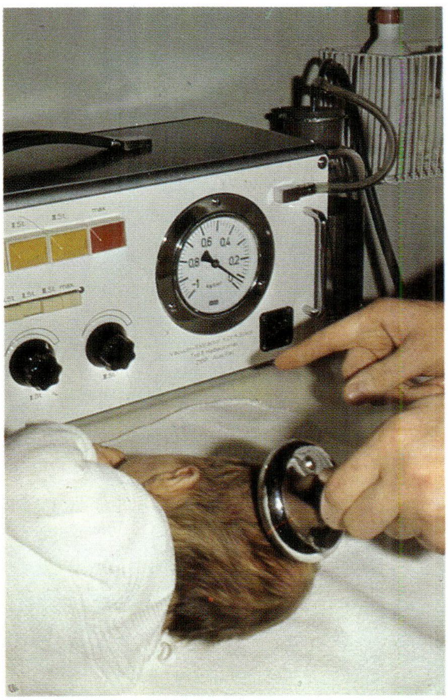

53 Hebung der Zelluloidballimpression mit der Saugglocke (Saugglockendurchmesser 6 cm, Vakuum 0,2 kg/cm^2).

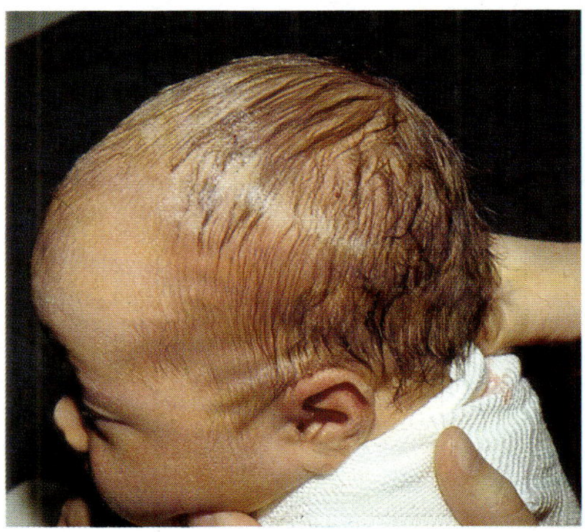

54 Unauffälliger klinischer Befund unmittelbar nach der Reposition der Schädelimpression. Auch Röntgenbefund o. B.

Geburtstraumatische Schlüsselbeinfraktur

Definition

Die Klavikulafraktur ist die *häufigste Knochenverletzung* des Kindes unter der Geburt. Die Grünholzfraktur oder – seltener – vollständige Fraktur entsteht bei Entwicklung der vorderen Schulter schwerer und großer Kinder.

Symptome

Die Fraktur ist oft symptomlos und wird daher übersehen oder erst nach einer Woche durch die kräftige Kallusbildung bemerkt. Manchmal wird der Arm geschont und hängt leicht innenrotiert herab. Beim Palpieren der Klavikula fällt Druckschmerzhaftigkeit und bei vollständigem Bruch Krepitation auf.

Differentialdiagnose

Erbsche Plexuslähmung (S. 24).

Therapie

Bei unvollständigem Bruch ist keine Ruhigstellung erforderlich. Bei vollständigem Bruch genügt zweiwöchige Fixierung des im Ellbogen gebeugten Arms am Rumpf (Desault-Verband). Die Fraktur heilt ohne funktionelle Störungen aus.

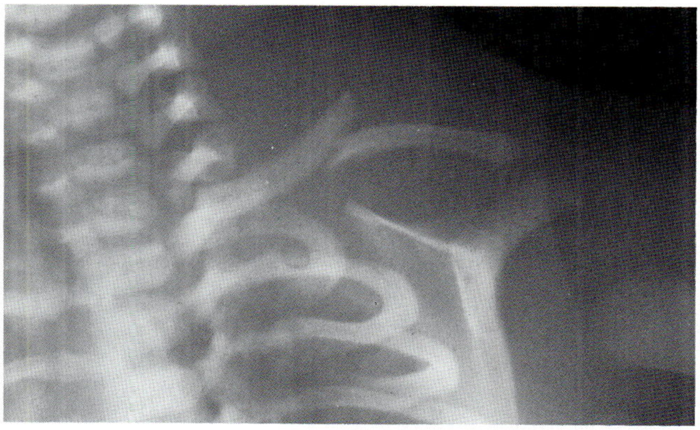

55

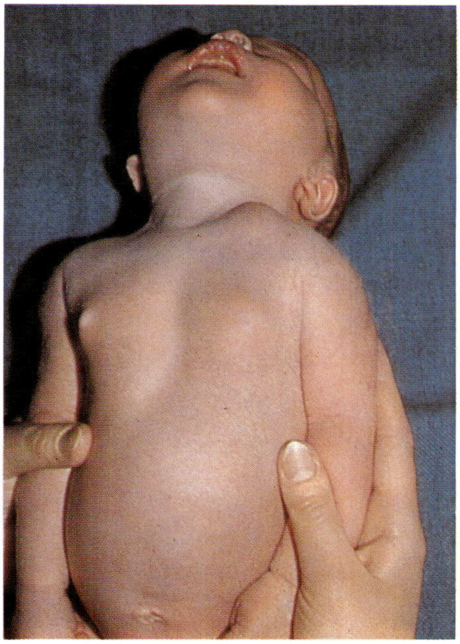

56

55 Linksseitige vollständige Klavikulafraktur bei einem 4000 g schweren Neugeborenen. Typisch die Bruchstelle im mittleren Drittel und die Verschiebung des medialen Fragments nach oben und hinten.

56 Klinischer Befund am 12. Lebenstag: Sicht- und tastbarer Kallustumor. Keine Krepitation.

57 3 Wochen nach der Geburt ist die Fraktur fest verheilt. Im Röntgenbild kräftiger Kugelkallus.

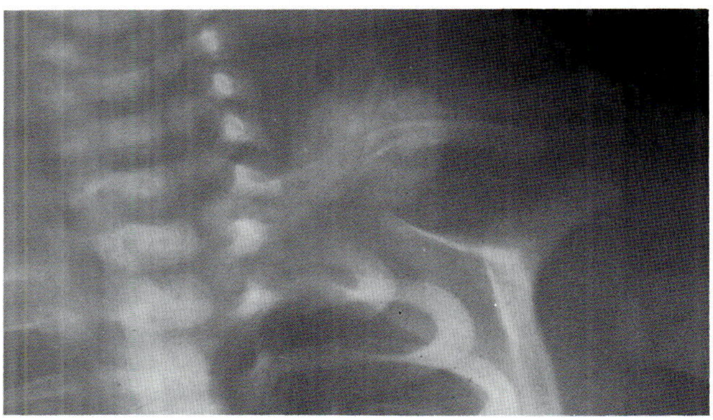

57

Geburtstraumatische Oberarmfraktur

Definition

Die geburtstraumatische Oberarmfraktur, meist Folge erschwerter Entwicklung des Kindes aus Beckenendlage oder bei Sectio, ist am häufigsten eine *diaphysäre Fraktur.* Viel seltener kommt die Epiphysenlösung des Humeruskopfes vor.

Symptome

Der Arm hängt in schmerzbedingter, schlaffer Pseudolähmung herab, bei Palpation erfolgt Schmerzreaktion und Krepitation.
Bei *Epiphysenlösung* bestehen Pseudoparalyse und Innenrotation des Armes, bald kommt Schulterschwellung hinzu; röntgenologisch ist die Dislokation des knorpeligen Humeruskopfes schlecht erkennbar, wird aber deutlich nach einer Woche, wenn sich Kallus gebildet hat.

Differentialdiagnose

1. Klavikulafraktur (S. 38).
2. Erbsche Armplexuslähmung (S. 24).
3. Parrotsche Pseudoparalyse.

Therapie

Die *Humerusschaftfraktur* kann durch zweiwöchige Fixation des im Ellbogengelenk gebeugten Arms an den Rumpf behandelt werden (Desault-Verband).
Die *Epiphysenlösung* des Humeruskopfes bedarf dagegen der Ruhigstellung des in der Schulter abduzierten und im Ellbogen rechtwinklig gebeugten Armes auf einem dorsalen Schienchen (Spitzy-Schiene).

Prognose

Humerusfrakturen sind, wie alle Knochenbrüche des Neugeborenen, nach 1–2 Wochen unter gewaltiger Kallusbildung konsolidiert. Auch hochgradige Dislokationen gleichen sich vollkommen aus.

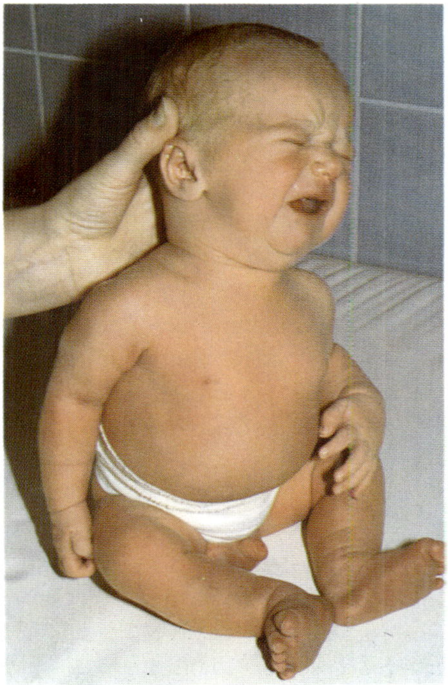

58 Rechtsseitige Oberarmschaftfraktur Neugeborenes nach Geburt aus Beckenendlage. Pseudolähmung, Verkürzung und Schwellung des Oberarms, Krepitation.

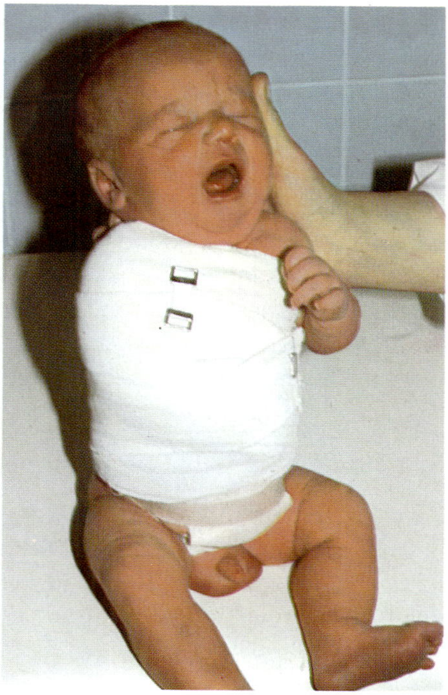

59 Fixation im modifizierten Desault-Verband.

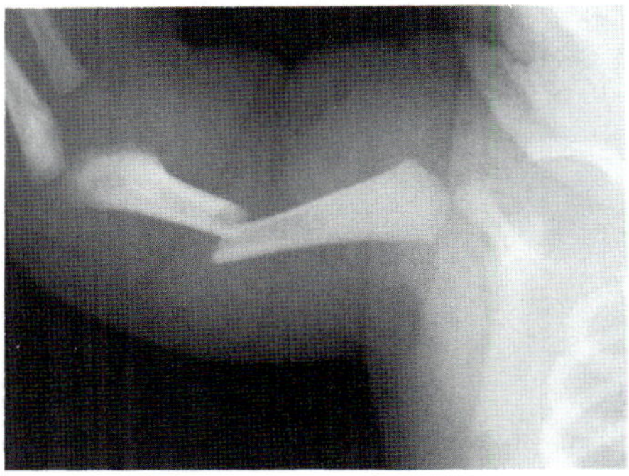

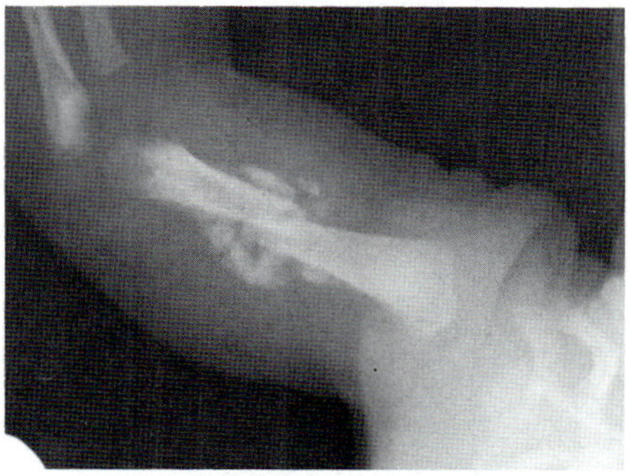

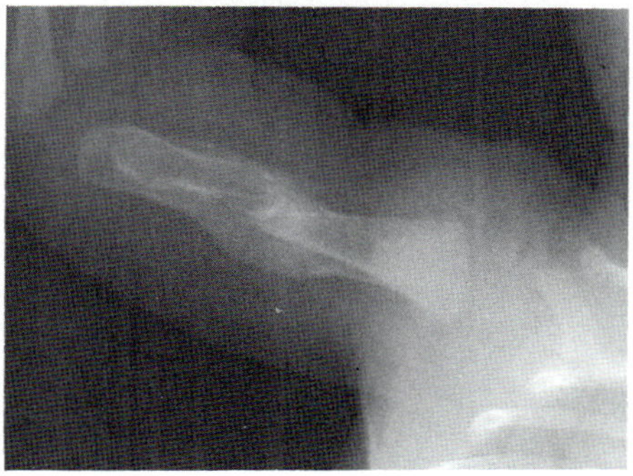

60 Komplette Schaftfraktur mit Fragmentdislokation ad axim et longitudinem. 1. Lebenstag.

61 Kräftiger Kugelkallus nach 2 Wochen.

62 Spontane Korrektur der Achsen- und Längsverschiebung nach 6 Wochen.

Geburtstraumatische Epiphysenlösung des Hüftkopfes

Definition

Die geburtstraumatische Epiphysenlösung der proximalen Femurepiphyse ist eine *Fraktur des noch völlig knorpeligen Schenkelhalses.* Sie kann, ebenso wie die Oberschenkelschaftfraktur, besonders bei Extraktion des Kindes in Beckenendlage und Herunterholen eines Beines entstehen.

Symptome

Zunächst fallen reflektorische Ruhigstellung des betroffenen Beines und Schmerzhaftigkeit bei passiven Bewegungen auf, dann Verkürzung, Außenrotationsstellung und Schwellung über dem Trochanter infolge des subperiostalen Hämatoms und der nachfolgenden Kallusbildung. Röntgenologisch stellt sich wegen des noch knorpeligen und deshalb nicht schattengebenden Hüftkopfes zunächst nur die laterokraniale Verschiebung des Femurs dar – ein Bild wie bei angeborener Hüftgelenksluxation –, ehe nach einer Woche die mächtige Kallusbildung sichtbar wird.

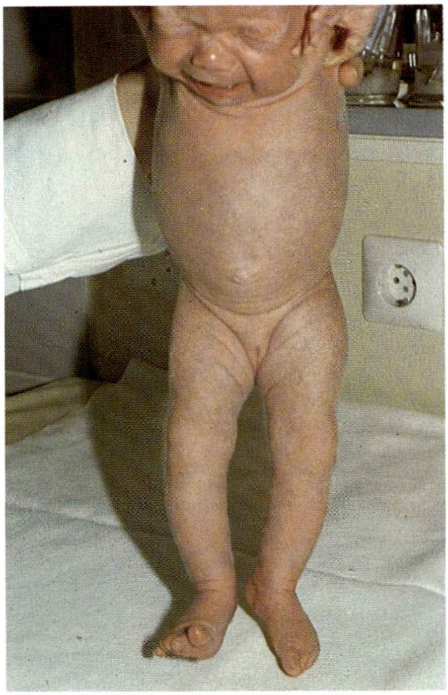

63 Epiphysenlösung des linken Hüftkopfes bei erschwerter Geburt. Schwellung über dem linken lateralen proximalen Femur, Verkürzung des Beines, Außenrotation, Schmerzreaktion. 3 Wochen nach der Geburt.

Therapie

Bei Ruhigstellung in starker Abduktion und leichter Innenrotation (Gips-Spreiz-Liege-Schale) oder vertikalem Heftpflasterextensionsverband für 2–3 Wochen ist die Prognose günstig.

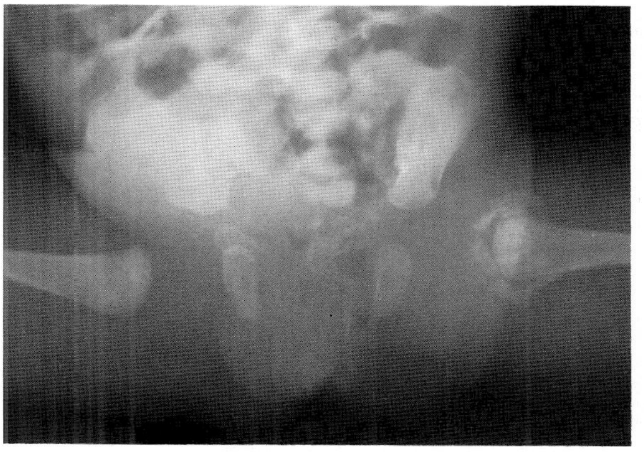

64 Im Röntgenbild pilzförmiger Kallus und verkalkende Subperiostalblutungen. 3 Wochen nach der Geburt.

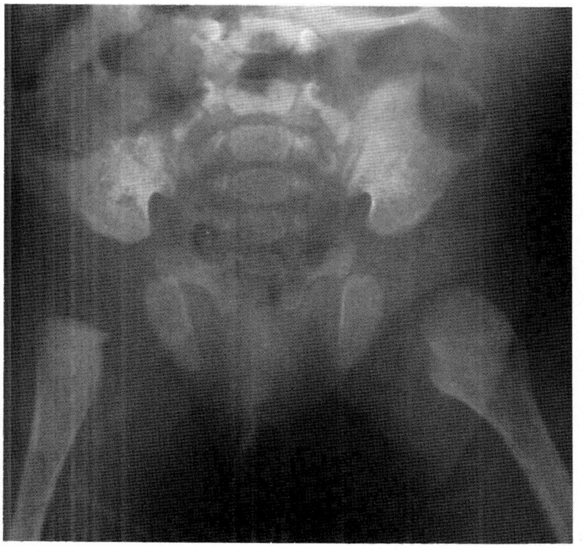

65 7 Wochen nach der Geburt ist der Schenkelhals noch etwas kolbenförmig verdickt.

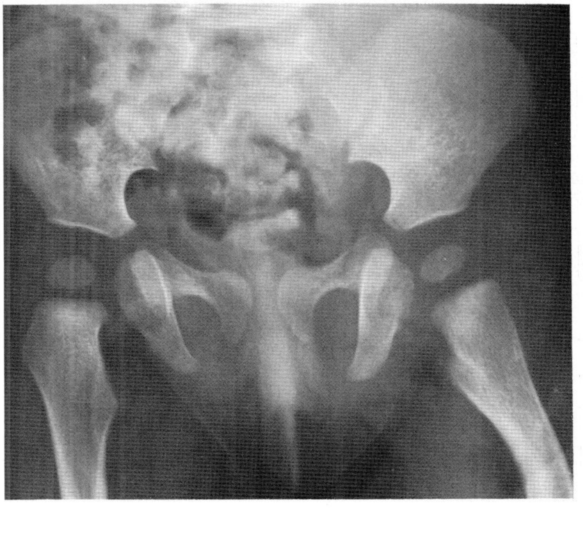

66 Bei einer Kontrolluntersuchung im Alter von 11 Monaten sind Morphologie und Funktion normal.

Pathologie des Neugeborenen

Erythema toxicum neonatorum

Definition

Das Erythema toxicum neonatorum ist ein *allergisches Exanthem* von variabler Morphe, Intensität und Dauer in den beiden ersten Lebenswochen. Die Synonyme Exanthema allergicum neonatorum, Urticaria neonatorum und gegebenenfalls Bullosis allergica sind treffender als die vom Erstbeschreiber *Leiner* 1912 geprägte Bezeichnung Erythema toxicum für diese klinisch harmlose Affektion, die einschließlich der flüchtigsten Formen bei fast 50% aller Neugeborenen vorkommt.

Symptome

Die morbilliformen, konfluierenden, urtikariellen oder seltener kleinvesikulären Effloreszenzen an Stamm und Extremitäten, deren Lokalisation und Intensität rasch wechseln, bestehen selten länger als einige Tage. Häufig ist lebhafter Vasomotorismus als Dermographismus ruber, albus oder Urticaria factitia nachweisbar. Es besteht eine Blut- und lokale Gewebseosinophilie.

Differentialdiagnose

Wenn ein Erythema toxicum neonatorum vesikulös wird, muß man differentialdiagnostisch an eine *Staphylodermie* denken, die wegen ihrer Infektiosität und Komplikationsmöglichkeiten (Staphylokokkenpneumonie, Osteomyelitis, Neugeborenensepsis) im Gegensatz zum Erythema toxicum energische hygienische und therapeutische Maßnahmen erfordert. Mikroskopisch zeigt ein mit Methylenblau oder nach *Gram* gefärbter Direktausstrich des Bläscheninhalts beim Pemphigoid Staphylokokken, bei der Bullosis allergica eosinophile Leukozyten.

Therapie

Eine Behandlung ist nicht erforderlich, da sich das Exanthem bis etwa zum 16. Lebenstag spontan zurückbildet.

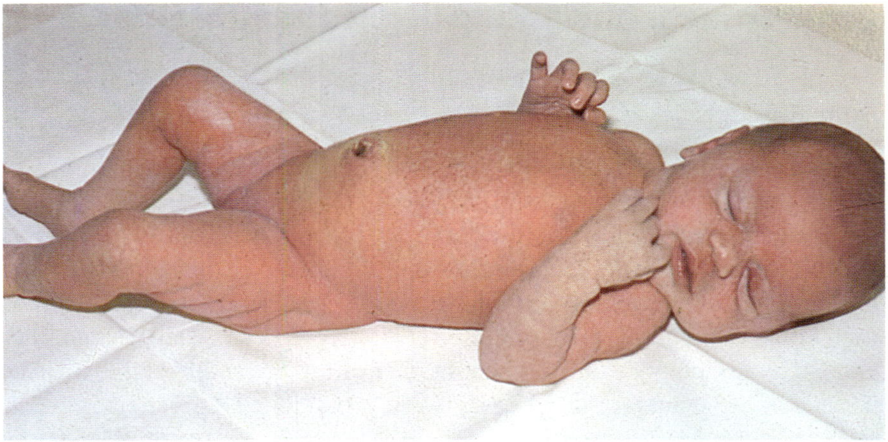

67 Leicht erhabenes, morbilliform-konfluierendes Erythema toxicum bei 4 Tage altem Neugeborenen.

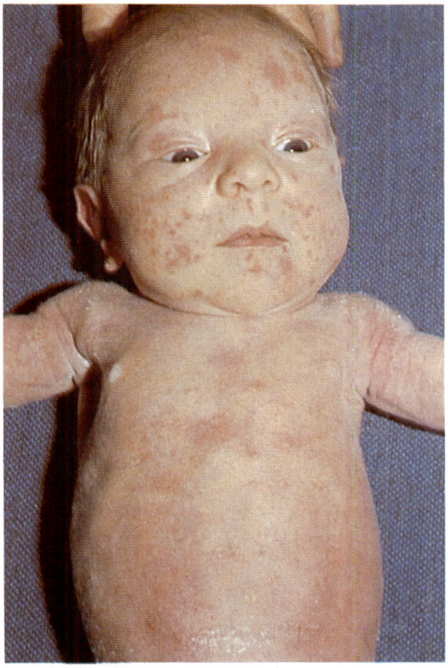

68 Erythema toxicum neonatorum am 10 Lebenstag.

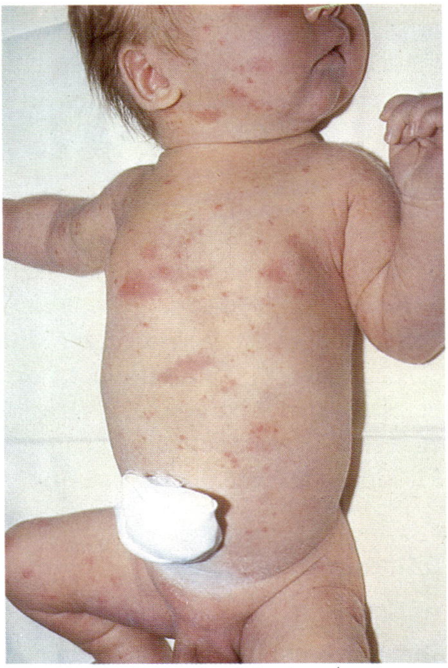

69 Wechselnd urtikariell-lichenoidvesikulöses Neugeborenenexanthem vom 1. bis 14. Lebenstag. Bluteosinophilie von 14%.

Brustdrüsenschwellung des Neugeborenen

Definition

Die Brustdrüsenschwellung des Neugeborenen (neonatale Makromastie) ist eine *Hypertrophie der Brustdrüsen,* die bei 95 % aller Säuglinge beiderlei Geschlechts vom 3. Lebenstag an vorkommt, oft mit Sekretion kolostrumähnlicher Flüssigkeit (Hexenmilch) einhergeht, am stärksten in der 2. Lebenswoche ausgeprägt ist und mehrere Wochen bis Monate anhalten kann. Sie wird verursacht durch *mütterliche Hormone* (Östrogene der Plazenta, Prolaktin des Hypophysenvorderlappens), die pränatal auf den Fetus übergegangen sind („Schwangerschaftsreaktion"). Die histologische Involution der Brustdrüse ist erst nach einem halben Jahr beendet.

Symptome

Die gering empfindliche, hyperämische Schwellung der Mamma, die meistens beiderseits gleichmäßig, selten einseitig stärker ausgeprägt ist, nimmt bis zur Mitte der 2. Lebenswoche zu und bildet sich dann langsam wieder zurück. Auf Druck – der zu vermeiden ist – entleert sich opaleszente Flüssigkeit (Hexenmilch).

Differentialdiagnose

Wie bei der laktierenden Mamma der Frau kann auch bei der Brustdrüsenschwellung des Neugeborenen leicht eine Mastitis entstehen. Hinweiszeichen sind stärkere Schwellung und entzündliche Rötung, lokale Temperaturerhöhung, Druckschmerzhaftigkeit und schließlich Fluktuation (S. 60).

Therapie

Bei stärkerer Schwellung ist allenfalls ein Wattepolsterverband zum Schutz vor mechanischen Reizen angebracht. Die Rückbildung erfolgt innerhalb einiger Wochen spontan, sofern die Drüsen nicht durch Ausdrücken der Hexenmilch malträtiert werden, wodurch eine Infektion begünstigt und die Dauer der Sekretion verlängert würde; die Brustentleerung wirkt – wie bei der echten Laktation – als Milchbildungsreiz.

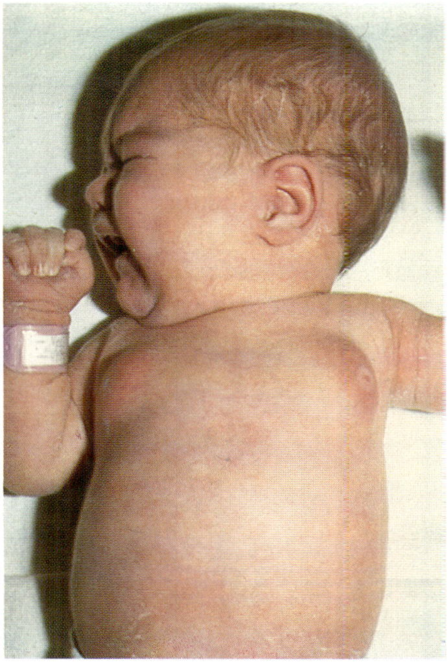

70 10 Tage altes weibliches Neugeborenes mit doppelseitiger Brustdrüsenschwellung.

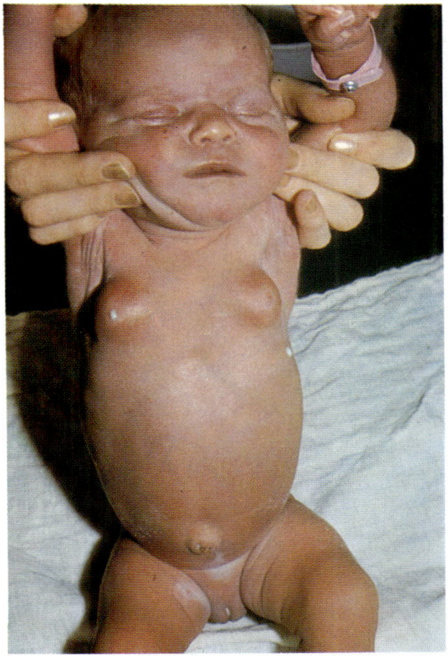

71 Starke Brustdrüsenhypertrophie bei 8 Tage altem weiblichem Neugeborenen. Aus der rechten Mamille tritt etwas Hexenmilch aus.

Nabelgranulom

Definition

Als Nabelgranulom bezeichnet man vermehrtes *Granulationsgewebe auf dem Grund der Nabelwunde* (Fungus umbilici, Nabelschwamm), das die reguläre Epithelisierung dieser Wunde in der 2. bis 3. Lebenswoche verhindert und persistierende Sekretion zur Folge hat (nässender Nabel, Blennorrhoea umbilici).

Symptome

Linsen- bis erbsengroße, rote, breitbasig oder gestielt dem Nabelgrund aufsitzende Wucherung mit himbeerartiger Oberfläche. Kleinere Granulome fallen oft nur durch die anhaltende Sekretion auf und sind erst nach Spreizen der Nabelfalte zu sehen. Nabelgranulom und nässender Nabel sind vorzügliche Eintrittspforten für Infektionserreger, die zu Ulcus umbilici, Omphalitis, Peritonitis, Sepsis, Nabeldiphtherie und Tetanus neonatorum führen können.

Differentialdiagnose

Dottergangsfisteln (persistierender Ductus omphaloentericus, in den Nabel mündendes Meckelsches Divertikel) und sehr selten vorkommende *Urachusfisteln* (Persistenz des Allantoisganges) können wie ein Nabelgranulom aussehen. Nachweis und Sondierung der Fistelöffnung, Prüfung der Reaktion des Sekrets (Darmsaft: alkalisch, Urin: meist sauer), Röntgenkontrastfüllung oder Methylenblaufüllung der Blase klären die Differentialdiagnose.

Therapie

Das Nabelgranulom wird mit dem Höllensteinstift geätzt und steril abgedeckt. Das Ätzen ist schmerzlos, da das Granulom keine Nervenfasern besitzt. Gestielte Granulome kann man mit einem Seidenfaden abbinden.

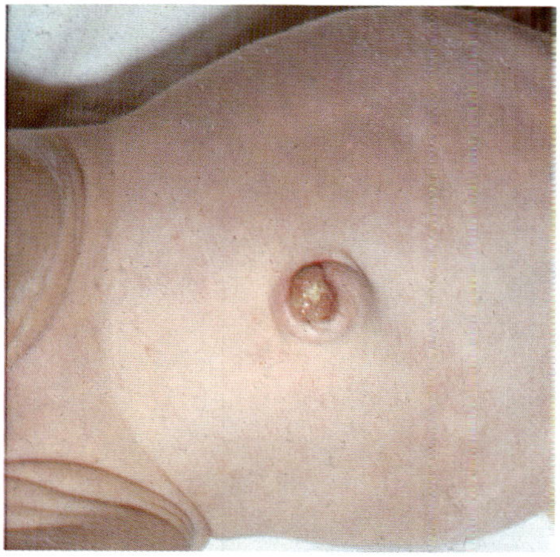

72 Nabelgranulom mit zentralen Puderresten bei 14 Tage altem Neugeborenen.

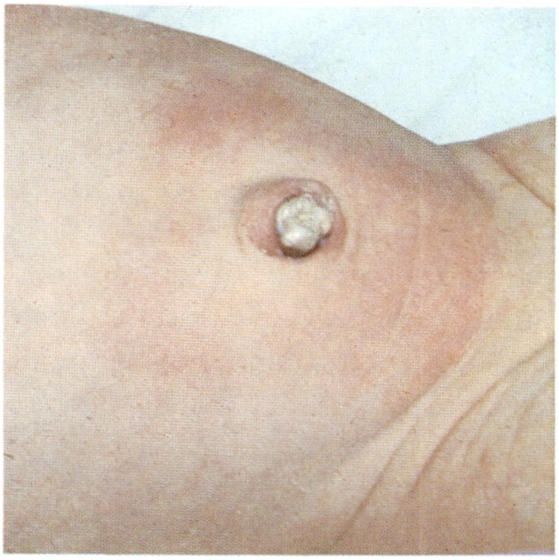

73 Unmittelbar nach Ätzung mit dem Lapisstift.

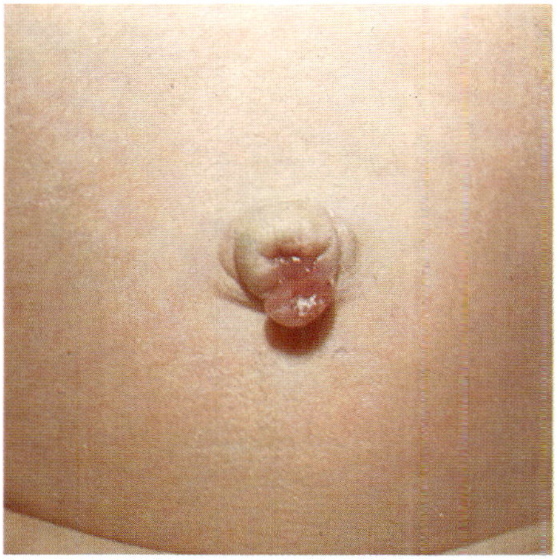

74 Gestieltes Nabelgranulom bei 5 Wochen altem Säugling.

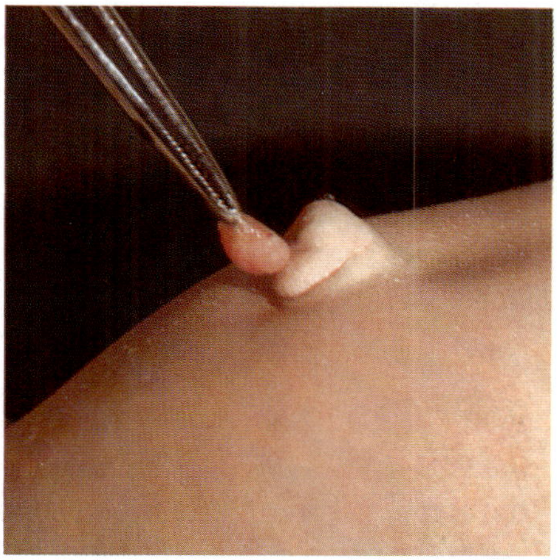

75 Unmittelbar vor dem Abbinden.

Hypoxie

Hypoxie (Anoxie, Asphyxie) ist *Gewebssauerstoffmangel,* der verschiedenartige Ursachen, Symptome und Auswirkungen hat. Die klinische Bedeutung des Syndroms liegt in seinen schwerwiegenden direkten und sekundären Folgen (perinataler Tod und zerebraler Residualdefekt) und in der Notwendigkeit, es rasch kausal oder symptomatisch zu therapieren.
Hypoxien kommen *pränatal* zustande durch Schwangerschaftsanämie, Plazentainsuffizienz (Infarkt, vorzeitige Lösung, Übertragung); *subpartal* durch Geburtskomplikationen wie Wehenschwäche mit Geburtsstillstand, Beckenendlage, Nabelschnurvorfall, mütterliche Blutungen; *postnatal* durch kindliche Störungen pulmonaler, zerebraler und kardiovaskulärer Art (fetale Atelektasen, Aspiration; Unreife des Atemzentrums, Hirnblutung; Anämie durch Blutverlust oder Morbus haemolyticus).

Symptome

Pränatale Hypoxien, die sich als vorzeitige Reizung des Atemzentrums, eventuell mit Fruchtwasseraspiration, Mekoniumabgang, Bradykardie und Azidose äußern, werden amnioskopisch (grünes Fruchtwasser), kardiotokographisch und durch Mikroblutuntersuchung (pH <7,20) festgestellt.
Die mäßige *postpartal-neonatale Hypoxie* ist durch Zyanose, unregelmäßige Atmung und eine Herzfrequenz von 80–120/Min. bei einem Apgar-Index von 5–7 gekennzeichnet, die schwere durch grau-blasse Zyanose, Hypotonie, Apnoe oder Schnappatmung, Bradykardie unter 80/Min. bei einem Apgar-Index von 0–4. Auch ein Fersenblut-pH unter 7,1 in den ersten 30 Lebensminuten wird als Hypoxiesymptom gewertet.

Therapie

Die dringlichen Maßnahmen der primären Reanimation bestehen in Absaugen der oberen Luftwege und Wärmezufuhr, Sauerstoffzufuhr mit Beutelbeatmung durch Maske, Intubation und apparativer Beatmung, Azidosekorrektur.

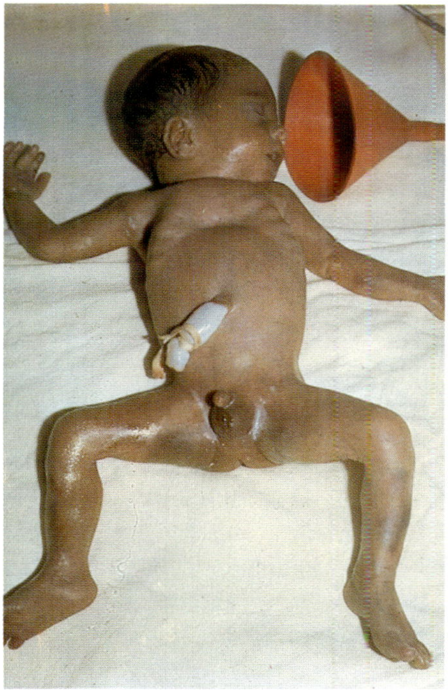

76 Frühgeborenes (1450 g) unmittelbar nach der Geburt. Blaue Asphyxie. Inspiratorische Sternumeinziehungen durch fetale Atelektasen. Großflächige Hautblutungen durch Geburtsmechanik, Unreife oder Hypoxie.

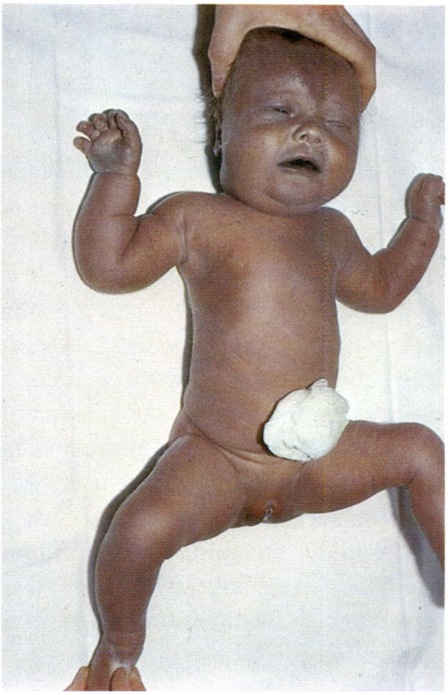

77 Übertragenes Neugeborenes direkt postpartal mit blauer Asphyxie. Apgar-Wert 5.

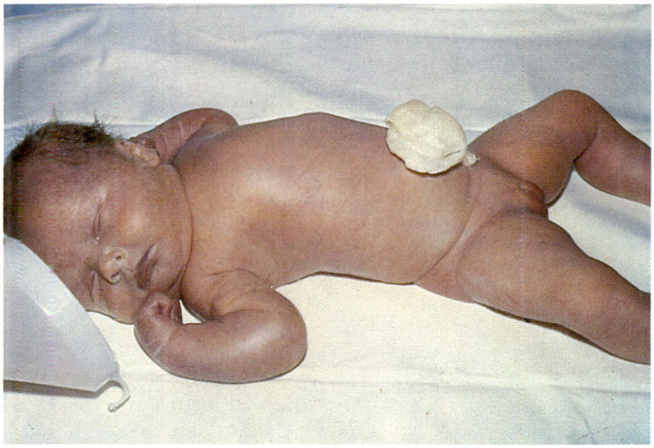

78 Rasche Abnahme der Zyanose nach Freimachen der Atemwege und Sauerstoffzufuhr. Hypoxämische Petechien im Gesicht.

Atemnotsyndrom (Syndrom der hyalinen Membranen)

Definition

Zur Herabsetzung der Oberflächenspannung der Alveolen wird in einigen Alveolarzellen (Pneumozyten II) eine *oberflächenaktive Substanz (Surfactant, Antiatelektasefaktor)* gebildet. Die Menge des Faktors ist abhängig von der Lungenreife. Mangel des Faktors führt wegen der hohen Oberflächenspannung zur massiven Verkleinerung der Alveolen im Exspirium und damit zu erheblich vermehrter Atemarbeit; ferner kommt es zum Übertritt von Fibrin in die Alveolen und Ausbildung einer hyalinen Membran. Folgen sind: verschlechterte Gasdiffusion und verminderte Perfusion.

Symptome

Ausdruck der vermehrten Atemarbeit sind juguläre interkostale und epigastrische Einziehungen. Um das Kollabieren der Alveolen zu verhindern, wird der exspiratorische Druck erhöht (Engstellen der Stimmritze), und es tritt ein *exspiratorisches Stöhnen* auf. Die verminderte Gasdiffusion hat einen Anstieg des pCO_2 mit Azidose und einen Abfall des pO_2 (Hypoxämie → Hypoxie) zur Folge. Eine *Zyanose* ist sichtbares Zeichen der verminderten O_2-Sättigung des Blutes.

Therapie

Die kausale Therapie (Zufuhr von Surfactant) ist noch im experimentellen Stadium. Die symptomatische Therapie konzentriert sich auf Beseitigung der Hypoxie und der Azidose. Eine Beatmung mit positivem endexspiratorischem Druck (PEEP) läßt sich meist nicht umgehen. Kontinuierliche Messung des O_2-Partialdruckes (transkutan) ist erforderlich, um eine zu hohe O_2-Konzentration (Gefahr der retrolentalen Fibroplasie) zu vermeiden. Die Prognose ist bei rechtzeitiger und konsequenter Behandlung relativ gut, trotz eventueller Komplikationen durch Pneumothorax und bronchopulmonale Dysplasie.

Prophylaxe

Prophylaxe der Frühgeburt und der intrauterinen Dystrophie. Pränatal kann die Lungenreife durch Bestimmung des Lecithin-Sphingomyelin-Quotienten im Fruchtwasser (unter 2: Lungenunreife) festgestellt und durch Applikation von Betamethason an die Mutter gefördert werden.

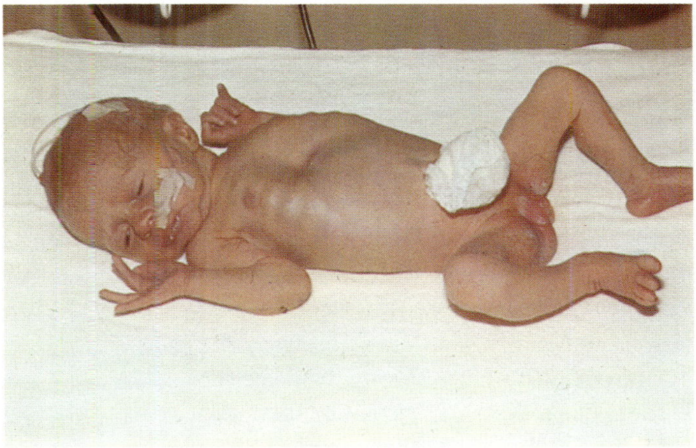

79 3 Tage altes Frühgeborenes mit Atemnotsyndrom. Nach Sectio bei einem Geburtsgewicht von 1970 g zunächst unauffällig, dann nach 6 Stunden schwere apnoische Anfälle und tiefe sternale Einziehungen.

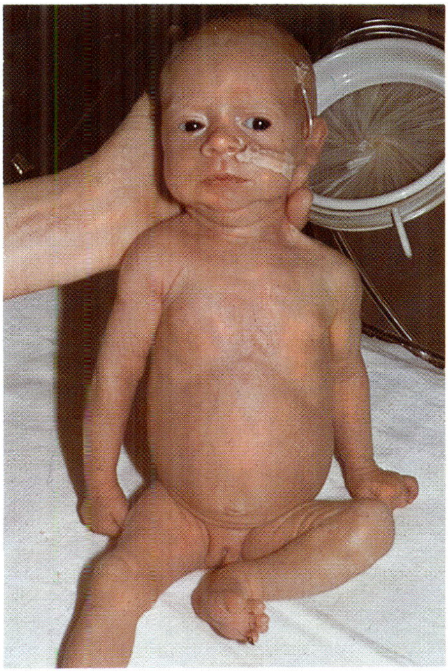

80 Im Alter von 3 Wochen normalisiert.

Melaena neonatorum

Definition

Die als Melaena neonatorum vera bezeichnete Blutung aus dem Magen-Darm-Trakt des Neugeborenen ist Ausdruck einer neonatalen *Anpassungsstörung des Blutgerinnungsmechanismus* (Morbus haemorrhagicus neonatorum), als deren Ursachen Leberunreife, Vitamin-K-Mangel infolge fehlender Darmflora, Insuffizienz der Prothrombinsynthese, Thrombozytopenie, Kapillarfragilität und Hypoxie zusammenwirken.

Symptome

In der ersten Lebenswoche, am häufigsten zwischen dem 2. und 4. Lebenstag, werden blutige Stühle abgesetzt. Ihre Farbe verschiebt sich von Schwarz nach Hellrot, je weiter distal im Verdauungskanal die Blutungen lokalisiert sind und je älter das Kind ist. Zum Unterschied vom schwärzlichen Mekonium wird der Teerstuhl von einem roten Hof in der Windel umgeben. Auch Hämatemesis kann auftreten.

Differentialdiagnose

Eine *Melaena spuria,* die durch verschlucktes Blut bei kindlicher Epistaxis oder Brustwarzenrhagaden der Mutter zustande kommt, zeigt sich immer als Teerstuhl.
Eine *Melaena symptomatica* kann bei Sepsis, Lues und Analschleimhautverletzungen, zum Beispiel durch das Fieberthermometer, vorkommen.

Therapie

Zur Vitamin-K-Substitution wird Konakion gegeben, in schweren Fällen muß Frischblut transfundiert werden. Doch verläuft die Erkrankung heute in der Mehrzahl der Fälle leicht.

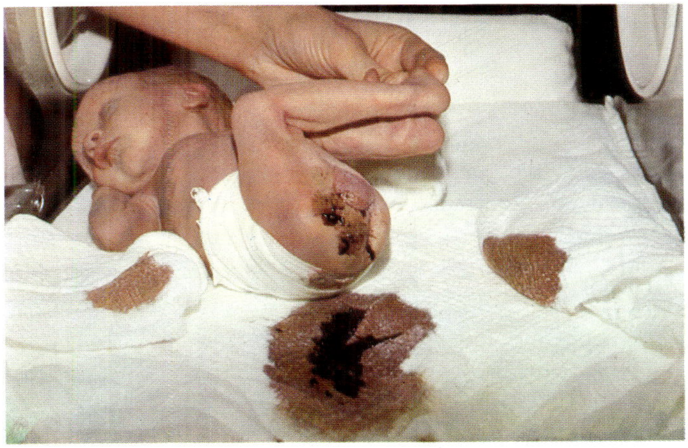

81 Melaena neonatorum bei einem Frühgeborenen (1650 g) am 5. Lebenstag. Unter Vitamin-K-Therapie (4 mg) innerhalb von 3 Tagen geheilt.

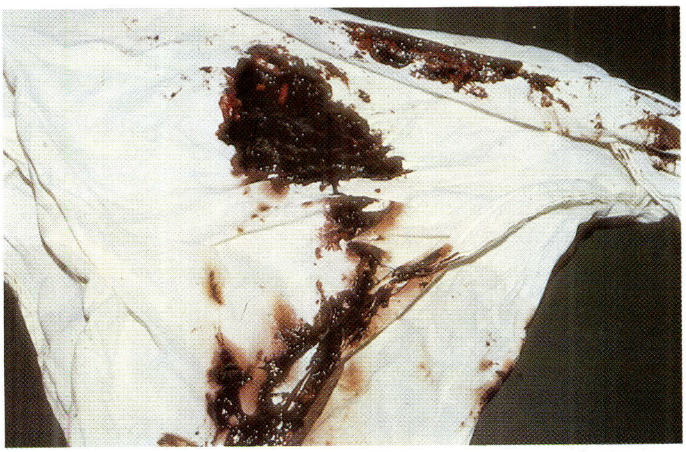

82 Melänastuhl eines Zwillingskindes am 1. Lebenstag. Erhebliches Bluterbrechen. Heilung nach Vitamin-K-Behandlung am 5. Lebenstag.

Morbus haemolyticus neonatorum

Definition

Beim Morbus haemolyticus neonatorum wird die normale Hämolyse des Neugeborenen durch mütterliche Antikörper gegen kindliche Erythrozyten erheblich verstärkt. Eine besondere Rolle spielen die Antikörper einer rh-negativen Mutter gegen die Rh-positiven Erythrozyten des Kindes. Die Morbidität der Rh-Unverträglichkeit beträgt etwa 0,5%. Die Unverträglichkeit im AB0-Blutgruppensystem hat die gleiche Häufigkeit, wird aber wegen der geringeren Hämolyse klinisch seltener manifest. Die Anti-D-Sensibilisierung ist weitaus am häufigsten; Sensibilisierungen gegen c, C oder E machen nur 4–5% aus.

Symptome

1. Die schwerste Form ist der *Hydrops fetalis.* Hierbei tritt eine ausgeprägte Hämolyse bereits intrauterin auf, so daß es zu hochgradiger Anämie mit hypoxischen Schäden (Herz, Gefäße), Hypervolämie und generalisierten Ödemen kommt. Ein Absterben des Fetus ist häufig.
2. Der *Icterus gravis* ist die häufigste Form der Erkrankung. Bereits am 1. und 2. Lebenstag kommt es durch die Hämolyse zu einem raschen Bilirubinanstieg im Serum (indirekt reagierendes Bilirubin). Abhängig vom Serumbilirubinspiegel und vom Zustand des Kindes (Frühgeborenes, Azidose, Hypoxie) kann eine Bilirubinenzephalopathie (Kernikterus) auftreten.
3. Bei geringer Hämolyse kann von der 2. Lebenswoche an eine *Anämie (Anaemia neonatorum)* auftreten.

Differentialdiagnose

1. Physiologischer Ikterus, meist ab dem 3. Lebenstag; bei Frühgeborenen (Leberunreife) meist ausgeprägter als bei reifen Neugeborenen.
2. Ikterus nach geburtstraumatischen Blutungen (Kephalhämatom).
3. Sepsis (direkt reagierendes Bilirubin erhöht).
4. Gallengangsatresie oder Syndrom der eingedickten Galle (direkt reagierendes Bilirubin erhöht).
5. Hepatitis.
6. Andere Formen des hämolytischen Ikterus (Sphärozytose, Erythrozytenenzymmangel).

Therapie

1. Fototherapie: Durch Licht der Wellenlänge 400–450 nm wird Bilirubin in der Haut fotooxidiert und ausscheidungsfähig gemacht.
2. Austauschtransfusion (Indikation zu 1 u. 2, s. Abb. 83).

Prophylaxe

Desensibilisierung einer rh-negativen Mutter durch Injektion von Anti-D-Immunglobulin bis 72 Stunden nach der Geburt eines Rh-positiven Kindes.

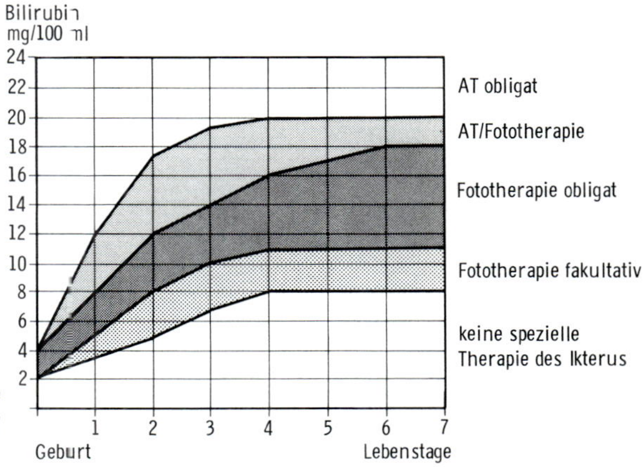

83 Therapie der Hyperbilirubinämie bei gleichzeitiger Hypoxie (*Jährig* und *Margies* 1976).

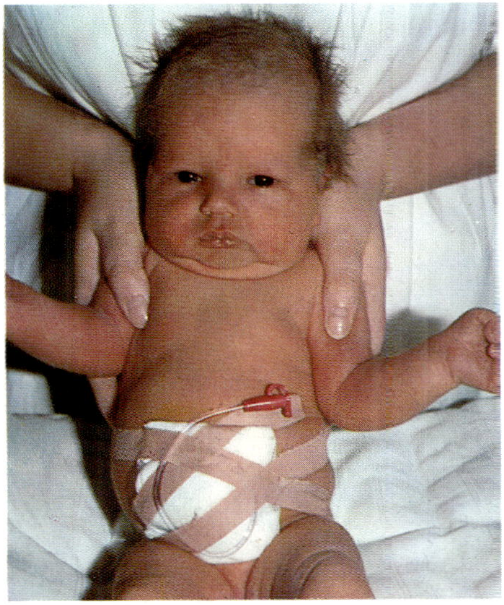

84 24 Stunden altes Kind mit Rh-bedingter Erythroblastose. Noch rosiger Ikterus, Serumbilirubin 11 mg%, Anämie von 3,9 Mil. Erythrozyten und 17,4 g% Hb, Retikulozytose von 111‰.

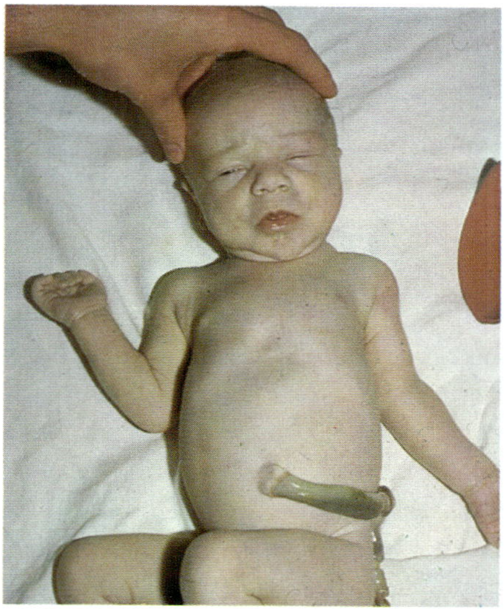

85 Schwerer Rh-bedingter Morbus haemolyticus bei 6. Kind direkt nach der Geburt. 2,4 Mill. Erythrozyten, 7,8 g% Hb. 27 Erythroblasten, 34 000 Leukozyten. Heilung durch Blutaustausch.

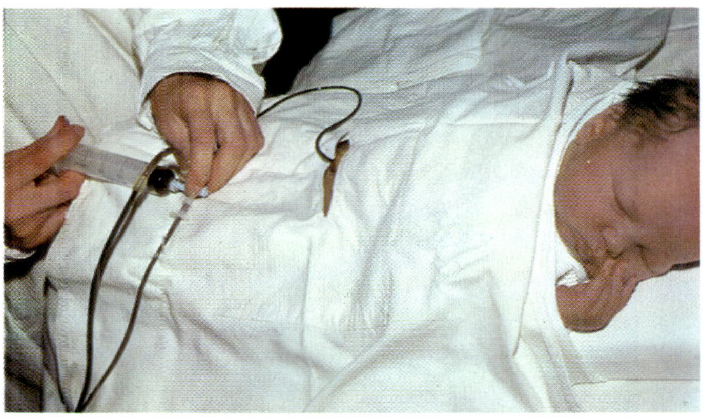

86 Während der Austauschtransfusion.

Neugeborenensepsis

Definition

Die Neugeborenensepsis ist eine *schwere bakterielle Allgemeininfektion,* für die Neugeborene aufgrund ihrer altersspezifischen Immunsituation besonders disponiert sind. Erreger sind sowohl grampositive Bakterien wie auch sehr häufig gramnegative Keime. Eintrittspforten sind Nabel, Haut (Staphylodermie), Luftwege (z. B. Aspiration) und Darmschleimhaut.

Symptome

Man unterscheidet eine primäre (perinatal erworbene) Sepsis bis zum 6. Lebenstag von einer sekundären Sepsis. Die Symptome sind meist vieldeutig. Trinkschwäche, blaß-graues Hautkolorit, Subikterus, Erbrechen und Durchfall können Hinweissymptome sein. Fieber, Leber- und Milzvergrößerung können fehlen. Hämorrhagisches Exanthem und Thrombozytopenie sind eher Spätzeichen einer Sepsis. Ein Leukozytensturz (häufige Kontrollen!) ist pathognomonisch. Als Organmanifestationen können Pneumonie (β-hämolysierende Streptokokken B) Meningitis, Osteomyelitis, Zystopyelonephritis (Urosepsis) und Peritonitis auftreten.

Differentialdiagnose

Die Differentialdiagnose kann besonders zum *Atemnotsyndrom,* einem *angeborenen Herzfehler* und zur *Hirnblutung* schwierig sein. Septische Hautblutungen dürfen nicht als harmloses Erythema toxicum neonatorum (S. 44) verkannt werden.

Therapie

Frühzeitige, gezielte (Erregernachweis), intensive antibiotische Therapie, fast immer als Kombination mehrerer Antibiotika. Gabe von IgM-Konzentrat.

Prognose

Bei bekanntem Erreger und frühzeitigem Beginn der Therapie ist die Prognose gut. Meist bleibt sie aber sowohl quoad vitam und vor allem quoad sanationem zweifelhaft.

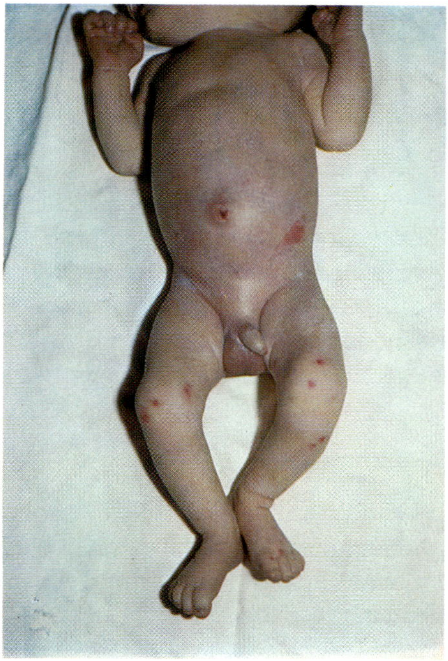

87 Nabelsepsis bei 12 Tage altem Neugeborenen: zyanotisches Hautkolorit, toxisches Exanthem an Extremitäten, geblähtes, gespanntes Abdomen, geringe periumbilikale Rötung, äußerlich unauffällige Nabelwunde. Subfebril, 2400 Leukozyten, Bluterbrechen, Exitus letalis.

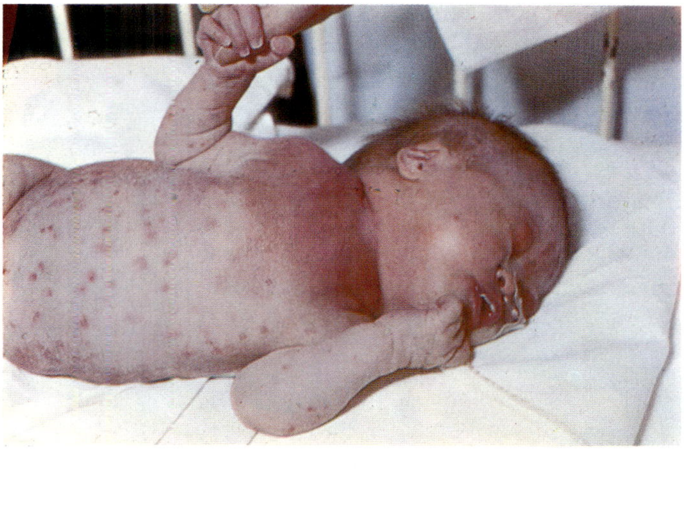

Mastitis neonatorum

Definition

Die Mastitis bei Neugeborenen und jungen Säuglingen beiderlei Geschlechts ist eine *Staphylokokkeninfektion, die sich in den Milchgängen der Brustdrüse ausbreitet.* Sie wird nicht selten durch unerlaubte Manipulationen bei der harmlosen Brustdrüsenschwellung des Neugeborenen provoziert.

Symptome

Lokale Schwellung, Rötung, Temperaturerhöhung und Druckschmerzhaftigkeit einer oder beider Brustdrüsen gehen der Abszedierung voraus.

Differentialdiagnose

Die Brustdrüsenschwellung des Neugeborenen als Schwangerschaftsreaktion zeigt keine entzündlichen Symptome (S. 46).

Therapie

Wenn sich trotz antibiotischer Behandlung eine Einschmelzung nicht verhindern läßt, ist schonend radiär zur Brustwarze zu inzidieren, um die Milchgänge nicht zu zerstören.

Prognose

Bei Mädchen kann eine eitrige Neugeborenenmastitis zu späterer Brustdrüsenatrophie führen.

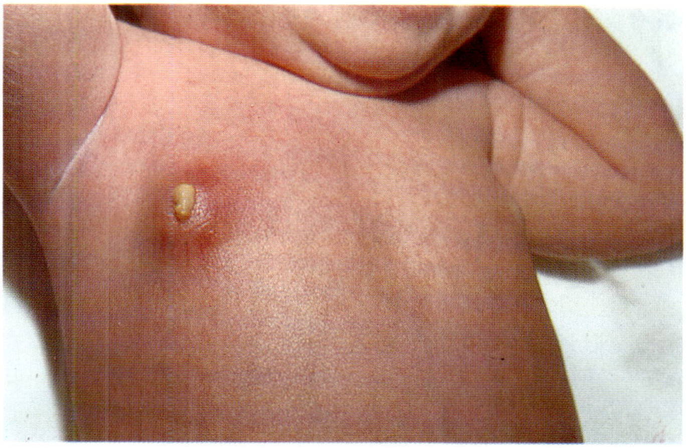

89 15 Tage altes Mädchen mit rechtsseitiger eitriger Mastitis. Spontanperforation. Staphylococcus aureus haemolyticus.

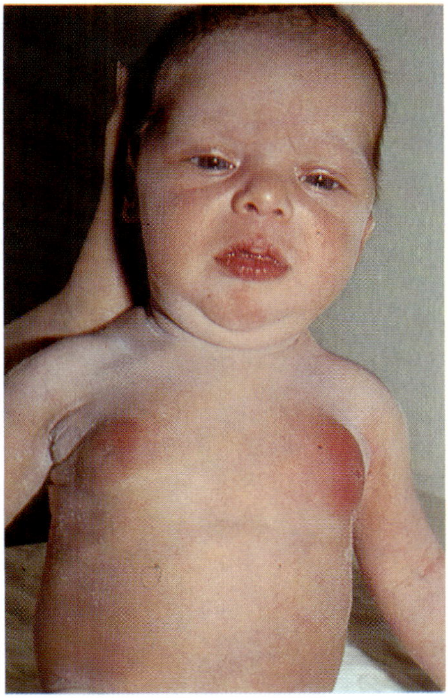

90 Doppelseitige Mastitis neonatorum bei 12 Tage altem Mädchen.

Kopfschwartenphlegmone

Definition

Bei widerstandsschwachen Säuglingen kann eine Kopfschwartenphlegmone als Komplikation von Schweißdrüsenabszessen des Hinterhaupts oder von Thrombophlebitiden der Kopfvenen nach intravenöser Dauertropfinfusion auftreten. Erreger sind vorwiegend Staphylokokken oder Streptokokken.

Symptome

Ausgehend von einem oder mehreren Schweißdrüsenabszessen an der Kopfhaut oder von einer wurstförmigen Venenverdickung findet sich ein ausgedehntes entzündliches Ödem der Kopfschwarte, dessen Sitz je nach Lage des Kopfes wechselt. Unter diffuser, heißer Schwellung und Rötung breitet sich fluktuierender Eiter unter der Galea aus. Als Komplikationen drohen Sepsis, Schädelknochenosteomyelitis und bakterielle Organmetastasen.

Differentialdiagnose

Die Differentialdiagnose hat das *Caput succedaneum* (S. 28), das *Kephalhämatom* (S. 32) und die *Schädelknochenosteomyelitis* zu berücksichtigen.

Therapie

Die antibiotische Behandlung wird durch Transfusion von Frischblut und Ernährung mit Frauenmilch unterstützt. Durch ausgedehnte Inzision und Gegeninzision muß der Eiter entleert werden.

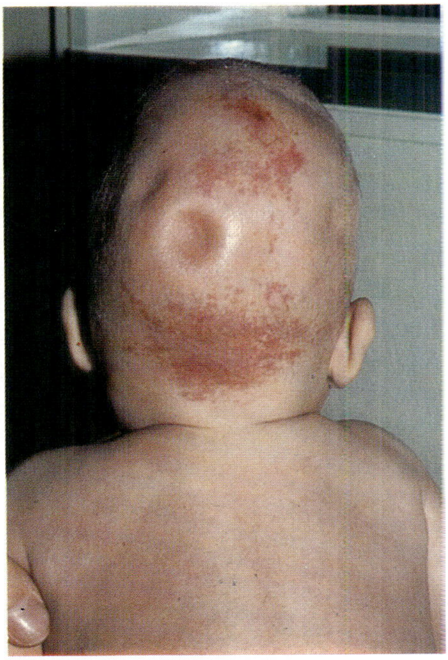

91 Beginnende Kopfschwartenphlegmone im Stadium des Ödems, 3 Tage nach einem kleinen Schweißdrüsenabszeß über dem dorsalen Scheitelbereich. Nebenbefund: Naevus flammeus an der Nackenhaargrenze.

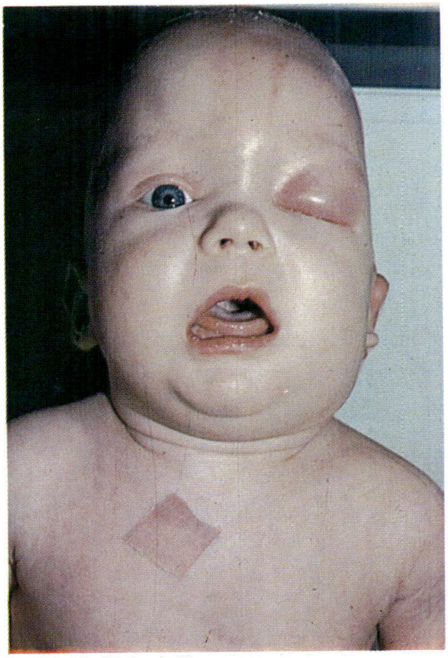

92 Begleitendes Oberlidödem nach Linkslagerung des Kopfes. 5 Tage später Eiterentleerung durch Inzision über dem Okziput. Bakteriologisch Staphylococcus aureus haemolyticus.

Zwillinge

Zwillingsschwangerschaften kommen mit einer Häufigkeit von etwa 1:80 vor. Die Tragzeit ist oft verkürzt (durchschnittlich um 24 Tage), aber auch bei normaler Schwangerschaftsdauer sind Mehrlinge gewöhnlich kleiner und leichter (Mangelgeborene) als Einzelkinder. Rund ⅓ aller Zwillinge sind monozygot, ⅔ dizygot. Zweieiige Zwillingsschwangerschaften kommen mit zunehmendem Alter der Mutter und familiär gehäuft vor.

Symptome

Da Mehrlinge häufig zu früh geboren werden, findet man die bekannten Zeichen der Unreife: unterentwickelte Ohrmuschelknorpel, fehlender Hodendeszensus bzw. klaffende Vulva, mangelnde Ausbildung der Brustdrüse und der Mamille; Thermolabilität, Hydrolabilität, geringer Muskeltonus, fehlende oder schlechte Koordination von Saug- und Schluckreflex. Bei Mangelgeborenen besteht Untermaßigkeit vor allem infolge des fehlenden subkutanen Fettgewebes.
Bei 15% der Zwillinge kommt es zu einer fetofetalen Transfusion, die bis zum posthämorrhagischen Schock des „Spenders“ führen kann.

Therapie

Die Behandlung erfolgt nach den Regeln der Frühgeborenenaufzucht.

Prognose

Bei reifgeborenen Zwillingen ist die Prognose gut. Allerdings ist der 2. Zwilling wegen längerer Geburtsdauer und häufigerer vorzeitiger Plazentalösung mehr gefährdet als der erste.
Bei unreifen Zwillingen gelten im wesentlichen die gleichen Überlebensaussichten wie bei anderen Frühgeborenen.

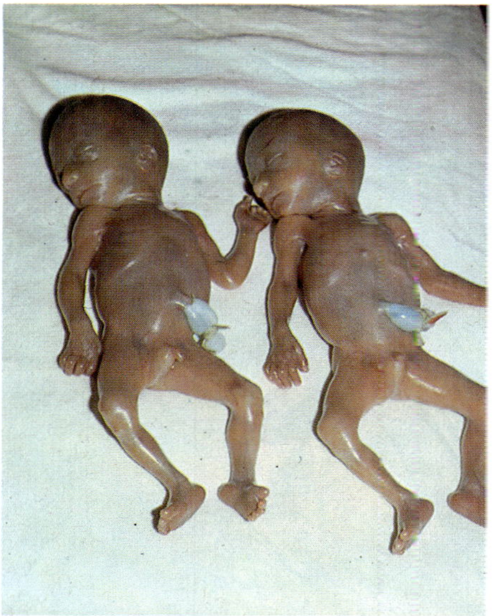

93 Zwillingsfrühgeborene von 490 und 500 g, Tragzeit 22 Wochen. Glänzende durchscheinende Haut, alle Unreifezeichen. Tod nach 2 Stunden an zentralem Atemversagen.

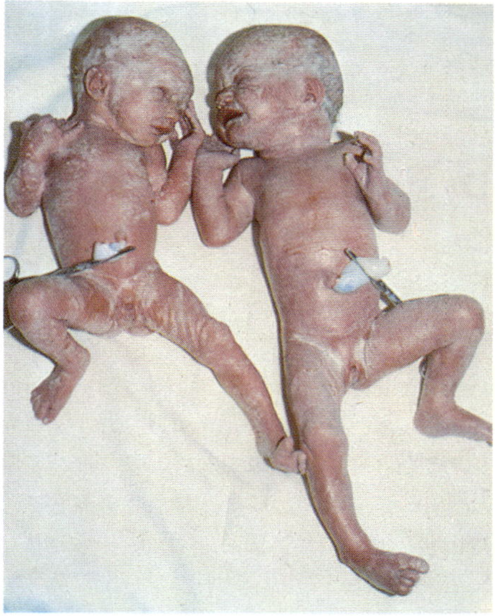

94 Zwillingsfrühgeborene von 1550 und 2150 g. Leichte Zyanose des Zweitgeborenen. Vernix caseosa.

Ernährungsstörungen

Dyspepsie

Definition

Als Dyspepsie (Säuglingsenteritis, akute Ernährungsstörung) wird die leichtere Verlaufsform der *akuten Durchfallerkrankung (Diarrhöe) des Säuglings* bezeichnet. Pathogenetisch liegt eine akute Verdauungsinsuffizienz vor. Ursachen sind parenterale Infektionen mit Viren oder Bakterien, wie Infekte der oberen Luftwege, Otitis und Pneumonie; enterale Infektionen mit Rotaviren (über 50% aller akuten Gastroenteritiden im Säuglings- und Kleinkindesalter), Norwalk-, Entero-, Adenoviren oder Dyspepsie-Kolibakterien, Staphylokokken, Pseudomonas aeruginosa (Pyocyaneus), Salmonellen (Typhus, Paratyphus, Enteritis Breslau) und Shigellen (Sonne-E-Ruhr); oder Ernährungsfehler, wie bei der Umstell- und Abstilldyspepsie. Jenseits des Säuglingsalters bezeichnet man die akute Durchfallerkrankung als *Enteritis* bzw. *Gastroenteritis.*

Symptome

Kardinalsymptom der Dyspepsie ist der *Durchfall:* vermehrte, dünne Stühle von verminderter Konsistenz bis zu flüssigspritzenden Entleerungen. Prodromalerscheinungen sind Inappetenz, Unruhe und Intertrigo glutaealis. Zum Vollbild der Dyspepsie gehören *Gewichtsabnahme, Erbrechen* und *Hautturgorverlust,* der sich am verlangsamten Verstreichen einer abgehobenen Bauchhautfalte nachweisen läßt.

Therapie

Ausreichende Flüssigkeitszufuhr und diätetische Maßnahmen sind die wichtigen Prinzipien der Dyspepsiebehandlung. Demgegenüber tritt antibiotische Behandlung selbst bei nachgewiesenen bakteriellen Darminfektionen – abgesehen vom Neugeborenen- und jungen Säuglingsalter – ganz in den Hintergrund. Durch Störung der Regeneration der natürlichen Darmflora sind Antibiotika sogar geeignet, den Heilverlauf zu verzögern.

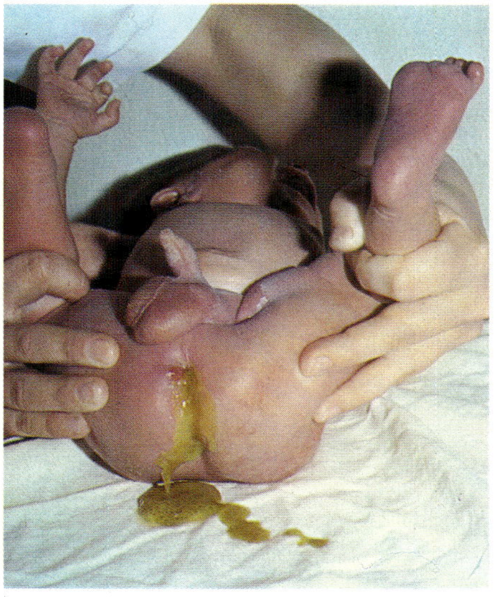

95 Flüssig-spritzender Stuhl bei einem 20 Tage alten Säugling mit Dyspepsie bei periproktitischem Abszeß.

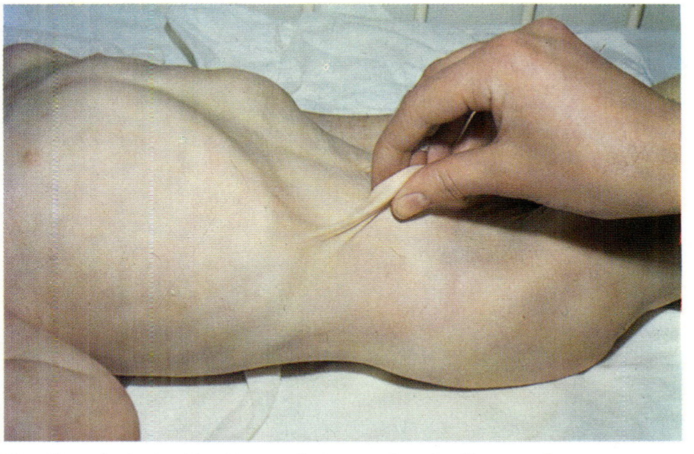

96 Verminderter Hautturgor bei parenteraler Dyspepsie.

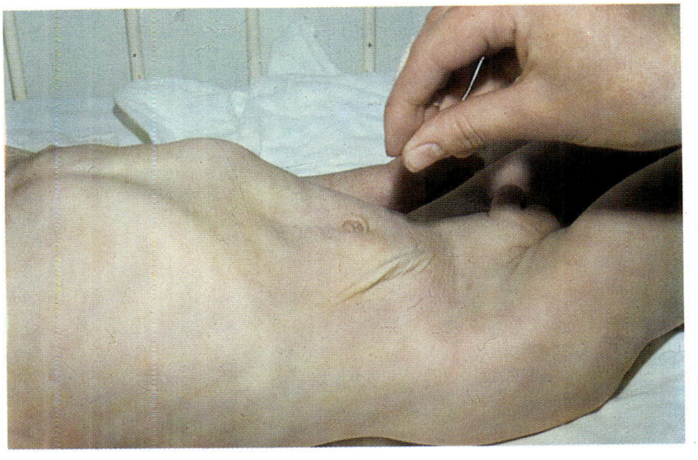

97 Die angehobene Bauchhautfalte verstreicht nur zögernd wieder.

Subtoxische Dyspepsie

Definition

Bei zunehmendem Wasserverlust des Organismus (Dehydratation) geht die Dyspepsie in ein schwereres Krankheitsbild über, das durch stärkere *Exsikkosezeichen* geprägt ist: subtoxische oder prätoxische Dyspepsie.

Symptome

Neben Durchfall und Erbrechen stehen Austrocknungserscheinungen im Vordergrund: Turgorverlust, eingesunkene Fontanelle, tiefliegende halonierte Augen, trockene Lippen und Zunge, eingesunkenes Abdomen. Die Haut ist blaßkühl, die Atmung vertieft, das Kind nach initialer Exzitation apathisch.

Therapie

Rehydratation unter strenger Elektrolytüberwachung und gegebenenfalls Azidoseausgleich über Dauertropfinfusion ist die entscheidende Maßnahme, gefolgt von diätetischer Behandlung.

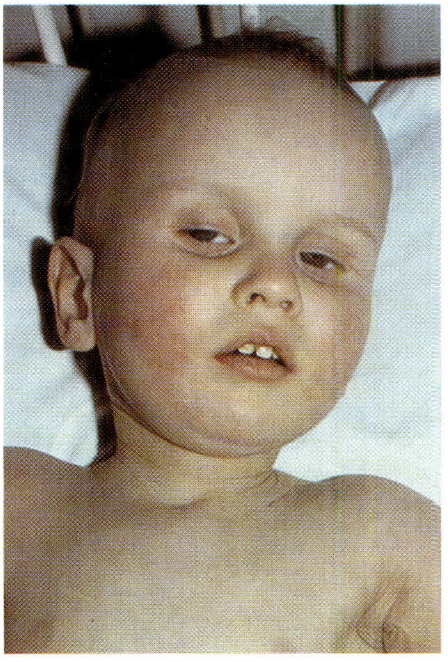

98 Subtoxische Dyspepsie bei Otitis media catarrhalis. Der 13 Monate alte Junge ist apathisch und kollapsig. Trockene Lippen, welke Haut in den Axillen.

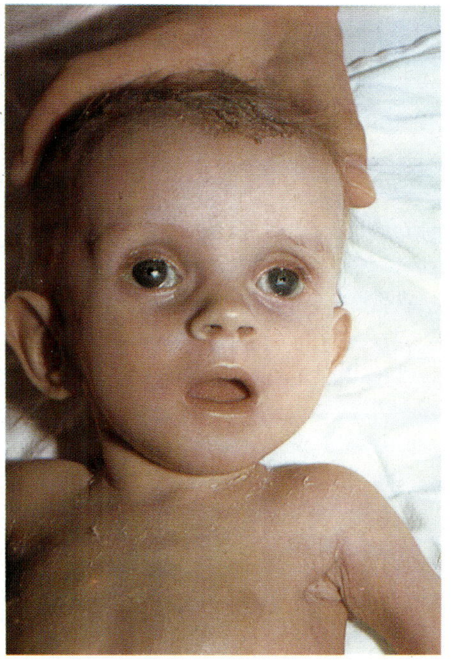

99 Prätoxische Dyspepsie. 5 Monate alter Säugling. Sopor, seltener Lidschlag Exsikkose, Azidose, Kreislaufkollaps. Blässe trotz Fieber von 39° C.

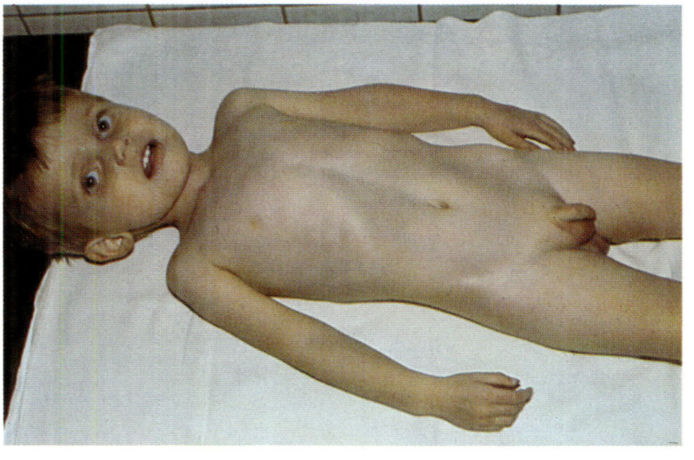

100 Prätoxischer Brechdurchfall bei 2 6/12 jährigem Jungen: Ängstlicher Gesichtsausdruck, grau-blasses Hautkolorit, tiefliegende Bulbi, trockene Lippen, verlangsamte Atmung, eingesunkenes Abdomen. Unruhe und Somnolenz wechseln ab.

Intoxikation

Definition

Die Intoxikation (Toxikose, Coma dyspepticum) ist die schwerste Verlaufsform der akuten Durchfallerkrankung des Säuglings.
Sowohl die Kausalkette *Dehydratation-Hypovolämie-Hypoxie* als auch die viralbakterielle und endogene *Toxinbildung* führen zu lebensbedrohender Beeinträchtigung vitaler Funktionen des intermediären Stoffwechsels, des Kreislaufs und des zentralen Nervensystems.

Symptome

Klinische Kardinalsymptome sind neben dem *Gewichtssturz* die *Bewußtseinsstörung* von Somnolenz über Sopor bis zum Koma und die große, *azidotische Atmung* (Kußmaul). Wechselnd ausgeprägt sind *Exsikkosezeichen,* wie teigiger Hautturgor, eingesunkene Fontanelle, tiefliegende Augen, Kahnbauch und hypovolämischer Kreislaufkollaps mit Zentralisation des Kreislaufs. Leise Herztöne, verkleinertes Herz und erhöhter Hämatokritwert sind Zeichen der Bluteindickung.
An *zentralnervösen Symptomen* findet man außer der Bewußtseinseinschränkung initiale Irritation mit Cri encephalique, danach Bewegungsarmut, seltenen Lidschlag mit injizierten Konjunktiven und Blick ins Leere.
Biochemische Veränderungen sind metabolische Azidose und Azotämie (Harnstoff-N- und Kreatininerhöhung), Hypokaliämie, Hypo- oder Hypernatriämie (hypo- oder hypertone Dehydratation).

Differentialdiagnose

Foudroyante Entwicklung des zentralnervösen Bildes der Intoxikation mit Hyperpyrexie und oft unter Auslassung des dyspeptischen und prätoxischen Stadiums spricht für enzephalitische Beteiligung: diese *Enzephaloenteritis* (hyperpyretische Toxikose) bevorzugt ältere Säuglinge und Kleinkinder, geht bei hypernatriämischer Dehydratation mit zerebralen Blutungen einher und endet daher häufig letal oder mit irreversiblen Hirnschäden. Der Enzephaloenteritis gleicht symptomatologisch das enzephalohepatische *Reye-Syndrom* mit Erbrechen, Bewußtseinsstörung, Leber- und Niereninsuffizienz und Hypoglykämie.

Therapie

Die Prinzipien der Toxikosebehandlung bestehen in unverzüglichem intravenösem Flüssigkeits- und Elektrolytersatz sowie in Azidosebekämpfung.

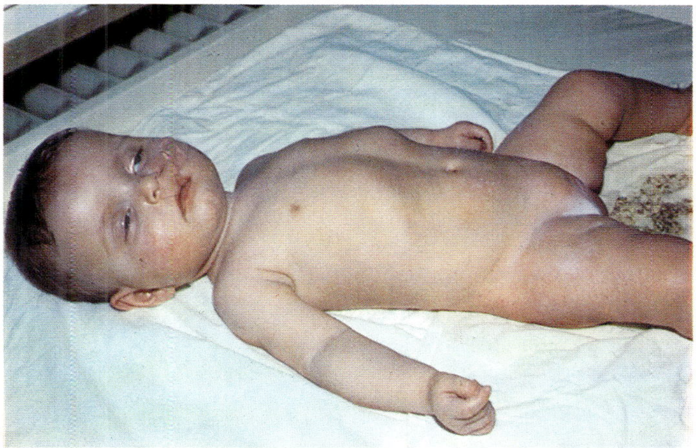

101 Intoxikation bei 5 Monate altem Säugling mit Pertussis. Wässeriger Stuhl in der Windel, Kahnbauch, livide Blässe, Bewußtlosigkeit, Maskengesicht, Spur kalten Schweißes als Zeichen der Kreislaufschwäche.

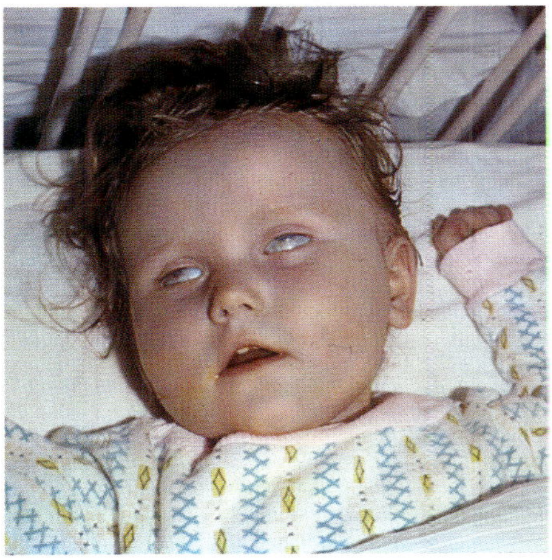

102 12 Monate altes Mädchen im Coma dyspepticum. Fahle Blässe, trockene Lippen, injizierte Konjunktiven. Erkrankungsbeginn 2 Tage vorher mit Fieber, Erbrechen und Durchfall.

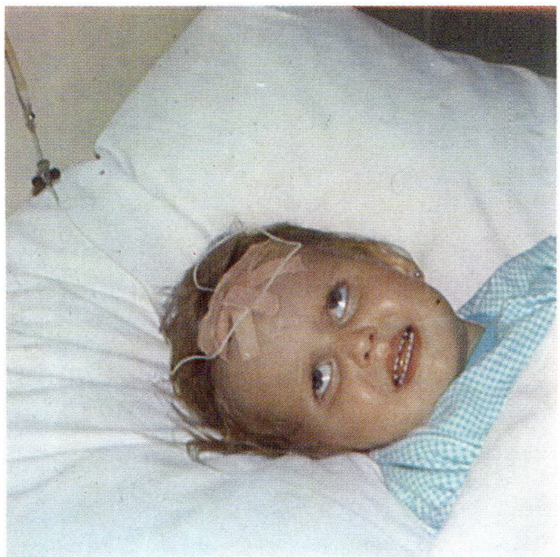

103 $1^{11}/_{12}$jähriges Mädchen mit toxischer Gastroenteritis. Große, tiefliegende, ins Leere blickende Augen bei bewußtlosem Kind, das seit 2 Tagen mit Brechdurchfall erkrankt ist.

Dystrophie und Atrophie

Definition

Dystrophie ist die leichte und Atrophie die schwere Form *chronischer Gedeihstörung* infolge Mangelernährung, die durch ungenügende exogene Nahrungszufuhr, mangelhafte Verdauung (Mukoviszidose, Disaccharidmalabsorption) oder gestörte Resorption von Nährstoffen (Zöliakie, Glukose-Galaktose-Malabsorption) zustande kommt. Auch schwere Organfehler von Herz, Gehirn und Niere können zur kardialen, dyszerebralen oder renalen Dystrophie führen. Chronisch-rezidivierende Infektionen wie die okkulte Mastoiditis kommen heute nur noch selten als Ursache einer Dystrophie in Frage.

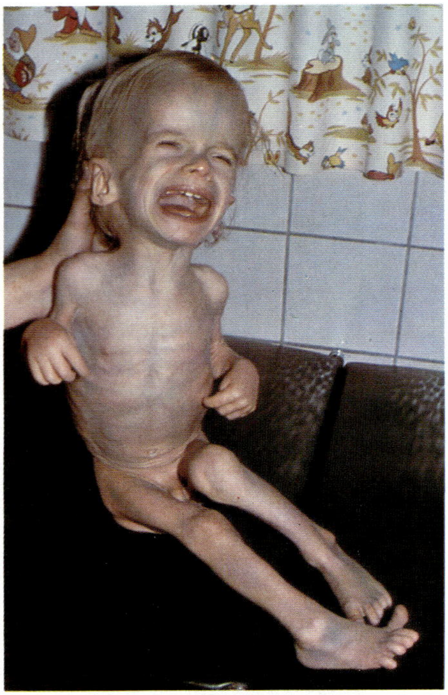

104 Dyszerebrale Atrophie bei $1^{10}/_{12}$jährigem Kind: hochgradige Abmagerung, relativ großer Kopf, breiter Mund, Gewicht 6000 g!

Symptome

Mangelhafte Gewichtszunahme bis zur Gewichtsabnahme ist das Leitsymptom der *Dystrophie.* Schwund des Unterhautfettgewebes führt zum Bild des großen Abdomens mit schlaffen Bauchdecken und des Tabaksbeutelgesäßes. Neigung zu akuten Dyspepsien und Resistenzschwäche gegenüber Infektionen kommen hinzu. Skelettartige Abzehrung mit greisenhaftem Gesicht und Depression aller Lebensfunktionen kennzeichnen die *Atrophie,* bis schließlich das Leben im Finalstadium der *Dekomposition* unter den Zeichen des zentralen Atem- und Kreislaufversagens erlischt.

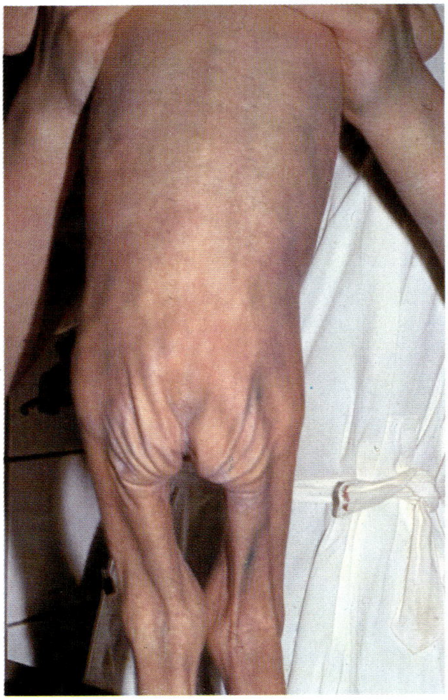

105 Tabaksbeutelgesäß.

Therapie

Die diätetische Behandlung richtet sich im einzelnen nach den jeweiligen Ursachen der Dystrophie oder Atropie.

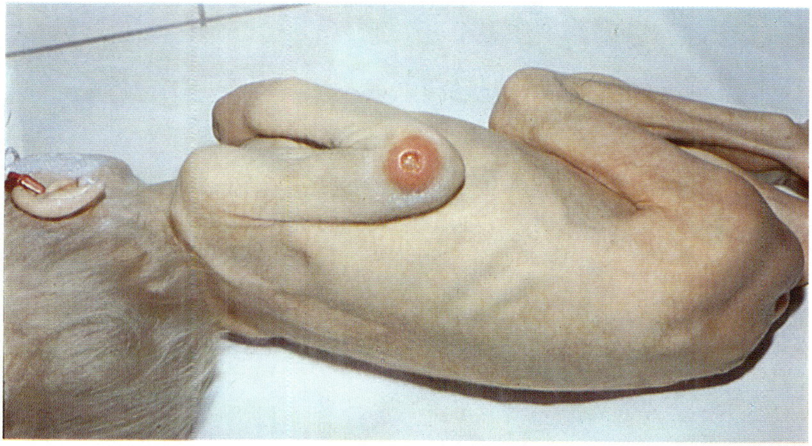

106 Besonders an druckexponierten Stellen tritt das tief ausgestanzte, rot umsäumte, torpide Ekthyma des Atrophikers auf.

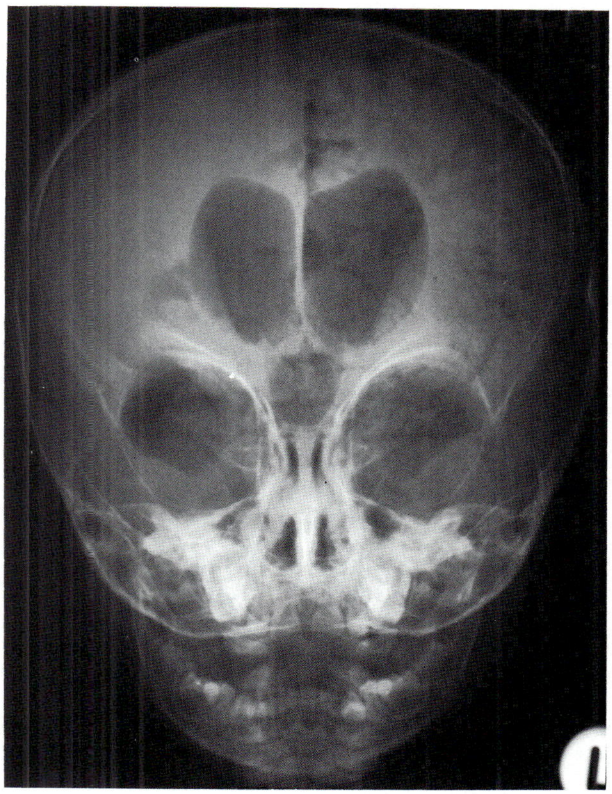

107 Hydrocephalus internus et externus e vacuo bei Hirnatrophie als Ursache oder Begleiterscheinung der Atrophie.

Störungen von Wachstum, Stoffwechsel und Endokrinium

Primordialer Minderwuchs

Definition

Der primordiale Minderwuchs ist Ausdruck einer direkten *genetischen Fehlsteuerung des Skelettwachstums;* auch eine irreversible intrauterine Einwirkung von unbekannten Noxen auf die Reduplikationsfähigkeit der Zellen kommt ursächlich in Betracht. Primordialer Minderwuchs tritt daher sporadisch oder familiär auf und weist keinerlei sonstige Dysplasien oder endokrinologische Ausfälle auf.
Die *Beurteilung der Längenentwicklung* erfolgt nicht einheitlich: Meist wird Kleinwuchs als Körperlänge unter der doppelten Standardabweichung (minus 2 Sigma) oder unter der 3er Perzentile definiert. Dabei wird der Bereich zwischen der doppelten Standardabweichung über und unter dem Mittelwert, bzw. zwischen der 3er und 97er Perzentile, als Normbereich verstanden. Dieses Vorgehen muß im Einzelfall kritisch bewertet, individuelle Gegebenheiten (Deszendenz, mittlere Elterngröße, weitere Familienanamnese, Wachstums- und Entwicklungsgeschwindigkeit, Knochenalter) müssen berücksichtigt werden. In Gegenwart von Patienten und Eltern sollten Ausdrücke wie Minderwuchs und Zwergwuchs wegen des diffamierenden Untertones vermieden werden. Die Abweichung von der Norm kann in „Zentimetern unter der 3er Perzentile“ oder in „Standardabweichungen“ ausgedrückt werden.

Symptome

Leitsymptom ist die bereits pränatal sich manifestierende, proportionierte Kleinheit des Individuums; bei der Geburt sind die Kinder trotz normaler Schwangerschaftsdauer untermaßig. Psychische und sonstige körperliche Entwicklung, ebenso Skelettalter und Pubertätseintritt entsprechen dem Lebensalter.
Es gibt jedoch viele Fälle, die nicht eindeutig abgegrenzt werden können, da man letztlich bei Fehlen zusätzlicher Symptome, die eine andere Zuordnung ermöglichen, vom primordialen Minderwuchs spricht. Es handelt sich also um eine Ausschlußdiagnose, bei der man alle Diagnosen mit dem Teilsymptom eines intrauterinen Minderwuchses in Erwägung ziehen muß.

Differentialdiagnose

Phänomenologisch kann die Abgrenzung gegenüber dem gleichfalls proportionierten und mit ungestörter Intelligenzentwicklung einhergehenden *hypophysären Minderwuchs* Schwierigkeiten machen; doch sind die hypophysären Zwerge bei der Geburt normal groß und schwer, der Wachstumsrückstand wird in der Regel erst im 3. Lebensjahr deutlich, und das Knochenalter ist retardiert (s. S. 78).

Therapie

Keine therapeutischen Möglichkeiten.

Somatogramm

		114	±9	19,6	±4,0
		113		19,2	
		112		18,8	
		111		18,4	
		110		18,0	
5		109		17,6	
		108	±8	17,3	±3,5
		107		17,0	
		106		16,7	
		105		16,4	
		104		16,1	
4		103		15,8	
		94	±7	13,9	±2,9
		93		13,7	
		92		13,5	
2½		91		13,3	
		90	±7	13,1	±2,7
		89		12,9	
		88		12,7	
		87		12,5	
2		86		12,3	
		85	±7	12,1	±2,5
		84		11,9	
		83		11,7	
		82		11,5	
		81		11,3	
1½		80		11,1	
		79	±6	10,9	±2,3
		78		10,7	
		77		10,5	
		76		10,3	
		75		10,1	
1		74		9,8	
11		73	±5	9,5	±1,8
10		72		9,2	
9		71		8,8	
8		70		8,4	
7		68		8,0	
½ 6		66		7,5	
5		64	±4	7,0	±1,5
4		62		6,4	±1,5
3		59		5,6	±1,2
2		56		4,8	±1,2
1		53		3,9	±0,9
0		50		3,3	±0,8
Jahre		cm	±2σ	kg	±2σ

Mädchen **109**

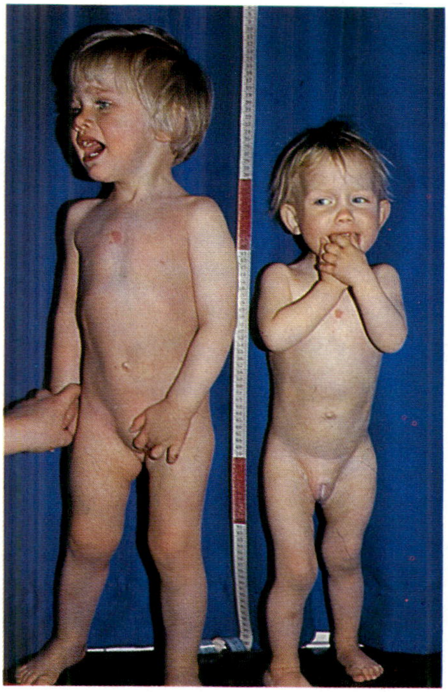

108 1¹¹⁄₁₂jähriges Mädchen mit primordialem Minderwuchs neben gleichaltrigem normalem Kind. Proportionierter Körperbau, altersgemäße Psyche.

109 Somatogramm dieses Kindes: Geburtsgewicht 2700 g, Geburtslänge 49 cm bei zweiwöchiger Übertragung. Mutter klein (155 cm), ebenso der Großvater mütterlicherseits.

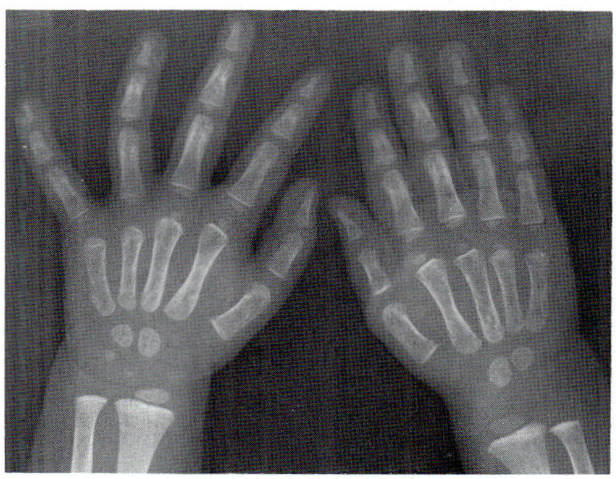

110 Typisches Handskelettradiogramm des gezeigten Kindes mit primordialem Minderwuchs: chronologisches Alter 1¹¹⁄₁₂ Jahre, Knochenalter 2 Jahre, Handlängenalter (Handlänge 100 mm) 1³⁄₁₂ Jahre.

Mukopolysaccharidosen

Definition

Als Mukopolysaccharidosen werden *hereditäre Speicherkrankheiten* bezeichnet, bei denen Enzymdefekte den lysosomalen Abbau von Bestandteilen bindegewebiger Grundsubstanz (Mukopolysaccharide, Glykosaminoglykane) blockieren; die teildegradierten Mukopolysaccharide (Dermatansulfat, Heparansulfat, Keratansulfat, Chondroitinsulfat) häufen sich in Körperzellen vieler Organe an – Gehirn, Skelett, Leber, Milz, Herz und Hornhaut – und bestimmen durch Speicherung, Funktionsausfall und Zelluntergang das klinische Bild der Mukopolysaccharidosen.

Symptome

Nach biochemischen und klinischen Kriterien werden 12 Mukopolysaccharidosevarianten abgegrenzt, unter anderen:

Mukopolysaccharidose I-H, Hurler-Syndrom: Nach dem ersten Lebenshalbjahr entwickeln sich progredient Gesichtsdysmorphie, Demenz, Wachstumsrückstand, Hornhauttrübung, Gelenkkontrakturen, thorakolumbale Kyphose, großer Bauch mit Hepatosplenomegalie, Bauchwandhernien, verdickte Haut, Herzklappenfehler, Schwerhörigkeit. Röntgenologisch Dysostosis multiplex mit plumpen und verformten Röhrenknochen, Zuckerhutphalangen, Retardierung der Handwurzelkernentwicklung. Tod meist im ersten Lebensjahrzehnt. Heredität wie bei allen Mukopolysaccharidosen (außer dem Hunter-Syndrom) autosomal-rezessiv; das Wiederholungsrisiko in der Geschwisterreihe beträgt 25 %.

Mukopolysaccharidose II, Hunter-Syndrom: klinisch ähnlich wie Hurler-Syndrom, aber wegen X-chromosomal rezessiver Vererbung nur bei Knaben.

Mukopolysaccharidose III, Sanfilippo-Syndrom: semiotisch ähnlich wie Hurler-Syndrom, aber progressive Demenz im Vordergrund.

Mukopolysaccharidose IV, Morquio-Syndrom: schwerer disproportionierter Minderwuchs, kurzer Hals, Kielbrust, plumpe Hände und Füße, Genua valga, überstreckbare, aufgetriebene Gelenke, großer Bauch, Bauchwandhernien. Nur mäßige Gesichtsdysmorphie. Normale Intelligenz. Korneatrübungen, Schwerhörigkeit, Diastema der Zähne, Zahnschmelzhypoplasien.

Mukopolysaccharidose VI, Maroteaux-Lamy-Syndrom: ähnlich wie Hurler-Syndrom, aber normale Intelligenz.

Gemeinsam sind allen Formen, bei graduellen Unterschieden, die röntgenologische Dysostosis multiplex, die biochemische Mukopolysaccharidausscheidung im Urin und der nachweisbare Enzymdefekt in Leukozyten und Fibroblasten.

Therapie

Symptomatisch. Genetische Beratung notwendig. Pränatale Diagnostik möglich.

▶

113 Handskelettradiogramm des Kindes der Abb. 111: Dysostosis multiplex.

114 Mukopolysaccharidose I (Hurler-Syndrom). Typische Gesichtsdysmorphie im Alter von 1½ Jahren.

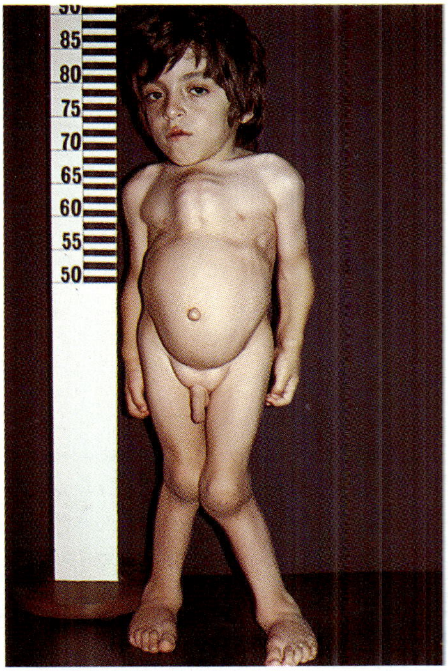

111 Mukopolysaccharidose IV (Morquio-Syndrom). 7½jähriger türkischer Junge, Minderwuchs (– 38 cm), leicht dysmorphe Fazies, Kurzhals, X-Beine.

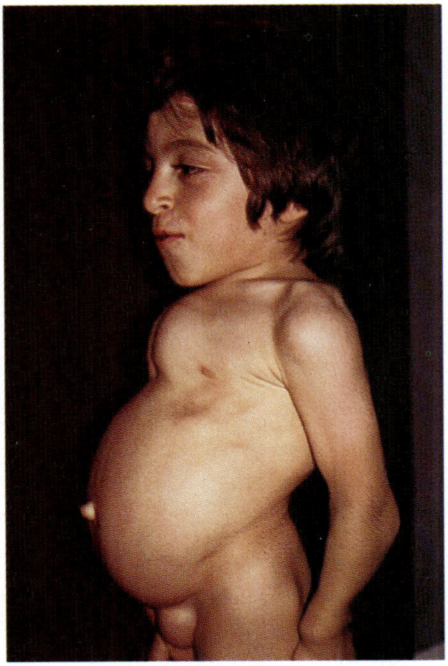

112 Protrusio sterni, großer Bauch, Nabel- und Leistenhernien. Geistig normal.

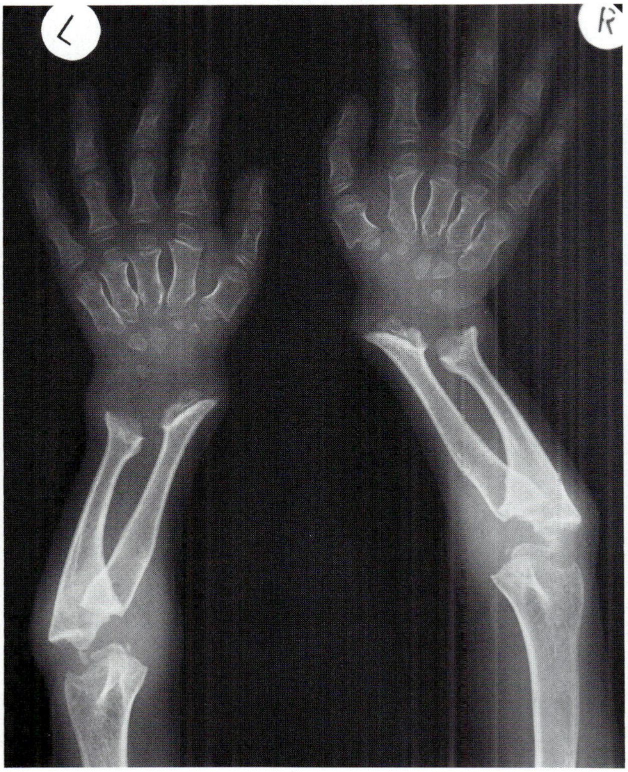

113

114

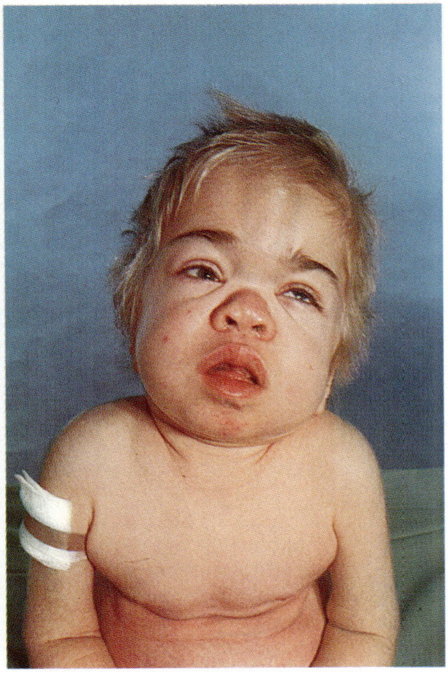

Hypophysärer Minderwuchs

Definition

Mangel an somatotropem Hormon infolge Insuffizienz der Adenohypophyse führt zu hypophysärem Minderwuchs. Pathogenetisch kommen rezessive Vererbung, zerebrales Geburtstrauma und Tumoren (Kraniopharyngeom) in Betracht; in der Mehrzahl der Fälle bleibt die Genese unklar (idiopathischer hypophysärer Minderwuchs).

Symptome

Meist erst nach dem 2. Lebensjahr wird ein proportionierter Minderwuchs bei normaler geistiger Entwicklung deutlich. Akromikrie, Puppengesicht und leichte Stammfettsucht fallen auf. Das Handskelettradiogramm zeigt ein charakteristisches Defizit des Längenwachstums und eine weniger starke Retardierung der Knochenkerndifferenzierung (Tab. **4**); in Fällen mit sekundärer Schilddrüseninsuffizienz ist auch das Skelettalter stärker verzögert, so daß Längen- und Knochenalter etwa gleichgradig retardiert sind.
Die *Diagnose* des hypophysären Minderwuchses beruht auf einem Ausbleiben des Anstieges des STH-Plasmaspiegels nach physiologischer (intensive Bewegung, erste Schlafphase, Aufwachphase u. a.) oder medikamentöser Stimulation (Insulin intravenös oder Arginin per infusionem); zwei solcher Teste sollten die Diagnose objektivieren.

Differentialdiagnose

Einige differentialdiagnostische Möglichkeiten zeigt Tab. **4**. *Konstitutionelle Entwicklungsverzögerungen* und *familiärer Minderwuchs* sind häufiger als Somatotropinmangel.

Therapie

Langfristige parenterale Zufuhr von menschlichem Wachstumshormon ist die einzige erfolgbringende Therapie. Unter dieser Substitution ist auf Ausfälle anderer hypophysärer Funktionen zu achten: Nach den ersten Wochen bis Monaten offenbart sich oft auch ein Ausfall des thyreotropen Hormons (TSH), das dann ebenfalls substituiert werden muß. Ein Ausfall des ACTH ist selten (Panhypopituitarismus); ein Ausfall der Gonadotropine wird erst sicher diagnostizierbar, wenn unter Substitution mit STH und Schilddrüsenhormon das Knochenalter entsprechend fortgeschritten ist und die Pubertätsentwicklung ausbleibt.

Prognose

Ohne Substitutionsbehandlung wird eine Endgröße von 130–140 cm erreicht. Die Prognose unter der Behandlung ist vom Zeitpunkt ihres Beginnes, ihrer Dauer und der korrekten Dosierung abhängig; entscheidend ist auch die zusätzliche Hormonsubstitution bei Ausfall weiterer hypophysärer Funktionen.

Tabelle **4.** Längenalter und Knochenalter bei einigen Wachstumsstörungen.

	Längenalter	Knochenalter
Primordialer Minderwuchs	verzögert	altersgemäß
Hypophysärer Minderwuchs	stark verzögert	verzögert
Hypothyreotischer Minderwuchs	verzögert	stark verzögert
Pubertas praecox	beschleunigt	beschleunigt
Pseudopubertas praecox	beschleunigt	stark beschleunigt

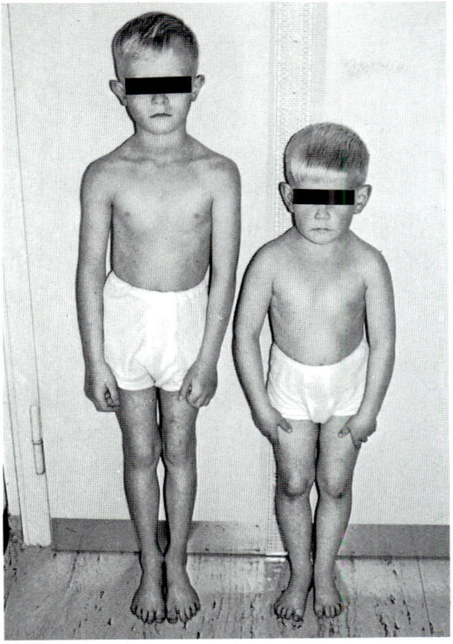

115 8jähriger Junge mit hypophysärem Zwergwuchs neben gleichaltrigem gesunden Kind. Körperlänge 105 cm, Gewicht 19,5 kg. Kleinkindliche Proportionen, rundliche Formen.

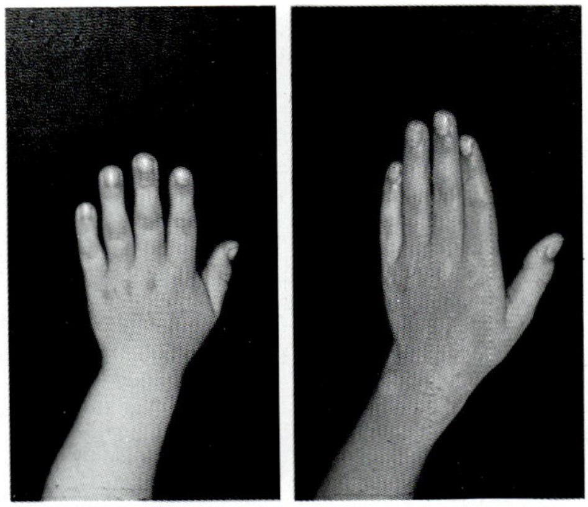

116 Akromikrie eines 8jährigen Jungen mit hypophysärem Minderwuchs; daneben Hand eines gleichaltrigen gesunden Jungen.

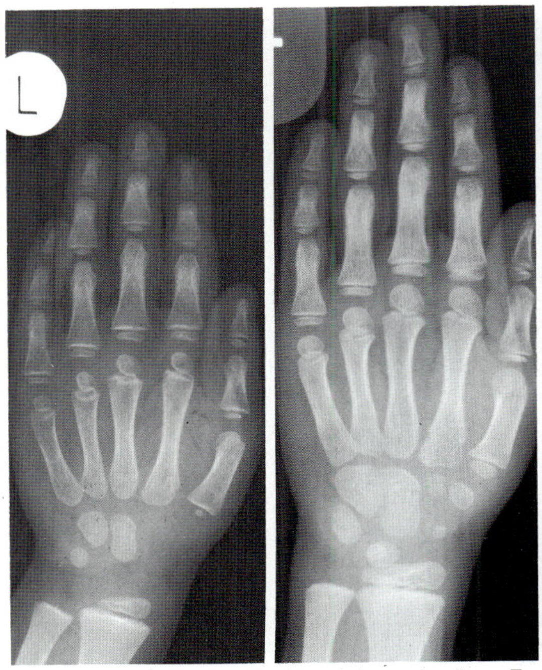

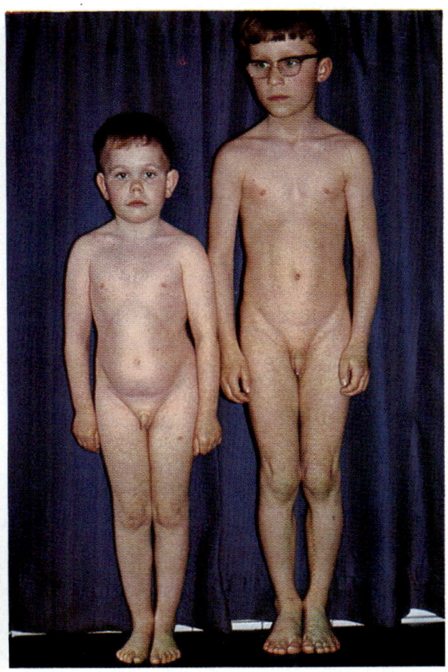

117 Knochenalter des Kindes mit hypophysärem Zwergwuchs der Abb. 115 und 116: $3\frac{6}{12}$ Jahre. Daneben Vergleichsradiogramm eines gleichaltrigen Normalkindes.

118 Hypophysärer Zwergwuchs bei $9\frac{10}{12}$jährigem Jungen. Körperlänge 106 cm. Puppengesicht. Knochenalter $5\frac{6}{12}$ Jahre.

Hypothyreose

Definition

Die Mehrzahl der Fälle von angeborener Schilddrüsenunterfunktion beruht auf einer ursächlich unbekannten *Aplasie (Athyreose) oder Hypoplasie (Hypothyreose) der Schilddrüse,* insbesondere bei Ektopien. Ferner gibt es Hypothyreosen als Folge von Jodfehlverwertungen bei angeborenen Enzymdefekten und sekundäre Hypothyreosen als Begleiterscheinung des hypophysären Minderwuchses (Thyreotropinmangel). Die Häufigkeit der angeborenen Hypothyreose ist 1:5000. Erworbene Hypothyreosen sind im Kindesalter sehr selten.

Symptome

Die konnatale Hypothyreose wird meist erst einige Wochen nach der Geburt klinisch deutlich. Vorher ist die Diagnose durch Nachweis erhöhten thyreotropen Hypophysenvorderlappen-Hormons im Blut möglich (TSH-Screening). Auch nach negativem TSH-Neugeborenenscreening ist aber bei verdächtigen Symptomen an Hypothyreose zu denken, da es laborchemische und organisatorische Fehlleistungen des Screenings geben kann. Ferner wissen wir nicht, wie sicher oligo- oder monosymptomatische Hypothyreosen, die sich erst spät manifestieren, durch das Screening erfaßt werden.
Klinische Frühsymptome sind Icterus prolongatus, Trinkschwäche bei guter Gewichtszunahme, Bewegungsarmut und auffallende Ruhe bei muskulärer Hypotonie, Obstipation, Makroglossie, spärlich-struppiger Haarwuchs und trockene myxödematöse Haut. Es kommt weiter zu hochgradigem unproportioniertem Minderwuchs, Rückstand der Zahn- und Knochenentwicklung (s. Tab. **4**, S. 78) und Retardierung der statomotorischen und geistigen Entwicklung. Die Diagnose wird gesichert durch Bestimmung des Thyroxin (T_4) und des Thyreotropin (TSH); der T_3-Bindungstest und weitere Laboruntersuchungen sowie die Szintigraphie (insbesondere bei Ektopien oder Verdacht auf Aplasie) können differentialdiagnostisch hilfreich sein. Unspezifische hinweisende Symptome sind Niedervoltage im EKG, Bradykardie, Erniedrigung der alkalischen Phosphatase und Erhöhung des Cholesterins.

Differentialdiagnose

Down-Syndrom (S. 2), hypophysärer Minderwuchs (S. 78), auch Rachitis, Achondroplasie (S. 184) und Mukopolysaccharidosen (S. 76) müssen abgegrenzt werden.

Therapie

Lebenslängliche orale Substitutionsbehandlung mit Schilddrüsenhormonen (L-Thyroxin). Wichtigste Parameter der Überwachung sind Körpergröße, Wachstumsgeschwindigkeit und Ossifikation, auch Stuhlgang, Schlafverhalten und intellektuelle Leistungsfähigkeit. Laborchemisch ist die TSH-Bestimmung (auch vor und nach Provokation mit Thyreotropin-Releasing-Hormon, TRH) empfindlicher Gradmesser der Substitution.

Prognose

Sie hängt von der Schwere der Funktionsstörung, dem Zeitpunkt des Behandlungsbeginns und der Zuverlässigkeit der Therapiedurchführung ab. Erworbene und sekundäre Hypothyreosen lassen die Intelligenz ungestört.

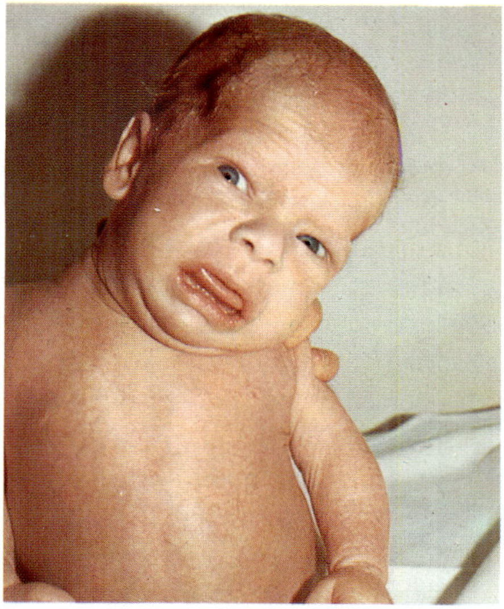

119 2 Monate alter Säugling mit Hypothyreose: Grobe Gesichtszüge, spärliches Haar, eingezogene Nasenwurzel, Makroglossie, blaß-gelbliche Haut. Außerdem Schläfrigkeit, Trinkunlust, Bewegungsarmut, Untertemperatur, heiseres Schreien.

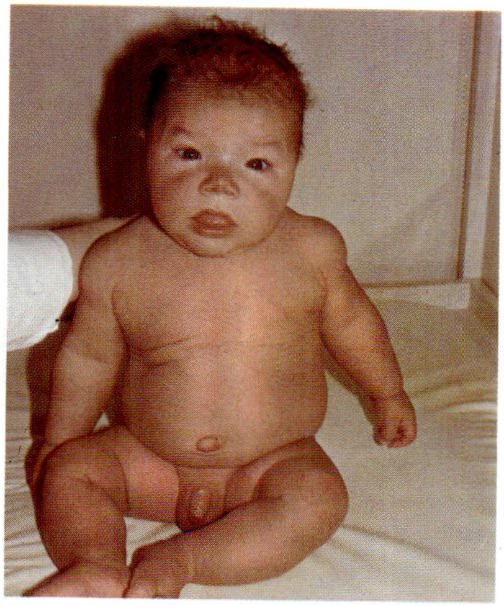

120 Hypothyreose bei 10 Monate altem Säugling. Typischer Aspekt des Myxödems, teigige Schwellung des Unterhautzellgewebes, struppiges Haar, vergrößerte Zunge, Apathie. Ferner Obstipation, erniedrigtes Temperaturniveau.

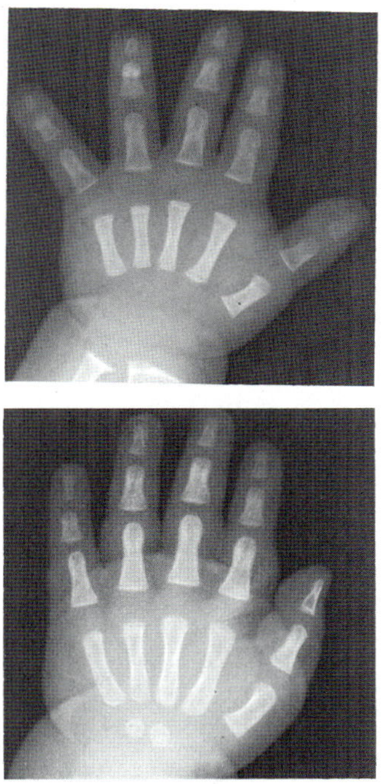

121 Röntgenologisch leerer Handwurzelraum bei dem 10 Monate alten Säugling. Darunter Handskelett eines gleichaltrigen gesunden Kindes.

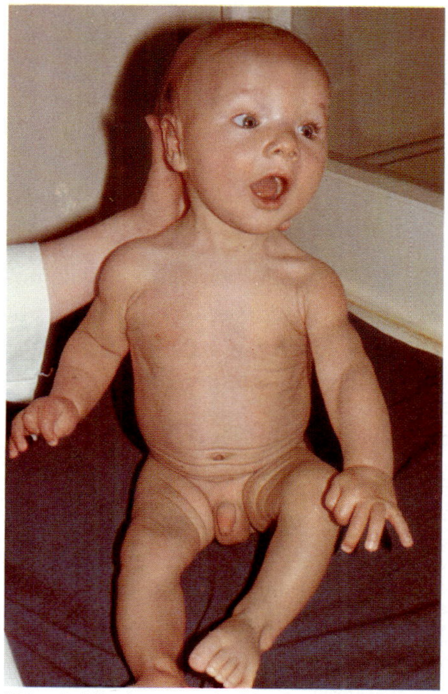

122 6 Wochen nach Therapiebeginn mit Thyreoidin haben sich Aspekt und Verhalten des auf Abb. 120 und 121 gezeigten Kindes völlig verändert und erscheinen jetzt weitgehend normal.

Blande Struma

Definition

Der kindliche Kropf ist in den meisten Fällen eine diffuse, parenchymatöse Schilddrüsenhyperplasie mit normalem oder noch normalem Plasmaspiegel der Schilddrüsenhormone (sog. euthyreote Struma). Sie tritt bevorzugt beim Neugeborenen, im frühen Kleinkindalter und in der Pubertät auf. Ätiologisch führen Jodmangel, hereditäre Störungen der Hormonsynthese (Jodfehlverwertung) und bei der Neugeborenenstruma auch Schilddrüsenerkrankungen der Mutter zu einem latenten Schilddrüsenhormondefizit, das über den hypophysären Reglermechanismus vermehrte Stimulation und Hyperplasie der Thyreoidea zur Folge hat.
Unabhängig vom Lebensalter erfordert das Symptom Struma immer eine differentialdiagnostische Abklärung; häufig wird man therapeutische Konsequenzen ziehen müssen.

Symptome

Die weiche, im Schulalter manchmal sekundär zystisch-knotig werdende Schilddrüsenschwellung bewegt sich mit dem Schluckakt und kann besonders im Neugeborenenalter Atembehinderung mit Zyanose und Stridor congenitus sowie Schluckstörungen mit Erbrechen verursachen. Der strumabedingte Stridor ist – im Gegensatz zum seltenen thymusbedingten – vorwiegend inspiratorisch und läßt bei Reklination des Kopfes nach.

Differentialdiagnose

1. Die Pubertätsstruma – oft begleitet von vegetativen Symptomen – ist gelegentlich schwer von der *Struma bei Hyperthyreose* abzugrenzen, zumal die Hyperthyreose durchaus längere Zeit subklinisch verlaufen kann, obwohl die Laborparameter bereits hyperthyreote Veränderungen zeigen.
2. Im Pubertätsalter, bevorzugt bei Mädchen, kommt die autoimmunologisch bedingte chronische *lymphozytäre Thyreoiditis Hashimoto* vor, bei der sich meist mikrosomale Schilddrüsenantikörper serologisch nachweisen lassen.
3. Seltene Schilddrüsentumoren sind benigne *Adenome* und maligne *Adenokarzinome.*

Therapie

Jodmangelstrumen werden mit Kaliumjodid, Hormonsynthesestörungen mit Schilddrüsenhormonen behandelt. Wenn man die Ursache nicht sicher erkennen kann, wird man heute der Behandlung mit Schilddrüsenhormon (L-Thyroxin) eindeutig den Vorzug geben, das in der Regel nicht so hoch dosiert werden muß wie bei der Hypothyreose.

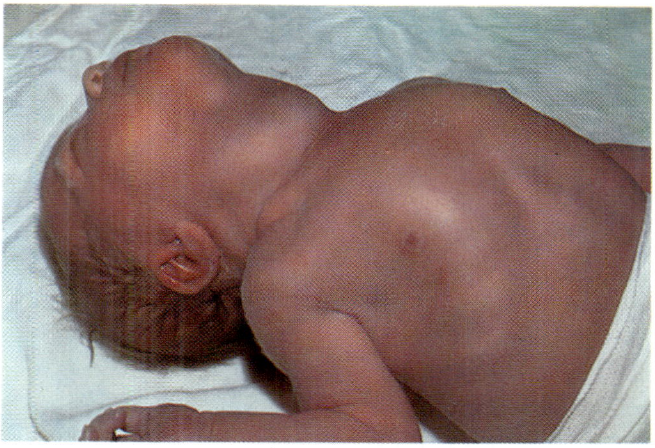

123 Neugeborener Junge mit Struma connata. Völlige Rückbildung unter Behandlung mit 5%iger Kaliumjodatsalbe innerhalb von 6 Wochen. Die Mutter hat seit dem 12. Lebensjahr eine euthyreote Struma, die bei jeder Gravidität exazerbiert.

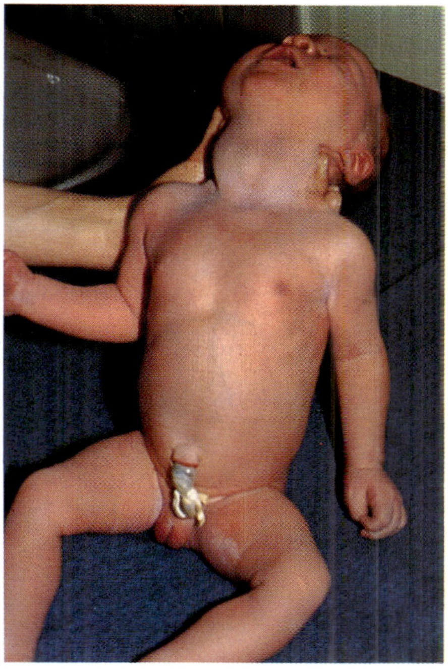

124 Neugeborenes Mädchen mit großer angeborener Struma, die als diffuse weiche Schwellung des rechten und, etwas geringer, des linken Schilddrüsenlappens zu palpieren ist. Gutes Ansprechen auf perkutane Jodmedikation und Rückbildung innerhalb von 4 Wochen.

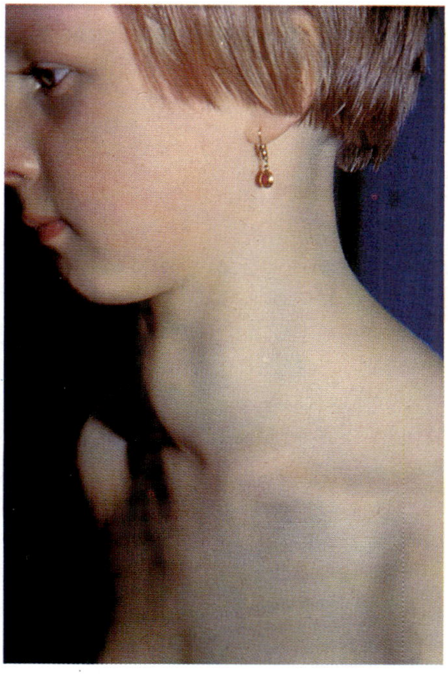

125 9 7/12jähriges, akzeleriertes Mädchen mit euthyreoter Präpubertätsstruma.

Ullrich-Turner-Syndrom

Definition

Als Ullrich-Turner-Syndrom wird ein Fehlbildungssyndrom mit dem obligaten Symptom der *Gonadendysgenesie* bezeichnet. In ca. 90% der Fälle liegt eine gonosomale Monosomie (XO-Zustand) vor. Die XO-Konstellation kommt zwar bei 1% aller befruchteten Eizellen vor, führt aber in einem hohen Prozentsatz (98%) zum Abort, so daß die Häufigkeit des Ullrich-Turner-Syndroms bei neugeborenen Mädchen etwa 1:3000 beträgt. In ca. 10% der Fälle besteht entweder ein Mosaikmuster der Gonosomen (XO/XX) oder eine Strukturaberration mit partieller X-Monosomie. In solchen Fällen sind die Symptome schwächer ausgeprägt oder fehlen sogar weitgehend, wobei der Minderwuchs ein zuverlässiger, fast obligater Hinweis ist.

Symptome

Die phänotypisch weiblichen Kinder können bei der Geburt Hand- und Fußrückenödeme sowie auffallend lockere Hautfalten im Nacken (Cutis laxa) haben. Mit zunehmendem Alter fallen ein Pterygium colli, ein tiefer, nach oben gerichteter nuchaler Haaransatz, tiefansitzende Ohrmuscheln, das sogenannte Sphinx- oder Maskengesicht mit Mikrognathie, Karpfenmund, Epikanthus sowie Hypertelorismus auf, dazu auch ein schildförmiger Thorax mit weitem Mamillenabstand, Cubitus valgus und multiple Pigmentnaevi. Angeborene Herzfehler (vor allem Aortenisthmusstenose, Pulmonalstenose u. a.), aber auch Nierenfehlbildungen sind häufig.
Die Hauptsymptome zeigen sich mit der Pubertät: Proportionierter Minderwuchs, Ausbleiben oder zumindest atypische Ausbildung der sekundären Geschlechtsmerkmale und primäre Amenorrhoe mit Anstieg der Gonadotropine im Serum.
Die intellektuelle und psychische Entwicklung ist sehr unterschiedlich. Es gibt durchaus intelligente Patientinnen; allerdings werden die meisten in der unteren Norm liegen. Unter den psychischen Besonderheiten fällt die Neigung zu fürsorgerischen und pflegerischen Tätigkeiten (besonders Kindern gegenüber) auf.
Die Diagnose wird durch den Nachweis des chromatinnegativen Kerngeschlechts und vor allem bei dem sogenannten atypischen Ullrich-Turner-Syndrom durch die Chromosomenanalyse erhärtet.

Therapie

Die Behandlung umfaßt die Hormonsubstitution und die oft schwierige psychologische Führung der Patientinnen. Spätestens im Alter von 14 Jahren (der Zeitpunkt sollte allerdings immer individuell festgelegt werden) beginnt man für die Dauer einiger Monate mit der Substitution von Östrogenen, die die Ausbildung von femininen sekundären Geschlechtsmerkmalen fördert. Später wird man eine zyklische Behandlung mit Östrogenen und Gestagenen empfehlen.

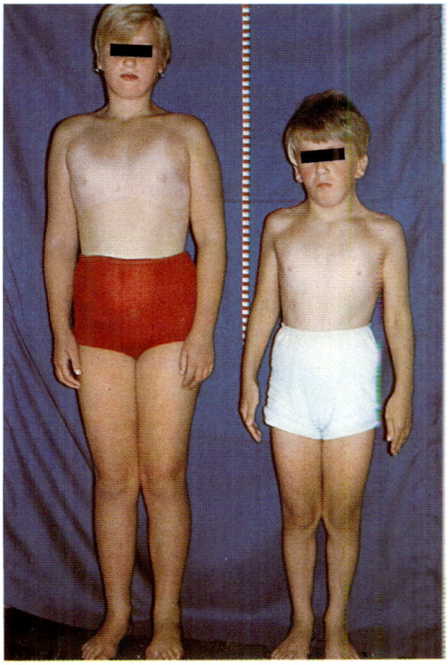

126 11jähriges kleinwüchsiges Mädchen mit Turner-Syndrom (neben einem gleichaltrigen normalen Kind): Körpergröße 128 cm, hypoplastische Mamillen mit weitem Abstand, Schildbrust, untersetzte Statur.

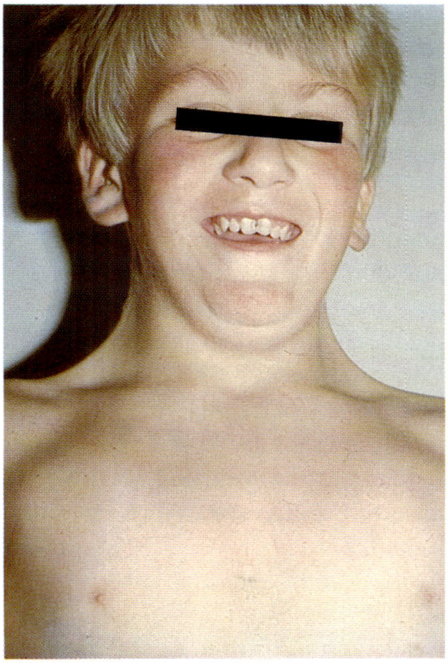

127 Pterygium colli, typische Gesichtszüge.

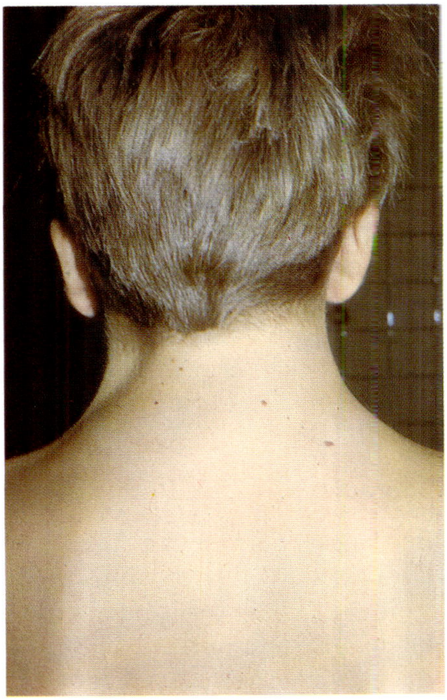

128 Kurzer Hals. Tiefer, nach oben gerichteter nuchaler Haaransatz.

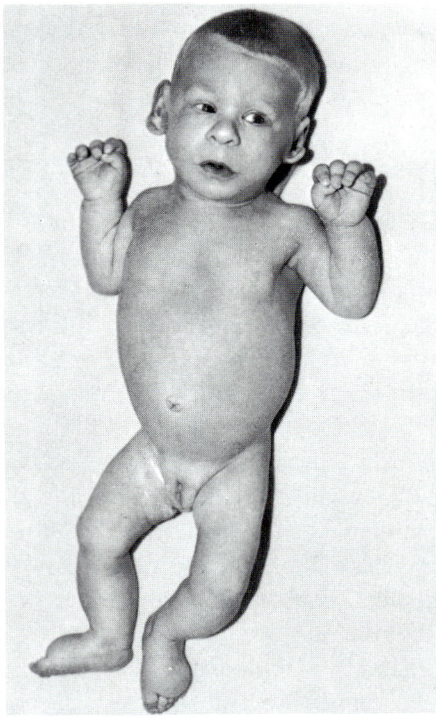

129 Vier Wochen altes Kind mit Turner-Syndrom (Karyotyp 45, XO).

Kongenitales adrenogenitales Syndrom

Definition

Unter dem kongenitalen adrenogenitalen Syndrom verstehen wir Störungen der Genitaldifferenzierung und der Reifeentwicklung durch *Enzymdefekte der Biosynthese der Nebennierenrinden-Steroidhormone.* Der 21-Hydroxylase-Defekt ist mit einer Frequenz von 1:4000 die häufigste Form. Es kommt zu einem Defizit der Glukokortikoide (unkomplizierte Form, ohne Salzverlust) und der Mineralokortikoide (komplizierte Form, mit Salzverlust). Über eine Stimulation durch ACTH hyperplasiert die Nebennierenrinde und bildet vermehrt adrenale Androgene, die eine antenatale Virilisierung sowie eine prämature Reifung (bei Knaben isosexuell, bei Mädchen heterosexuell) bedingen. Um den Preis erhöhter adrenaler Androgene versucht die Nebennierenrinde, stimuliert über den Hypothalamus-Hypophysenvorderlappen-Reglerkreis, eine genügend hohe Sekretion von Kortisol zu erreichen.

Symptome

Neugeborene Mädchen mit dem 21-Hydroxylase-Defekt zeigen eine Entwicklungsstörung des Genitales: Der intersexuelle Aspekt reicht von der Klitorishypertrophie bis hin zur maximalen Virilisierung mit peniler Urethra und leerem Skrotum. Die Ausbildung der inneren Genitalorgane ist nicht entscheidend gestört. Das männliche Genitale entwickelt sich pränatal vollkommen normal; nur schwer zur Norm abgrenzbare Makrogenitosomie und Hyperpigmentation fallen gelegentlich bei der Geburt auf.

Klinische Symptome und Elektrolytverschiebungen eines Salzverlustsyndroms sind im Alter von einigen Tagen bis Wochen, am häufigsten in der 2. Lebenswoche, zu erwarten und entsprechen einem Morbus Addison und Hypoaldosteronismus.

Bei unzureichender Therapie ist das spätere klinische Bild durch mangelhafte Streßtoleranz bis hin zur Addison-Krise gekennzeichnet. Mit zunehmendem Alter tritt allerdings die Symptomatik des Salzverlustes seltener auf.

Weiter führt bei nicht ausreichender Therapie die fortschreitende Androgenhypersekretion bei Jungen zu prämaturen Symptomen mit beschleunigtem Körperwachstum und akzelerierter Knochenkernentwicklung, woraus ein vorzeitiger Epiphysenfugenschluß und eine subnormale Endlänge resultieren.

Beim Mädchen entwickelt sich dann eine heterosexuelle Pseudopubertas praecox: männlicher Typ der Behaarung sowie der Muskel- und Fettverteilung, tiefe Stimme, sehr gering ausgebildete weibliche sekundäre Geschlechtsmerkmale und primäre Amenorrhö; auch hier vorzeitige Ossifikation der Epiphysenfugen.

Der 21-Hydroxylase-Defekt wird durch die Erhöhung des 17α-Hydroxyprogesterons im Serum nachgewiesen, als dessen Metabolit Pregnantriol vermehrt im Urin ausgeschieden wird. Der 11-Hydroxylase-Defekt kann sich schon durch erhöhte Blutdruckwerte zu erkennen geben.

Therapie

Bei beiden Formen des 21-Hydroxylase-Defektes werden Hydrokortison oder synthetische Glukokortikoide (vor allem Prednison) substituiert.

Bei einem Salzverlustsyndrom werden zusätzlich Mineralokortikoide (z. B. 9α-

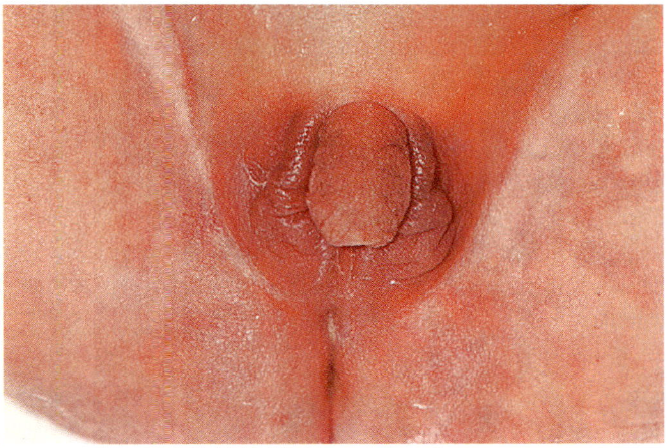

130 a

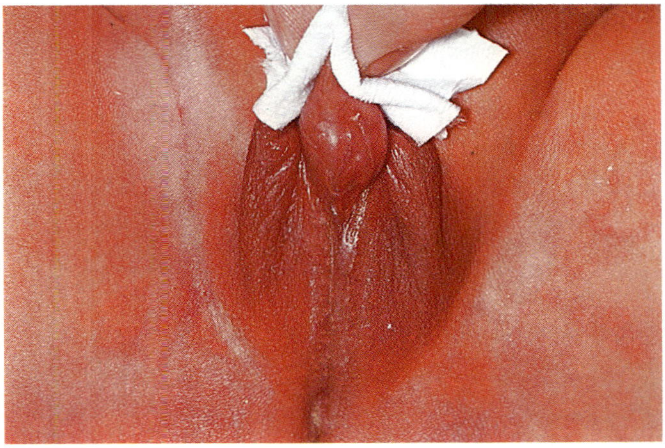

130 b

130 a + b Intersexuelles Genitale eines 4 Tage alten Mädchens mit 21-Hydroxylase-Defekt, Virilisierung im Stadium III-IV nach Prader, Orificium des Sinus urogenitalis an der dorsalen Wurzel der peniform vergrößerten Klitoris.

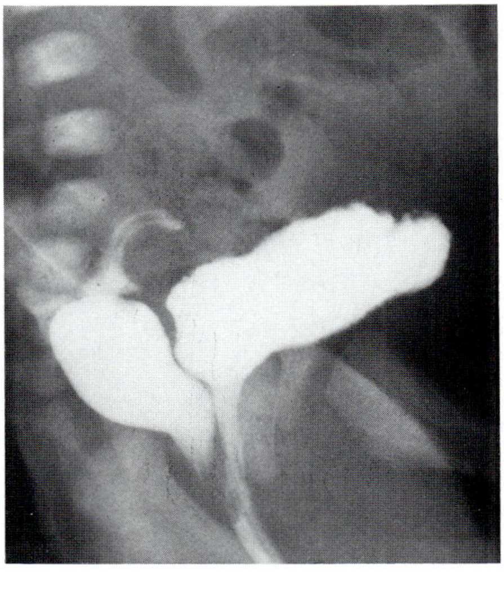

131 Röntgendarstellung der Blase, der Vagina und des Sinus urogenitalis (Miktionszystogramm) des Mädchens der Abb. 130 a + b.

Fluoro-Hydrokortison) gegeben. Eine Salzverlustkrise erfordert intensivmedizinische Maßnahmen.

Die Substitution soll über den Tag verteilt erfolgen. Die Therapie wird durch Messung der Pregnantriolausscheidung im Urin, durch die Beobachtung der Leistungsfähigkeit, des Wachstums und der Entwicklung sowie der Ossifikation überwacht.

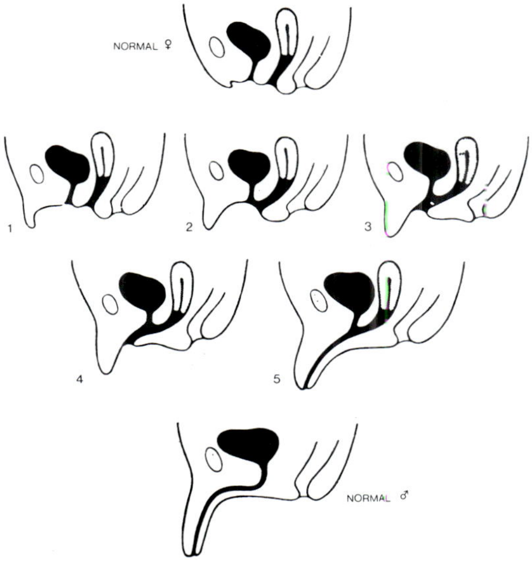

132 Unterschiedliche Virilisierung des äußeren weiblichen Genitales (aus *Taybi, H.*: Radiologie der Syndrome, 1982). Die 5 Grade entsprechen der Stadieneinteilung nach Prader.

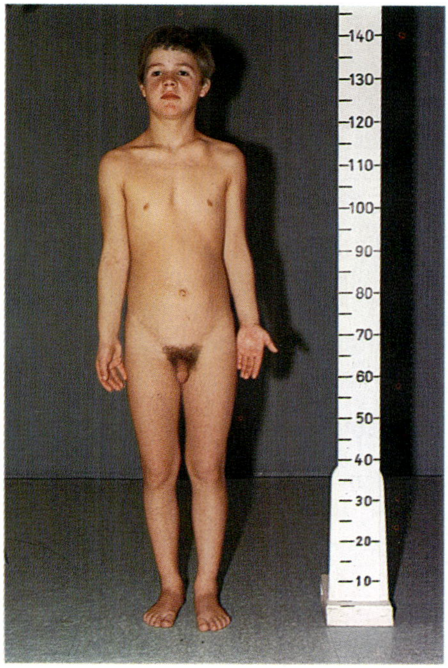

133 Akzelerierter 8jähriger Patient mit AGS (Körperlänge der 97er Perzentile, Knochenalter einem 13jährigen entsprechend, weiblicher Karyotypus XX).

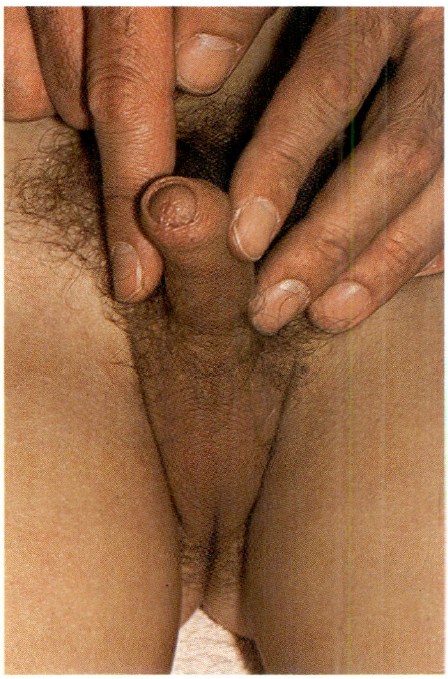

134 Maximale Virilisierung mit dem Orificium des Sinus urogenitalis auf der Glansspitze (Patient wie Abb. 132).

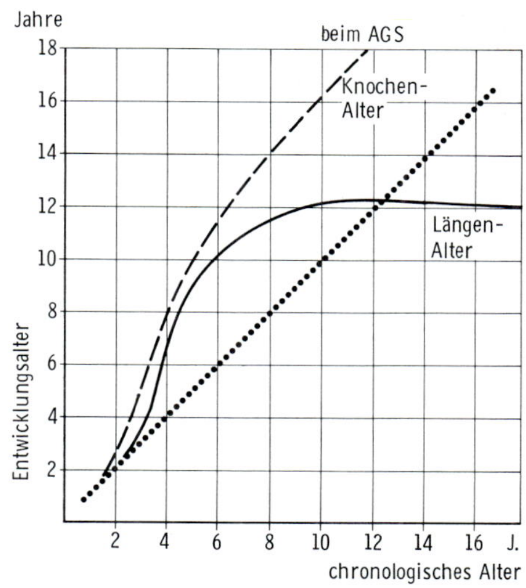

135 Entwicklung des Knochen- und Längenalters in Relation zum Lebensalter beim unbehandelten adrenogenitalen Syndrom.

Coma diabeticum

Definition

Das diabetische Koma ist eine *hyperglykämisch-ketoazidotische Stoffwechseldekompensation* bei Diabetes mellitus, die mit Bewußtseinsstörung einhergeht und durch Diätfehler, mangelnde Insulinzufuhr oder akute Infekte ausgelöst wird.

Symptome

Aus dem präkomatösen Stadium mit Müdigkeit, Inappetenz, Durst, Oberbauchbeschwerden und Erbrechen entwickelt sich unter zunehmender Bewußtseinstrübung das Vollbild des Coma diabeticum mit Reflexlosigkeit, großer azidotischer Atmung (Kußmaul), Azetongeruch, Exsikkose (weiche Bulbi, trockene Haut und Schleimhäute) und Kreislaufkollaps. Der Nachweis von Hyperglykämie (400–1000 mg%l), Glykosurie und Ketonurie sichert die Diagnose.

Differentialdiagnose

Nausea, Erbrechen und Bauchschmerzen können zur Fehldiagnose eines *akuten Abdominalprozesses* führen; die Operation wäre fatal. *Meningitis* oder *Enzephalitis, azetonämisches Erbrechen* und *hypoglykämischer Schock* müssen ausgeschlossen werden (Tab. **5**).

Therapie

Die sofortige klinische Behandlung des diabetischen Komas besteht in intravenöser Dauertropfinfusion von Altinsulin, Wasser und Elektrolyten (Na, Cl, K) unter Beobachtung der Blutzuckerwerte. Die prompte und konsequente Zufuhr von Wasser und Elektrolyten ist die entscheidende therapeutische Maßnahme bei Therapiebeginn. Altinsulin sollte als langsame Infusion parallel gegeben werden.

Tabelle **5.** Differentialdiagnose von Hyper- und Hypoglykämie.

Diabetisches Koma	Hypoglykämischer Schock
Allmähliche Entwicklung	Plötzliches Auftreten
Große Atmung	Normale Atmung
Trockene Haut	Feuchte Haut
Weiche Bulbi	Feste Bulbi
Weicher, frequenter Puls	Normaler Puls
Hyporeflexie	Hyperreflexie bis zu Krämpfen

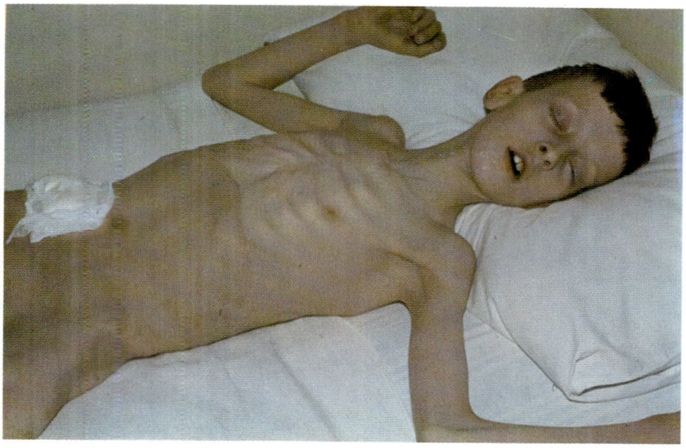

136 $9\frac{9}{12}$jähriger Junge im Coma diabeticum. Abmagerung, Kahnbauch, Kußmaulsche Atmung, trockene Haut und Lippen, leichte Zyanose infolge Kreislaufschwäche. Seit 6 Wochen Polydipsie und Polyurie, am Vortag wegen Bauchschmerzen und Erbrechens appendektomiert.

Infektionskrankheiten

BCG-Impfung

Definition

Die Tuberkuloseschutzimpfung ist eine aktive Immunisierung mit einem durch Kulturpassagen apathogen gewordenen bovinen Tuberkelbakterienstamm (Bacille Calmette-Guerin). Immunologisch entspricht sie einer natürlichen Primärinfektion, wie die nach 6–8 Wochen positiv werdenden Tuberkulinproben zeigen. Genauso wie die natürliche Infektion erzeugt die Schutzimpfung nur eine relative Immunität.

Symptome

Nach streng intrakutaner Injektion (bei Säuglingen am linken Oberschenkel, beim älteren Kind oder Erwachsenen am Oberarm) verschwindet die intradermale Quaddel innerhalb weniger Minuten. Nach einigen Wochen entwickelt sich ein blaurotes, bis erbsgroßes Knötchen, das über Wochen bestehen bleibt und einschmelzen oder ulzerieren kann. Abgesonderter Eiter enthält die Impfkeime und ist infektiös. Nach einigen Monaten hat sich eine bleibende Narbe gebildet. Regionäre Lymphknotenschwellungen kommen vor, Einschmelzungen der Inguinallymphknoten sind sehr selten (0,1–1 %).

Komplikationen

Bei *Ulzeration* an der Impfstelle setzt man das Baden des Säuglings aus und deckt mit einem Trockenverband ab, um eine unspezifische Superinfektion, die auch zur Lymphadenitis inguinalis führen kann, zu vermeiden.
Bei *Einschmelzung* regionärer Lymphknoten kommt eine Punktion oder Exzision, eventuell unter INH-Medikation, in Frage.

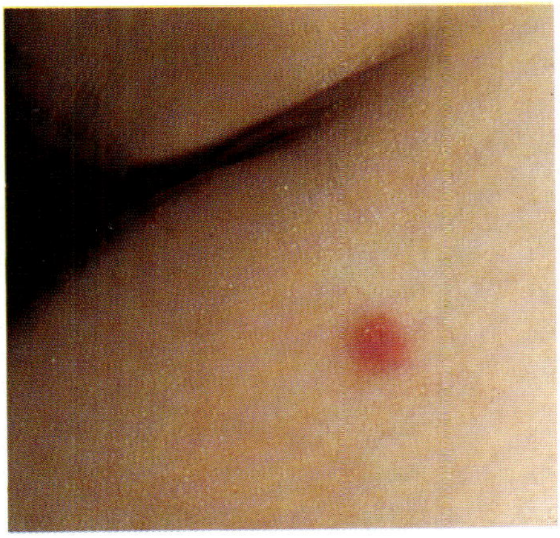

137 Normales BCG-Impfknötchen 8 Wochen post vaccinationem.

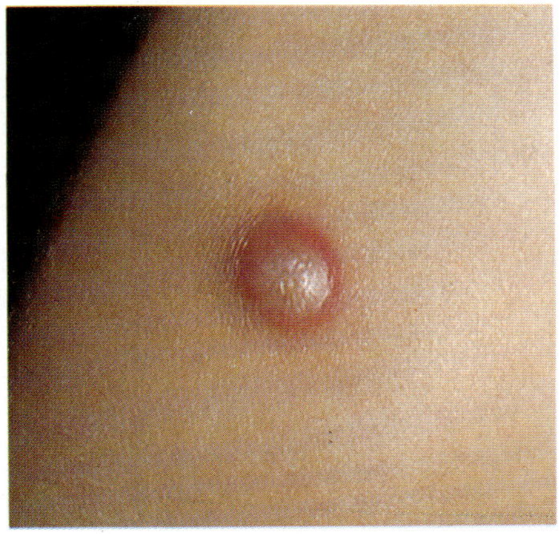

138 Erbsengroße Einschmelzung der Impfstelle nach 3 Monaten.

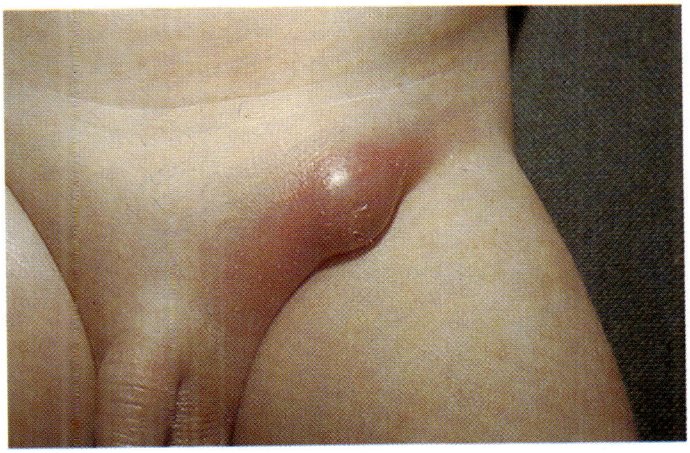

139 Eitrige Lymphadenitis inguinalis 9 Wochen nach BCG-Impfung, wahrscheinlich durch unspezifische Superinfektion der BCG-Impfstelle. Im Lymphknoteneiter Staphylokokken. Nach Spontanperforation glatte Heilung innerhalb von 2 Wochen.

Pockenschutzimpfung

Definition

Die Vakzination, 1789 von Edward *Jenner* inauguriert, ist eine aktive *Immunisierung mit einem durch Tierpassagen abgeschwächten Variolavirus.* Sie war bis vor einigen Jahren in Deutschland (die einzige!) gesetzlich gebotene Impfung und wurde in den ersten drei Lebensjahren vorgenommen und als Revakzination mit Booster-Effekt spätestens im 12. Lebensjahr wiederholt. Nachdem die Welt nach Erkenntnissen der WHO seit einigen Jahren pockenfrei ist, ist das Impfgesetz bei uns aufgehoben und wird die Impfung auch in anderen Ländern kaum mehr durchgeführt und bei Einreise nicht mehr verlangt. Die gefürchteten Komplikationen waren schon vor Aussetzen der Impfung durch Verbesserung der Impfstoffe und Impfung unter immunologischem Schutz (Vorimpfung mit Vaccinia-Antigen oder simultane Gabe von spezifischem Immunglobulin) stark zurückgegangen.

Symptome

Bei der *Erstimpfung* entwickelt sich an der Impfstelle nach 3 Tagen eine Papel, dann eine genabelte Pustel mit Area und schließlich durch Austrocknung eine Borke, die nach 3 Wochen abfällt und eine Narbe hinterläßt. Zwischen dem 8. und 12. Tag kommt es auf dem Höhepunkt der Lokalreaktion zu fieberhafter Allgemeinreaktion.

Bei der *Revakzination* entspricht die Stärke der Impfreaktion (Knötchen, Bläschen oder kleine Pustel) der beim Wiederimpfling noch vorhandenen Restimmunität; die Reaktion läuft mitigiert und beschleunigt ab.

Komplikationen

1. Unspezifische Infekte infolge impfbedingter passagerer Resistenzschwäche, z. B. Impfangina (5.–8. Tag post vaccinationem).
2. Allergische Impfexantheme verschiedenster Morphe (4.–14. Tag post vaccinationem).
3. Lokale Vaccinia gangraenosa (z. B. bei Sekundärinfektion oder Antikörpermangelsyndrom).
4. Vaccinia secundaria durch Schmierinfektion und Epitheldefekte an einer anderen Körperstelle.
5. Vaccinia inoculata oder translata durch Schmierinfektion auf einen anderen, nicht immunen Menschen.
6. Vaccinia generalisata durch hämatogene Aussaat.
7. Eczema vaccinatum durch hämatogene Aussaat bei Ekzemkindern.
8. Postvakzinale Enzephalitis mit einer Morbidität von 1 auf 50000 Erstimpflinge und einer Letalität von 20–30% (4.–18. Tag post vaccinationem).

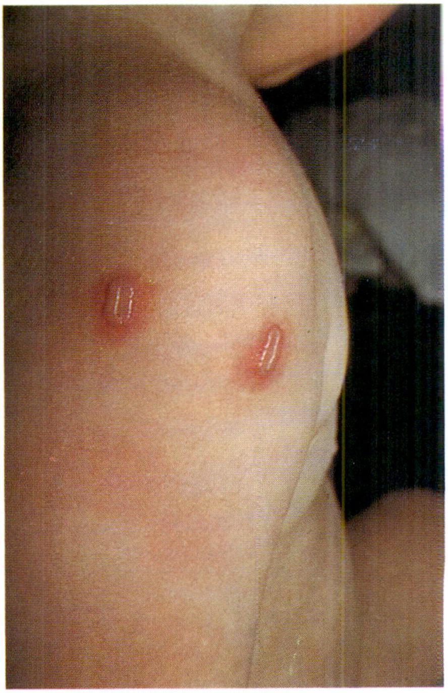

140 Normale, genabelte Pockenimpfpusteln 7 Tage nach der Erstimpfung.

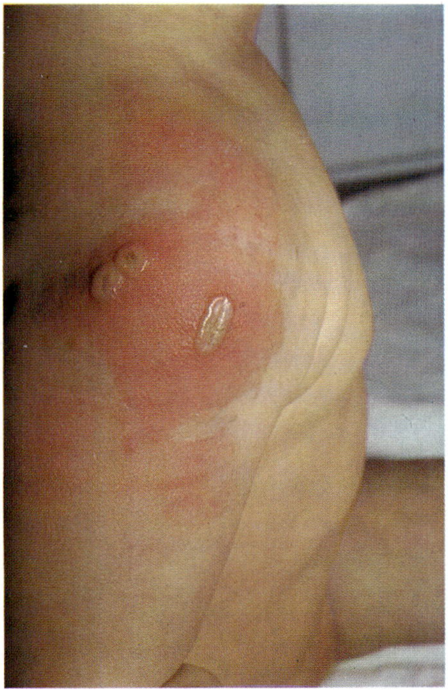

141 3 Vakzinepusteln mit kräftiger Area 7 Tage nach der Erstimpfung.

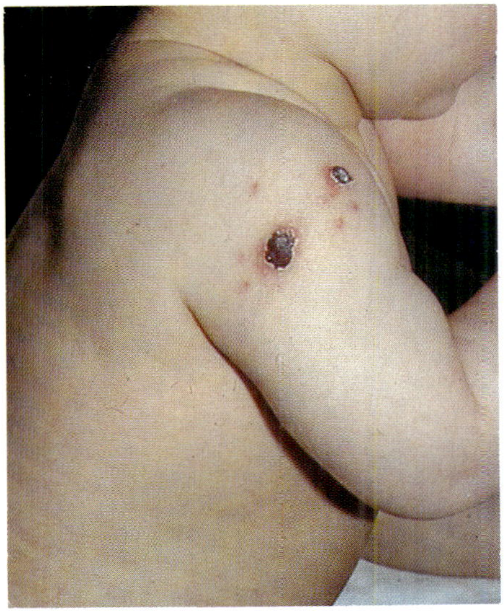

142 Impfborken kurz vor dem Abfallen 4 Wochen nach der Erstimpfung.

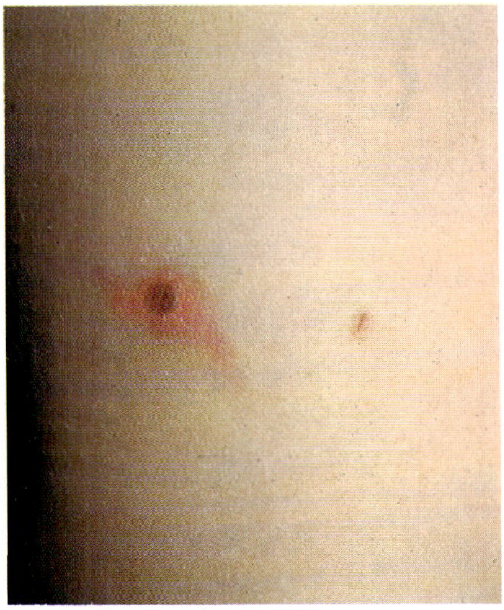

143 Normale Knötchenreaktion am 7. Tag nach Revakzination eines 12jährigen Kindes.

Vaccinia palpebralis

Definition

Bei Übertragung der Pockenlymphe von der Impfstelle auf das Auge können sich Impfpusteln an den Augenliedern (Vaccinia palpebralis), an den Konjunktiven (Vaccinia conjunctivalis) oder an der Hornhaut (Vaccinia cornealis) entwickeln.

Symptome

Die Vakzineinfektion des Auges verursacht außer den Vakzinepusteln Lidödem, Chemosis, Sekretion, Juckreiz und Blepharospasmus.

Therapie

Die Vaccinia palpebralis heilt gleichzeitig mit der Rückbildung der Impfpocken ab. Gammaglobulin, Vakzinehyperimmunserum und Superinfektionsprophylaxe mit Antibiotika fördern die Heilung.

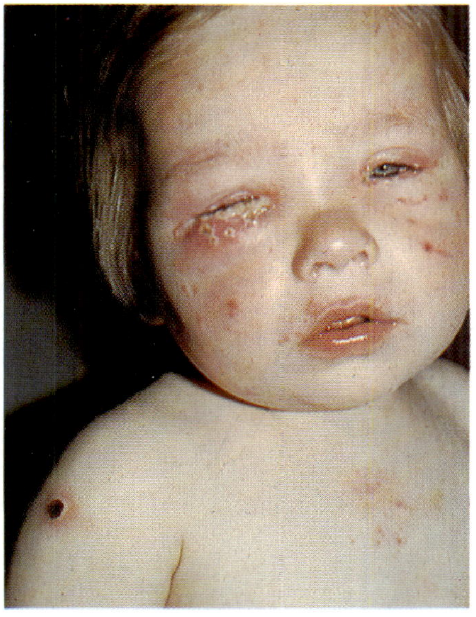

144 Vaccinia palpebralis dextra, 18 Tage nach Pockenschutzerstimpfung: zahlreiche Pusteln, Lidödem, Sekretion, Impfborke am rechten Oberarm. Postvakzinales papulöses Exanthem über dem Sternum.

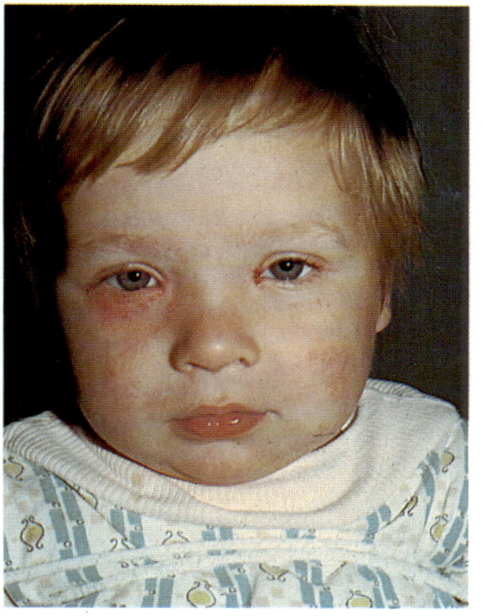

145 Besserung nach 1 Woche.

Masern

Definition

Die Morbillen sind eine hochkontagiöse, durch Myxoviren hervorgerufene Infektionskrankheit, deren Erreger über Konjunktiven und obere Luftwege in den Organismus eintreten, nach zehntägiger Inkubationszeit zu einem normierten Komplex von Prodromal- und Exanthemerscheinungen führen und eine lebenslängliche Immunität hinterlassen.

Symptome

Dem fieberhaft-katarrhalischen *Prodromalstadium* mit Konjunktivitis, Rhinitis, Bronchitis, Enanthem und Koplikschen Flecken folgt nach 3–4 Tagen unter erneutem Fieberanstieg das *Exanthemstadium:* kleinfleckig beginnende, dann größer werdende, unregelmäßig begrenzte Effloreszenzen, die sich von kranial nach kaudal ausbreiten, konfluieren oder hämorrhagisch werden können und innerhalb einer Woche in der Reihenfolge ihres Auftretens wieder abblassen. Die Infektiosität ist während des Prodromalstadiums am größten und nach dem 3. Exanthemtag praktisch erloschen.

Komplikationen

Bronchopneumonie, Masernkrupp, Masernenzephalitis (Häufigkeit 1:1000, Tod bei 10–20%, restierende Zerebralschäden bei 30%), subakute sklerosierende Panenzephalitis (SSPE, mit 1–4 auf 1 Million extrem seltene Spätkomplikation).

Therapie

Symptomatisch. Durch Gammaglobulininjektion in der Inkubationszeit kann der Masernverlauf mitigiert werden.

Prophylaxe

Wegen der möglichen Komplikationen sollte die aktive Masernschutzimpfung mit Lebendimpfstoff ab dem 15. Lebensmonat durchgeführt werden.

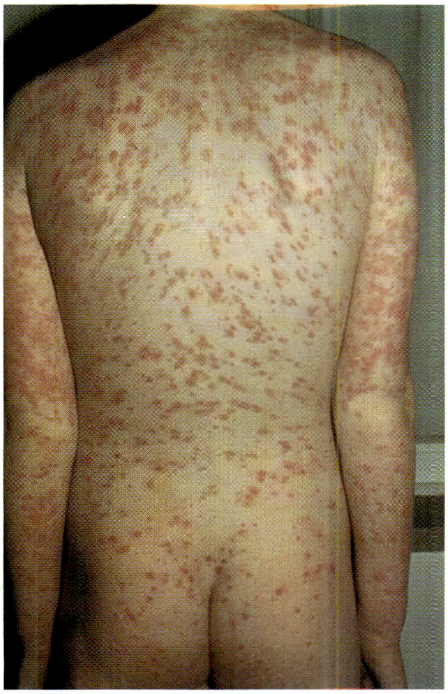

146 Typisch großfleckig-kräftiger Masernausschlag am 2. Exanthemtag.

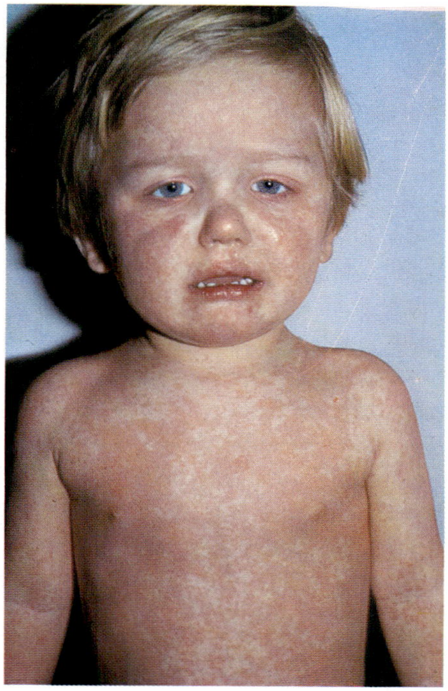

147 Konfluierende Maserneruptionen am 2. Exanthemtag.

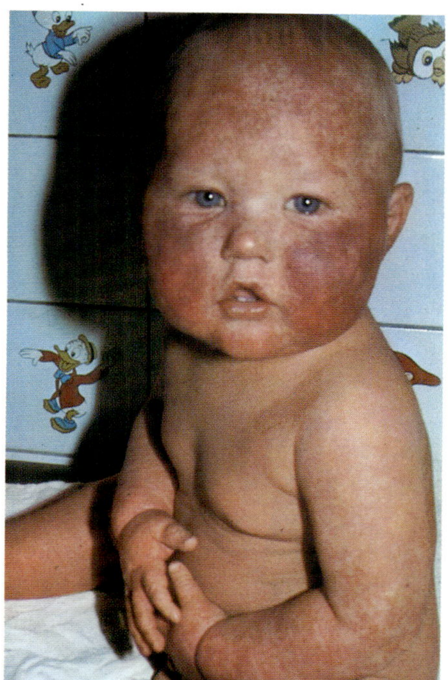

148 Hämorrhagisches Masernexanthem.

Röteln

Definition

Röteln sind eine exanthematische, virusbedingte Infektionskrankheit, die nach 2–3wöchiger Inkubationszeit unter dem Bild rudimentärer Masern klinisch leicht, oft auch inapparent oder unerkannt verläuft und eine lebenslängliche Immunität hinterläßt. Die Durchseuchungsquote beträgt in den beiden ersten Lebensdezennien über 80%. Die Erkrankung ist von Bedeutung, weil sie bei Schwangeren im 1. Graviditätstrimenon zum Abort (10–15% der Fälle) oder zu Mißbildungen der Frucht (22–35%) führen kann (Rötelnembryopathie).

Symptome

Nach diskreten katarrhalischen Prodromi beginnt im Gesicht das Rötelnexanthem, das morphologisch zwischen Masern- und Scharlachexanthem steht: kleine, blaßrote, einzelstehende Flecken, die nach 1–3 Tagen wieder verschwinden. Charakteristisch sind ferner okzipitale und zervikale Lymphknotenschwellungen sowie hämatologisch Leukopenie mit relativer Lymphozytose und Vermehrung der Plasmazellen. Bei Erkrankung im jungen Erwachsenenalter werden häufig Arthralgien beobachtet.

Das Neugeborene mit *konnatalem Rötelnsyndrom* weist Defekte des Auges (Katarakt, Glaukom), des Herzens (Septumdefekte, Pulmonalstenose, offener Ductus Botalli), des Ohres (Schwerhörigkeit), des Gehirns (Oligophrenie) und des Blutsystems (thrombozytopenische Purpura) auf; es besteht eine protrahierte Ansteckungsfähigkeit während des ganzen ersten Lebensjahres.

Differentialdiagnose

Die Differentialdiagnose hat neben Masern und Scharlach insbesondere Echo-Virus-Exantheme, Exanthema subitum, Pfeiffersches Drüsenfieber und allergische Exantheme zu berücksichtigen.

Therapie

Nicht erforderlich.

Prophylaxe

Zur Verhütung der Rötelnembryopathie sollen Mädchen vor der Geschlechtsreife mit Lebendimpfstoff geimpft werden. Erfolgt die Impfung schon im Kleinkindalter, ist Auffrischung des Schutzes vor Erlangung der Geschlechtsreife angezeigt.

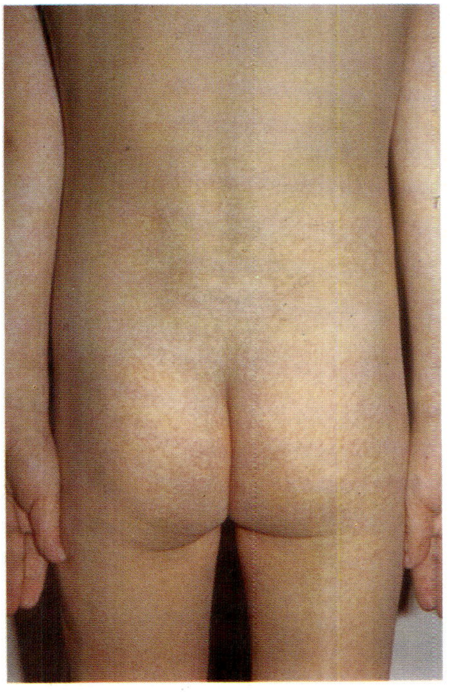

149 Rubeolenexanthem. 1. Exanthemtag.

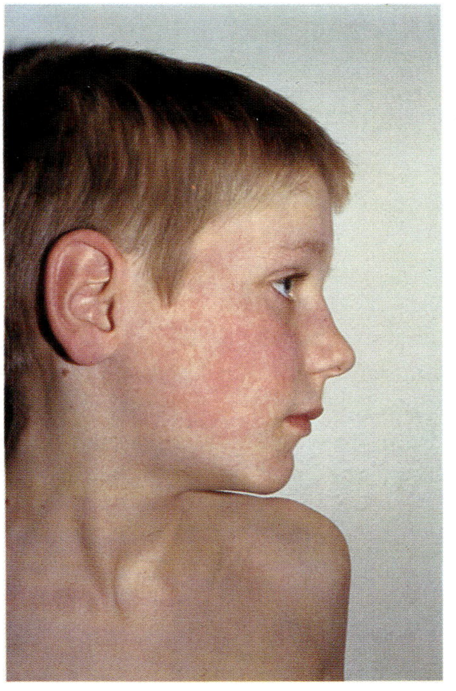

150 Volle Ausprägung des Rötelnexanthems im Gesicht. 2. Exanthemtag.

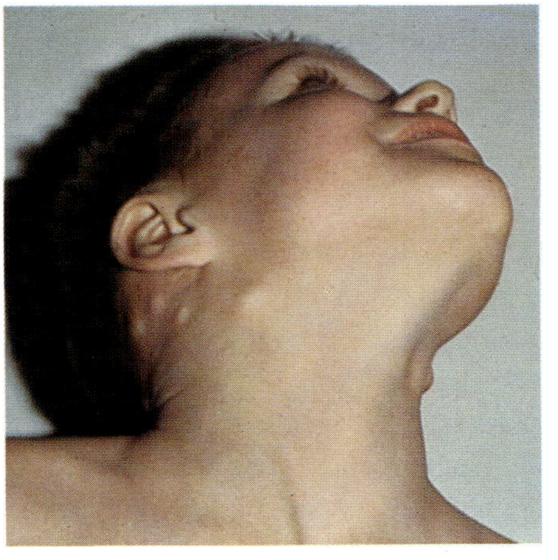

151 Schwellung der okzipitalen, retroaurikulären und submandibulären Lymphknoten bei Rubeolen am 3. Krankheitstag. Exanthem bereits abgeklungen.

Varizellen

Definition

Windpocken (wegen der Übertragung durch die strömende Luft) oder Wasserpocken (wegen der flüssigkeitsgefüllten Bläschen) sind eine hochkontagiöse, exanthematische Infektionskrankheit des Kindesalters, die durch das gleiche Virus wie der Herpes zoster hervorgerufen wird, nach 2–3wöchiger Inkubationszeit ohne Prodromi auftritt und eine lebenslängliche Immunität hinterläßt.

Symptome

Gelegentlich von einem flüchtigen Erythem begleitet (Varizellen-Rash), entwikkeln sich unter leichtem Fieber rote Fleckchen schubförmig und in verschiedenem Tempo zu Knötchen und Bläschen bis zu Linsengröße, so daß schon nach Stunden das typische polymorphe Eruptionsbild der Heubnerschen „Sternkarte" vorliegen kann, das alle Stadien der Varizelleneffloreszenzen regellos nebeneinander zeigt. Das Varizellenexanthem erstreckt sich – im Gegensatz zum Strophulus – auch auf die behaarte Kopfhaut und die Schleimhäute, spart aber – im Gegensatz zu den echten Pocken – Handteller und Fußsohlen meist aus. Die manchmal genabelten Bläschen trocknen ein, bilden Borken und werden leicht wegen des Juckreizes durch Aufkratzen superinfiziert. Ansteckungsfähigkeit nimmt man sicherheitshalber so lange an, bis die Krusten abgefallen sind.

Differentialdiagnose

Strophuluseffloreszenzen (Knötchen und Bläschen) findet man nicht am behaarten Kopf und an den Schleimhäuten. Echte Pocken haben ein 2–4tägiges Prodromalstadium mit hohen Temperaturen und Krankheitsgefühl, ehe unter Fieberabfall und Wiederanstieg das in jeder Phase weitgehend monomorphe Pockenexanthem erscheint: zuerst Fleckchen, dann Papeln, ab 3. Exanthemtag Bläschen, ab 4. Tag Pusteln, ab 7. Tag genabelte Pusteln und ab 9. Tag Borken.
Auch sind echte Pocken an den distalen Extremitäten genauso zahlreich vorhanden wie am Stamm (zentrifugales Pockenexanthem), während die Zahl der Windpokken an den Extremitäten nach distal hin abnimmt (zentripetales Varizellenexanthem).

Therapie

Juckreizlindernde Puder, Verhinderung des Kratzens und der Superinfektion.

Prophylaxe

Bei krankheits- oder therapiebedingter Immunsuppression ist im frühen Inkubationsstadium Verhütung der Erkrankung oder Mitigierung durch ausreichende Gabe von Varizellenhyperimmunserum möglich. Neugeborene von Müttern, die kurz vor der Entbindung an Varizellen erkranken, sind stark gefährdet und sofort nach der Geburt mit Hyperimmunserum zu versehen. Impfstoffe zur aktiven Immunisierung von Risikopersonen sind in Entwicklung.

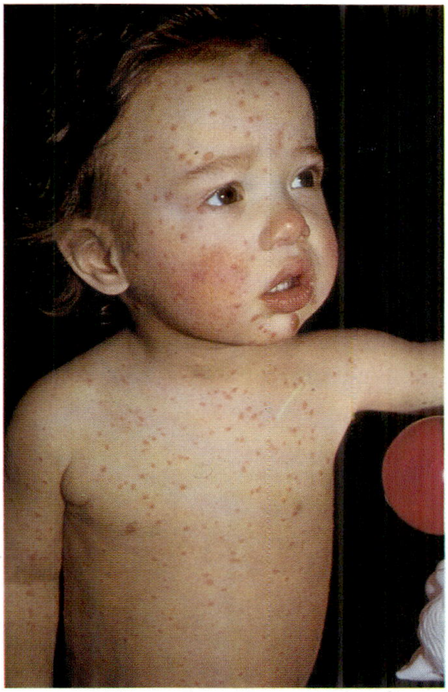

152 Varizellen am 2. Exanthemtag. Vorwiegend Fleckchen und Papeln, aber auch schon Bläschenbildung.

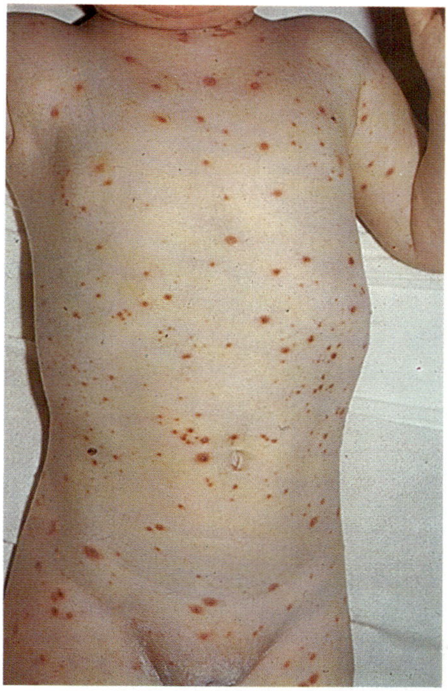

153 Am 5. Exanthemtag ist das typische polymorphe Eruptionsbild der Windpocken voll ausgeprägt.

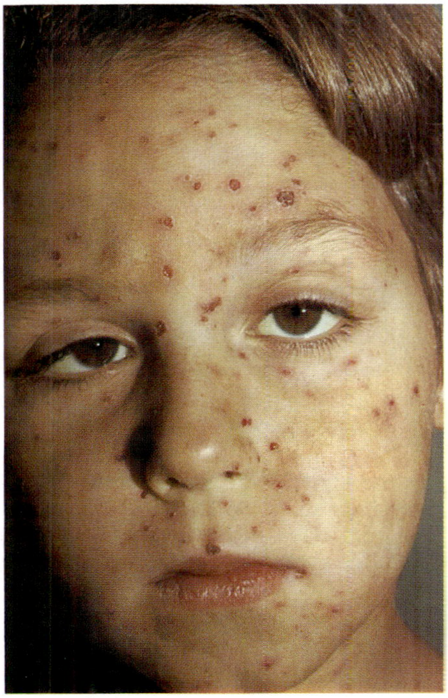

154 Am 6. Exanthemtag sind die meisten Effloreszenzen eingetrocknet und verkrustet.

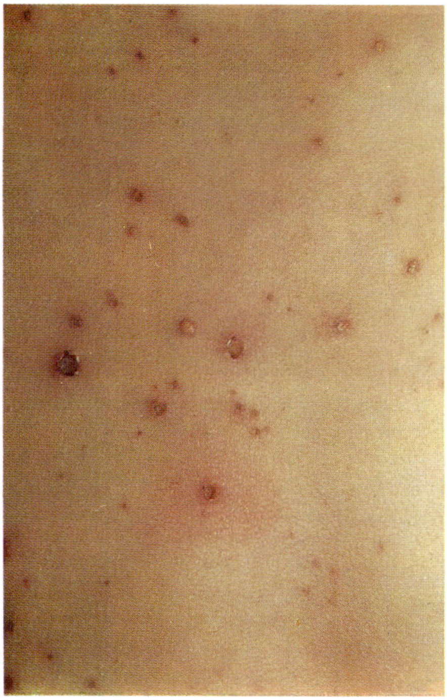

155 Heubnersche „Sternkarte“ am 6. Exanthemtag: Nebeneinander Fleckchen, Knötchen, Bläschen, Pusteln und Krusten.

Lokale Varizellenkomplikationen

Definition

Bakterielle Superinfektion von aufgekratzten Varizellenbläschen kann zu gangränösen, nekrotisierenden oder phlegmonösen Windpocken führen. Vorgeschädigte Haut (Ekzem) und resistenzgeschwächte Kinder sind besonders gefährdet.

Symptome

Lokale und allgemeine Entzündungszeichen in verschiedener Ausprägung.

Therapie

Antibiotische und eventuell chirurgische Behandlung.

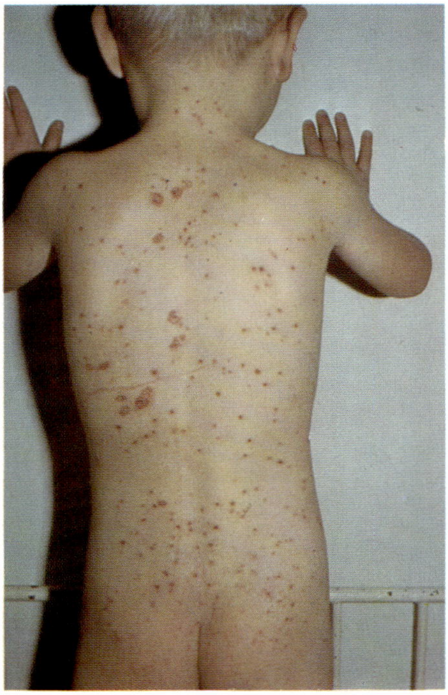

156 Ein 3jähriger Junge kommt mit abklingenden Varizellen am 10. Exanthemtag zur Aufnahme. Anamnestisch unruhiges Kind, starker Juckreiz, heftiges Kratzen.

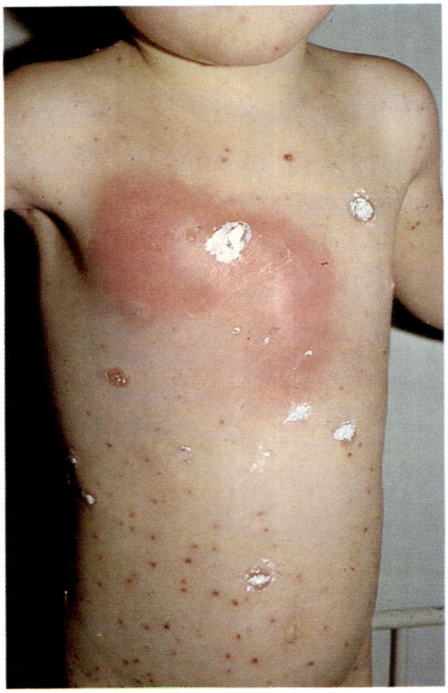

157 Ausgedehnte, entzündlich gerötete, druckschmerzhafte und fluktuierende Schwellung der vorderen Brustwand bei demselben Kind. Die Brustwandphlegmone ist von einer aufgekratzten Varizelle ausgegangen. Inzision: streptokokkenhaltiger Eiter. Abheilung unter antibiotischer Behandlung.

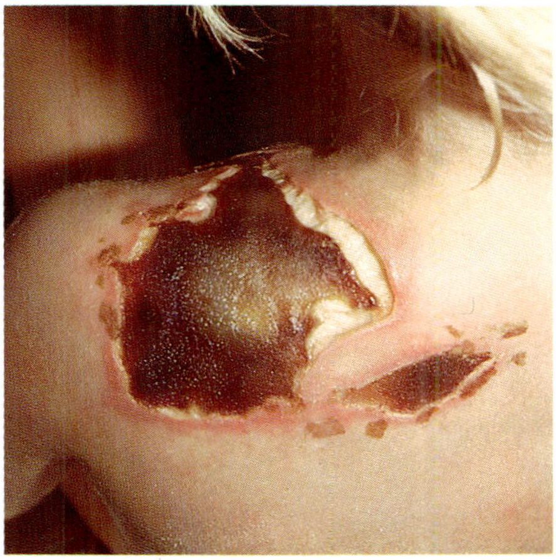

158 Varicella gangraenosa bei 2jährigem Mädchen, das vor 3 Wochen an Windpocken erkrankte. Aus einer superinfizierten Varizelle entwickelte sich an der Schulter ein ekthymaartiges Geschwür. Wenig Eiter, bakteriologisch Staphylokokken.

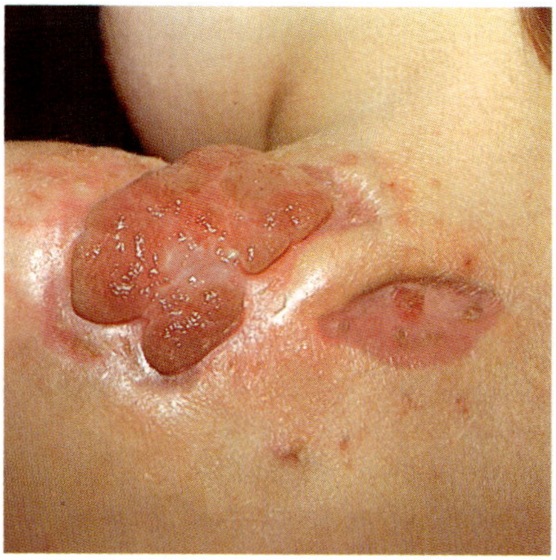

159 2 Wochen lang schwer krank, hohes Fieber. Systemische Oxacillintherapie. Zustand nach 2 Monaten.

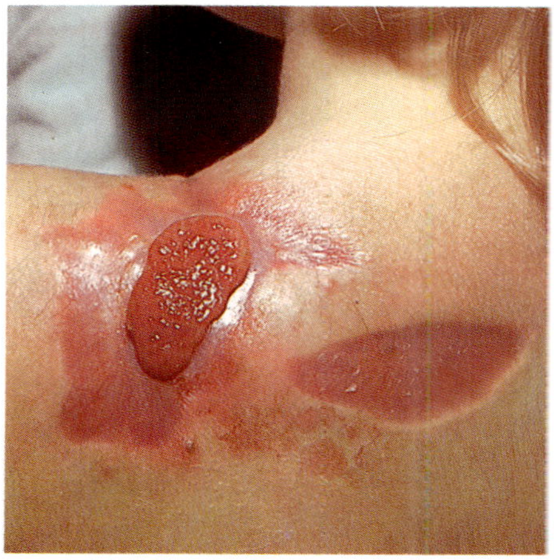

160 Zustand nach 3½ Monaten.

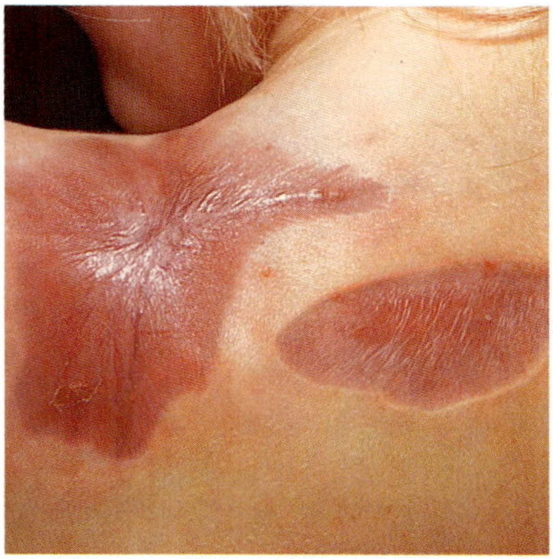

161 Narbige Abheilung im Verlauf von 5 Monaten.

Stomatitis aphthosa

Definition

Die Stomatitis aphthosa oder herpetica ist Ausdruck einer fast immer im Kleinkindesalter erfolgenden *Primärinfektion mit dem ubiquitären Herpes-simplex-Virus, das* nach Entwicklung einer Teilimmunität dann latent im Organismus persistiert und später durch unspezifische Provokation (Fieber, Lobärpneumonie, Meningokokkenmeningitis, Menstruation, Schwangerschaft, Insolation) oder durch exogene Reinfektion zu rekurrierenden Herpeserkrankungen führen kann, zum Beispiel Herpes labialis, genitalis, corneae, menstruationis oder gestationis.
Die Primärinfektion manifestiert sich außer als Stomatitis aphthosa auch als herpetische Vulvovaginitis, Keratokonjunktivitis und Meningoenzephalitis, als neonatale Herpessepsis sowie als komplizierendes Eczema herpeticum (Pustulosis varioliformis Kaposi, Pustulosis vacciniformis) bei Ekzemkindern.

Symptome

Unter Fieber entwickeln sich auf der geröteten, geschwollenen und leicht blutenden Mundschleimhaut aus linsengroßen Bläschen gelbweiß belegte, schmerzhafte Aphthen, die Ursache von vermehrter Salivation, Foetor ex ore und regionären Lymphknotenschwellungen sind.

Therapie

Lokale Schmerzlinderung durch Anästhetika und Schmerzverhütung durch Gabe flüssig-breiiger Kost. Verweigerung jeglichen Nahrungsangebotes kann Klinikeinweisung und Infusionsbehandlung erforderlich machen.

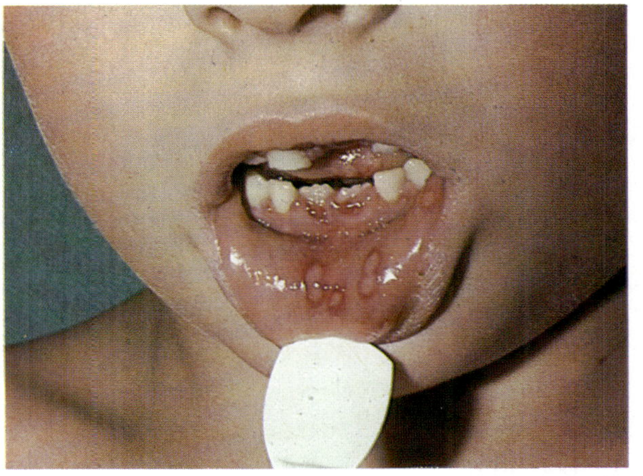

162 Stomatitis aphthosa bei $6\frac{10}{12}$jährigem Mädchen. Multiple Aphthen an der Mundschleimhaut. Nebenbefund: typische, normale Zähnelung der eben durchgebrochenen Dauerschneidezähne.

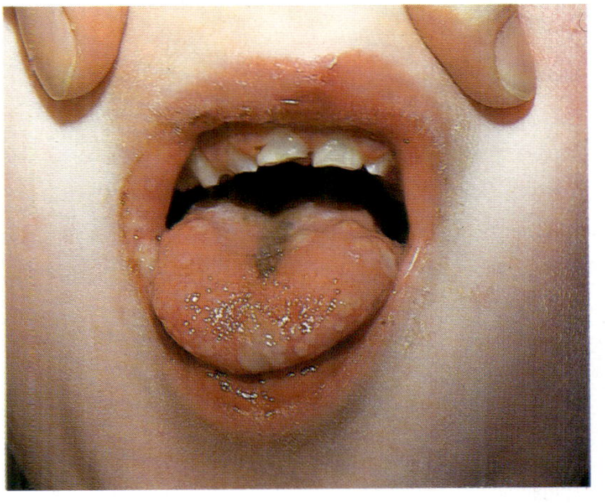

163 Stomatitis aphthosa der Zunge und der Lippen.

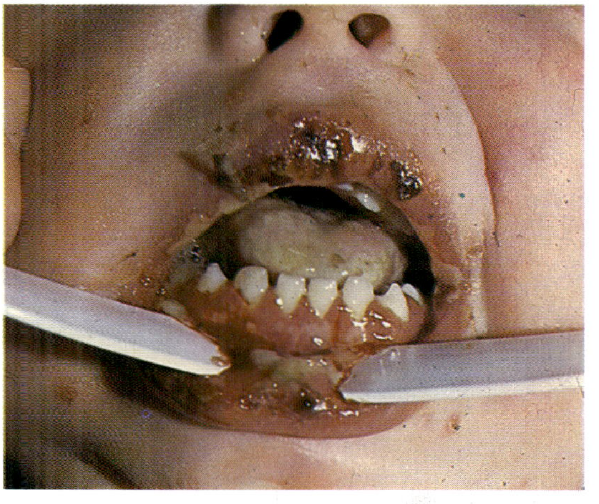

164 Schwere Stomatitis aphthosa mit zum Teil blutenden Aphthen, Gingivitis, Cheilitis, Salivation, Verweigerung der Nahrung, Fieber.

Parotitis epidemica

Definition

Der Mumps ist eine virusbedingte Infektionskrankheit, bei der es nach 18- bis 21tägiger Inkubationszeit zur Entzündung der Ohrspeicheldrüse kommt. Altersdispositionell ist das Schulalter bevorzugt, der Durchseuchungsgrad ist hoch, die Hälfte der Infektionen verläuft inapparent, es resultiert meistens lebenslängliche Immunität; Zweitinfektionen sind jedoch nachgewiesen.

Symptome

Ohne oder mit uncharakteristischen Prodromalerscheinungen von einigen Tagen Dauer kommt es zur schmerzhaft eitrigen Schwellung einer, und meistens nach 1–2 Tagen auch der anderen Parotis. Auch die übrigen Speicheldrüsen einschließlich des Pankreas können miterkranken.

Komplikationen

Die *Mumpsorchitis* kommt erst in oder nach der Pubertät vor, ihre Bedeutung als Ursache für die männliche Infertilität wurde früher überschätzt. Auch *Oophoritis* kommt vor. Häufig ist eine begleitende *Meningoenzephalitis,* die starke Knabenwendigkeit (4:1) aufweist und ohne zeitliche Beziehung zur Parotitis, auch bei Verlauf ohne Parotitis auftreten kann und häufig gutartig verläuft. *Innenohrschädigungen* bis zur Taubheit kommen vor und werden bei Einseitigkeit zunächst oft übersehen.

Differentialdiagnose

Außer der teigigen Konsistenz und der schlechten palpatorischen Abgrenzbarkeit ist die Lokalisation unter und *vor* dem Ohr ein differentialdiagnostisches Kriterium der Parotitis gegenüber der Lymphadenitis colli, die unter und *hinter* dem Ohr zu tasten ist.

Therapie

Symptomatisch.

Prophylaxe

Lebendimpfung in Kombination mit der Masern-, auch der Rötelnimpfung wird im 2. Lebensjahr routinemäßig durchgeführt.

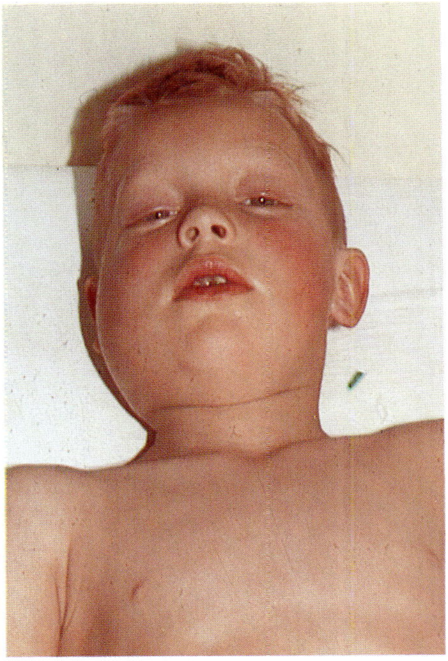

165 4jähriger Junge mit rechtsseitiger Parotitis epidemica und prodromaler Mumpsmeningitis: 2 Tage vor der Schwellung bestanden bereits meningitische Symptome mit Liquorpleozytose von 4000/3 Zellen.

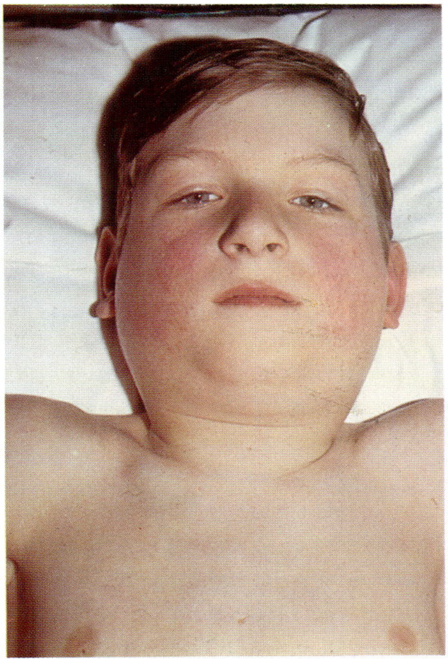

166 9jähriger Junge mit Mumps. Nach 3tägigen Prodromi mit Meningitis begann gestern die rechsseitige, heute die linksseitige Parotisschwellung.

Poliomyelitische Fazialislähmung

Definition

Bei der heute selten gewordenen Heine-Medinschen Krankheit befallen in 1% der Fälle die Poliomyelitisviren die motorischen Vorderhornzellen und ihre Äquivalente im Stammhirnbereich und führen zu den typischen, unregelmäßig verteilten, schlaffen Lähmungen im Innervationsbereich von Spinal- und Hirnnerven.

Symptome

Die meist periphere Fazialislähmung, die unter den poliomyelitischen Paresen der Hirnnerven III-XI am häufigsten vorkommt, ist an der mimischen Unbewegtheit der betroffenen Gesichtshälfte mit Lagophthalmus und verstrichener Nasolabialfalte zu erkennen.

Differentialdiagnose

Folgende nicht poliomyelitische Fazialislähmungen sind abzugrenzen:

1. Angeborene Fazialisparese (S. 244)
2. Geburtstraumatische Fazialisparese (S. 22).
3. Rheumatische = idiopathische Fazialisparese (viral).
4. Otogene Fazialisparese (Otitis media, Mastoiditis).
5. Fazialisparese aus anderer Ursache, wie entzündliche oder raumfordernde zerebrale Prozesse, fokale epileptische Anfälle, infantile Zerebralparesen, Infektionskrankheiten (Mumps, Mononukleose, Scharlach), Zoster oticus oder Melkersson-Rosenthal-Syndrom (S. 246).

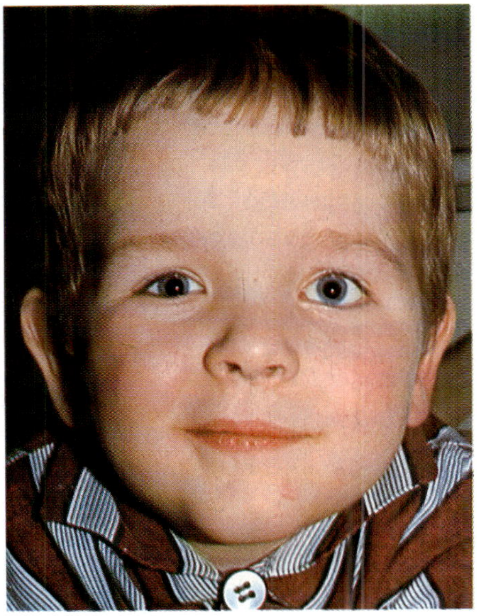

167 Linksseitige Fazialisparese bei Poliomyelitis (Typ III): weite Lidspalte, verstrichene Nasolabialfalte.

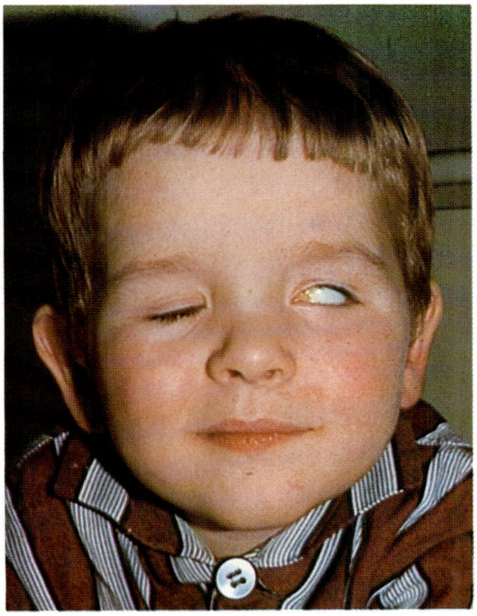

168 Bellsches Phänomen: Beim Versuch, das Auge zu schließen, bleibt die Lidspalte offen, und der Bulbus dreht sich nach oben.

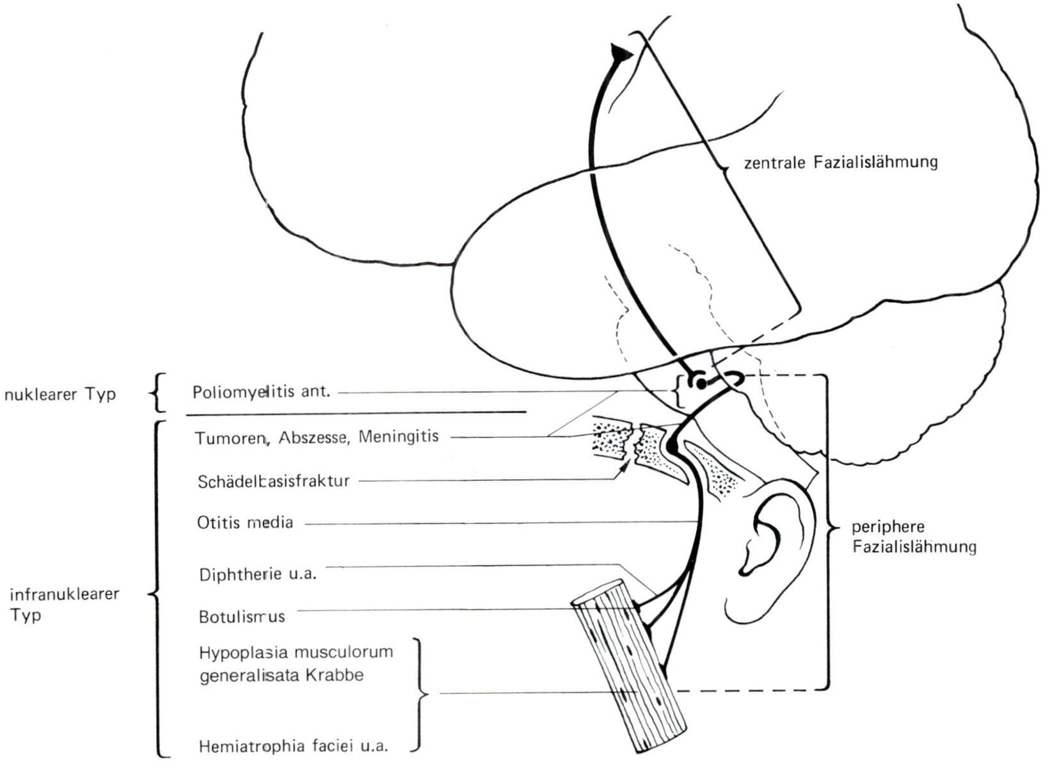

168a Fazialisparese. Lokalisation der Läsionen. (Aus *M. Hertl:* Pädiatrische Differentialdiagnose. Thieme, Stuttgart 1977)

Pertussis

Definition

Der Keuchhusten ist eine durch Haemophilus pertussis hervorgerufene akute Infektionskrankheit, die nach 7–14tägiger Inkubationszeit durch einen mehrwöchigen stadienmäßigen Verlauf mit zerebralen Hustenparoxysmen gekennzeichnet ist.

Symptome

Der uncharakteristische, aber hochinfektiöse Husten des katarrhalischen oder *Prodromalstadiums* wird im folgenden *Stadium convulsivum* anfallartig und klingt im *Stadium decrementi* wieder ab.

Im *Keuchhustenanfall* laufen rasch aufeinanderfolgende, kurze, krampfartige Hustenstöße unbeeinflußbar ab, bis eine tiefe, krähende Inspiration (Reprise) erfolgt und sich die Hustenattacke wiederholt. Die Zunge ist dabei vorgestreckt, das Gesicht rot, dann blau und gedunsen, die Augen tränen. Am Schluß des Anfalls wird Schleim aus den Bronchien und oft gleichzeitig Nahrung aus dem Magen herausgewürgt.

Die Diagnose wird gestützt durch den Nachweis des Pertussisblutbildes mit Leukozytose und relativer Lymphozytose, der Unbeeinflußbarkeit des Keuchhustens durch Kodein und der Auslösbarkeit des Keuchhustenanfalls durch Herabdrücken des Zungengrundes mit dem Spatel oder durch mechanische Reizung des Zungenbeins.

Differentialdiagnose

Im Säuglingsalter zeigt der Keuchhusten eine um so uncharakteristischere Symptomatik, je jünger das Kind ist. Der Pertussisanfall des Säuglings läßt fast immer die Reprise, das „Ziehen“, vermissen und gleicht semiotisch der *spastischen Bronchitis.* Auch primäre Apnoezustände sind möglich. Säuglinge mit *Mukoviszidose* husten oft pertussiform. *Aspirierte Fremdkörper* lösen ebenfalls anfallartigen Husten aus.

Therapie

Antibiotika (Erythromycin) wirken vor allem bei prophylaktischer Gabe, Sedativa in vorsichtiger Dosierung können in späteren Stadien hilfreich sein.

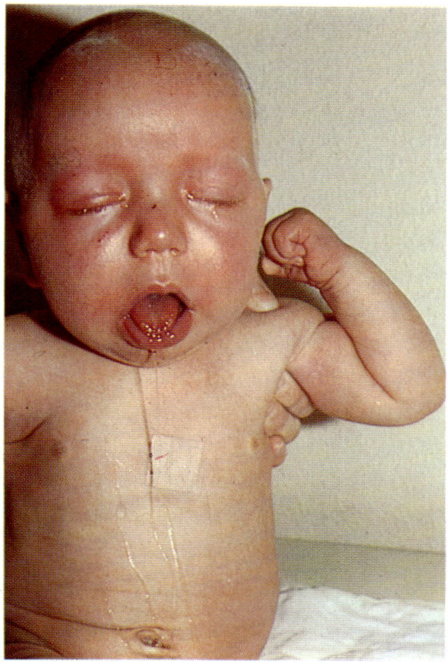

169 4 Monate alter Säugling im Pertussisanfall: kongestioniertes, gedunsenes Gesicht, Tränen- und Speichelfluß.

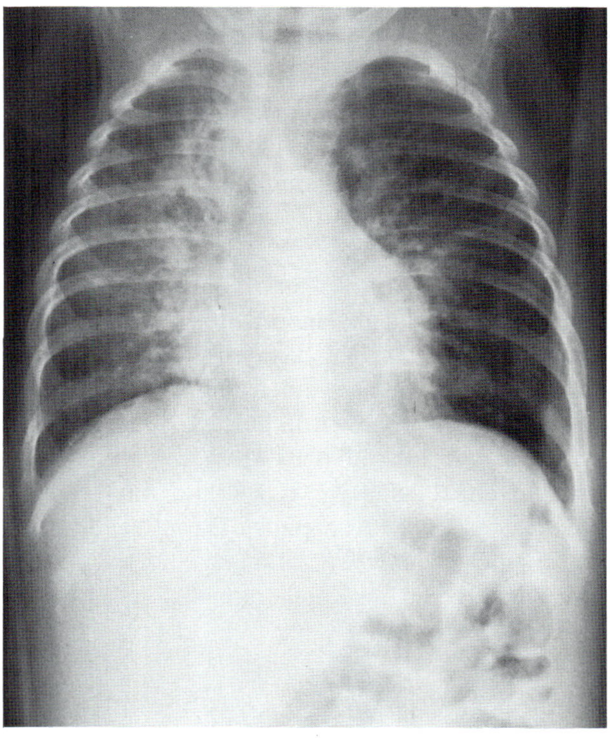

170 Zentrale interstitiell-pneumonische und peribronchitische Infiltrationen bei Pertussis im Stadium decrementi. 9 Monate alter Säugling. Komplizierende Rachitis, Rosenkranz röntgenologisch erkennbar.

Scharlach

Definition

Scarlatina ist eine durch β-hämolysierende Streptokokken der Gruppe A und deren Toxine verursachte Infektionskrankheit von mäßiger Kontagiosität. Sie befällt vorwiegend Kinder zwischen 3 und 9 Jahren, hat eine Inkubationszeit von 2–5 Tagen und hinterläßt eine antitoxische Immunität, so daß später erneut Streptokokkeninfekte, aber kein Scharlach mehr auftreten können. Die Übertragung erfolgt durch Tröpfchen- und direkte und indirekte Kontaktinfektion.

Symptome

Plötzlichem Fieberanstieg mit Erbrechen und Schluckbeschwerden aufgrund einer Streptokokkenangina mit hochrotem Enanthem des weichen Gaumens folgt das kleinfleckige, hinsichtlich Morphe, Intensität und Dauer variable Scharlachexanthem: In der Regel ein feinstfleckig-follikulär-samtartiges Erythem mit ikterischem Unterton, das oft in der Umgebung der Axillar- und Inguinalregion besonders ausgeprägt ist. Im Gesicht bleibt das Kinn-Mund-Dreieck von der oft flächenhaften Rötung ausgespart (zirkumorale Blässe). Das Exanthem blaßt innerhalb weniger Tage ab und kann von kleieförmiger bis lamellöser Schuppung gefolgt sein. Die in den ersten Tagen grauweiß belegte Zunge wird erst vom 3. Krankheitstag an zur typischen Himbeerzunge. Das Blutbild zeigt Leukozytose und Eosinophilie. Das positive Rumpel-Leedesche Phänomen ist Ausdruck toxinbedingter Kapillarschädigung.

Therapie

Die Penizillintherapie hat den Scharlach zu einer harmlosen Erkrankung gemacht. Die bakteriellen und toxisch-allergischen Komplikationen, wie Otitis media, Lymphadenitis colli, Carditis, rheumatisches Fieber und diffuse Glomerulonephritis, kommen nur noch in 2–5% (früher 20–30%) der Fälle vor. Auch die Hauptsymptome des Scharlachs sind oft nicht charakteristisch ausgeprägt, so daß atypische und abortive Verläufe resultieren.

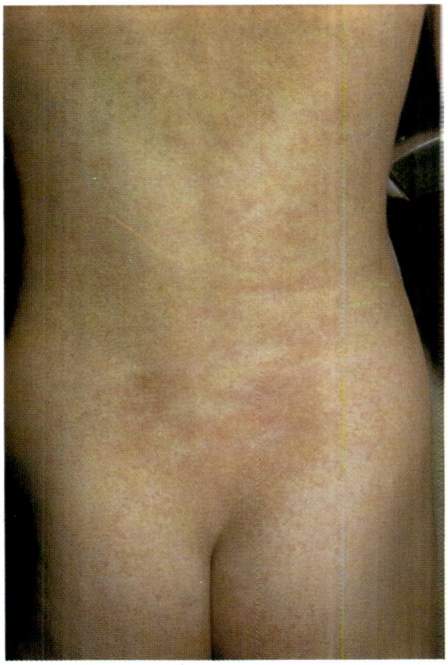

171 Scharlach am 3. Krankheitstag bei 9jährigem Mädchen. Exanthem seit 24 Stunden. Enanthem, Angina, Rumpel-Leede positiv. Im Rachenabstrich hämolysierende Streptokokken.

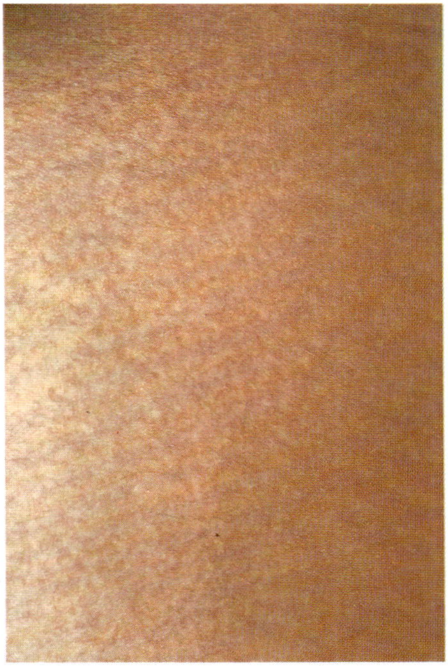

172 Frisches Scharlachexanthem bei 12jährigem Mädchen. Angina lacunaris. 38,3 °C, 25720 Leukozyten, Urobilinogenurie.

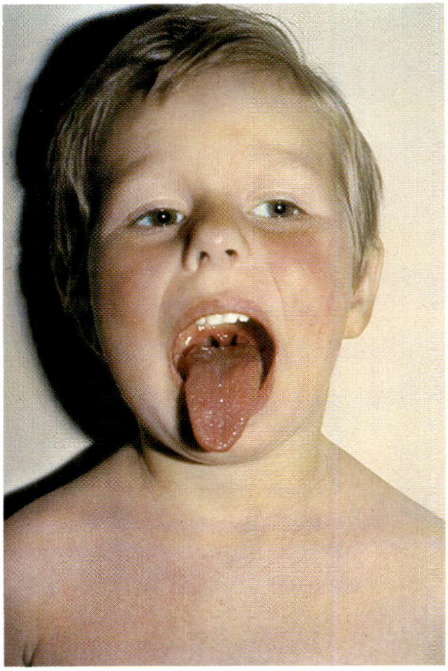

173 Facies scarlatinosa mit zirkumoraler Blässe, Himbeerzunge, Gaumenrötung am 3. Krankheitstag. 4jähriges Mädchen.

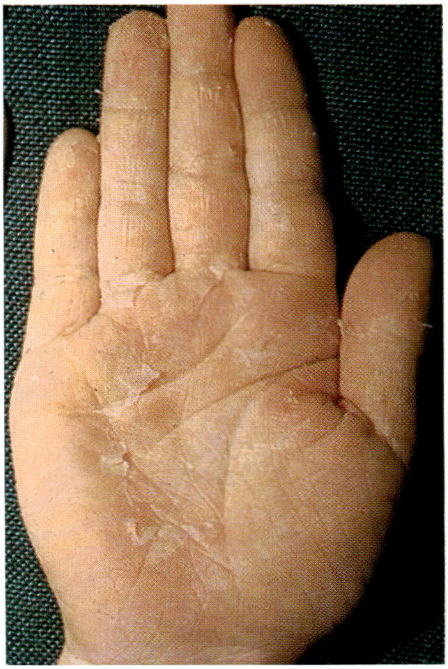

174 Groblamellöse Scharlachschuppung an Händen und Füßen in der 2. und 3. Krankheitswoche. 5jähriges Mädchen.

Wundscharlach

Definition

Beim Wundscharlach ist die Eintrittspforte der hämolysierenden Streptokokken nicht wie beim klassischen Scharlach der lymphatische Rachenring, sondern die verletzte Haut. Doch handelt es sich bei dem häufigen skarlatiniformen Exanthem verletzter Kinder, das insbesondere nach Verbrühungen in ca. 10% der Fälle beobachtet wird, wohl seltener als angenommen um einen echten Wundscharlach, denn Übertragungen, Hautschuppung, Scharlachkomplikationen und Streptokokken fehlen. Da häufiger Staphylokokken nachgewiesen werden können, muß an ein toxisches Exanthem durch Verbrennungs- oder Staphylokokkentoxine gedacht werden.

Symptome

Unter Fieberanstieg kommt es zum skarlatiniformen Exanthem. Enanthem und Angina fehlen, der Rachenabstrich ist negativ.

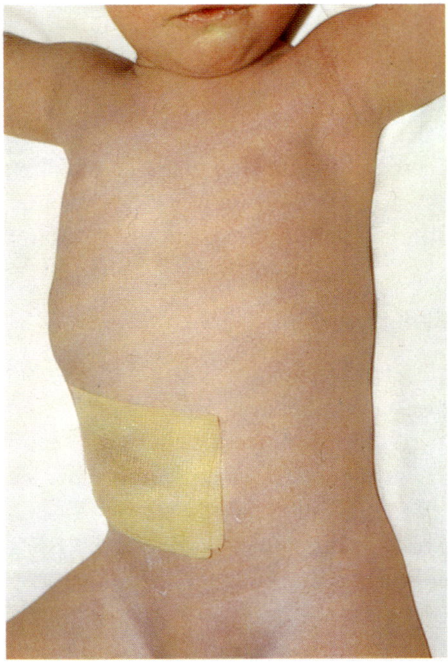

175 $1\frac{5}{12}$jähriger Junge mit Wundscharlach 5 Tage nach Verbrühung der Bauchhaut.

Gesichtserysipel

Definition

Das Erysipel ist eine heute selten gewordene Infektionskrankheit der Haut, die durch Streptokokken hervorgerufen wird.

Symptome

Unter allgemeinen Krankheitserscheinungen wie Fieber und Erbrechen breitet sich lokal am Eintrittsort der Erreger ein leichtes erhabenes Erythem mit scharfer Abgrenzung zur gesunden Haut rasch nach peripher hin aus. Oberflächliche Bläschenbildung (Erysipelas vesiculosum) oder Übergang in Phlegmone (Erysipelas phlegmonosum) kommen vor.

Therapie

Mit Penizillin wird die früher schwere Erkrankung komplikationslos beherrscht.

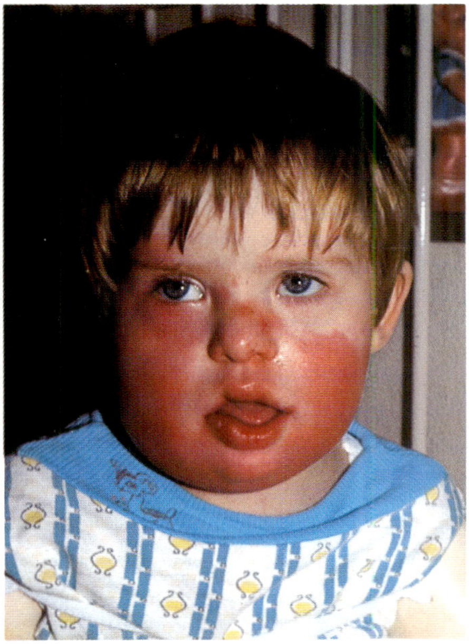

176 Gesichtserysipel bei einem 2½jährigen, oligophrenen Jungen. Beginn vor 2 Tagen mit hohem Fieber, Schwellung und Rötung der Oberlippe.

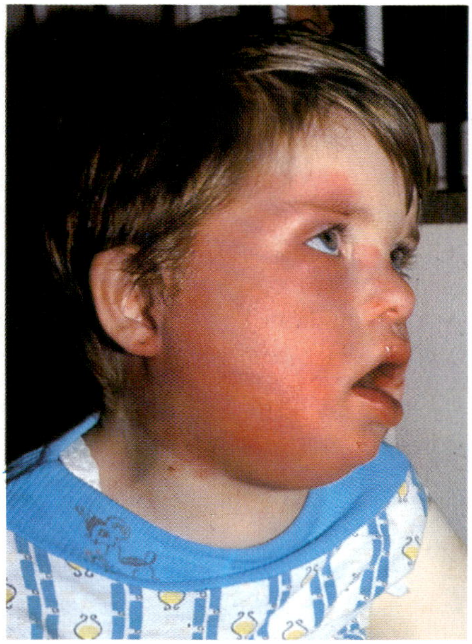

177 Typische scharfe Abgrenzung des ödematösen Erythems gegenüber der umgebenden gesunden Haut. Rasche Heilung unter Penizillinbehandlung.

Akute Lymphadenitis

Definition

Die akute Lymphadenitis entsteht durch Infektion eines regionären Lymphknotens mit Eitererregern, vorwiegend Staphylokokken und Streptokokken, die von einem primär entzündlichen Prozeß aus seinem Einzugsgebiet stammen.

Symptome

Eitrige Lymphknotenentzündungen sind am häufigsten im Halsbereich als Folge von Tonsillitiden und Otitiden, aber auch ohne nachweisbaren Infekt, und in der Leistenbeuge infolge infizierter Verletzungen an den Beinen. Unter Fieber kommt es lokal zu Schwellung, Druckschmerzhaftigkeit, Rötung und Fluktuation. Selten findet man einmal an den Extremitäten den roten, druckempfindlichen Strang einer Lymphangitis. Im Kieferwinkelbereich kann die Schwellung knochenhart und breit mit dem Unterkiefer verbacken erscheinen. Röntgenbilder zeigen völlig unauffällige knöcherne Strukturen und schließen den Verdacht einer Osteomyelitis aus.

Differentialdiagnose

Sowohl spezifische Lymphknotenentzündungen (Tuberkulose, Katzenkratzkrankheit) wie nicht entzündliche Lymphknotenschwellungen (Leukosen, Lymphogranulom, Lymphosarkom) müssen abgegrenzt werden.

Therapie

Antibiotika, gegebenenfalls Punktion oder Inzision.

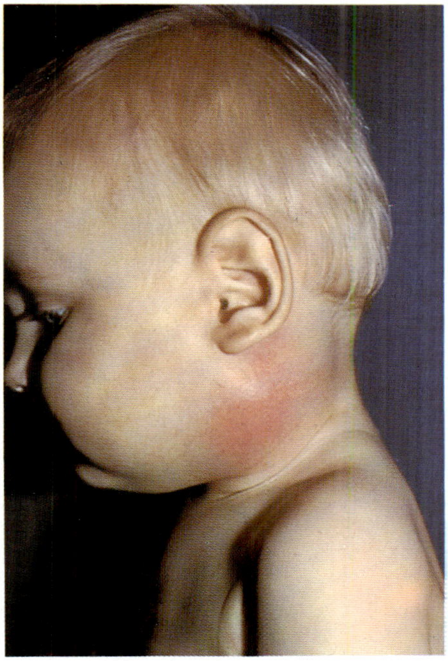

178 Lymphadenitis colli bei $1\frac{3}{12}$jährigem Jungen. Die Schwellung begann vor 3 Tagen und wurde für Mumps gehalten. Druckschmerz, noch keine Fluktuation.

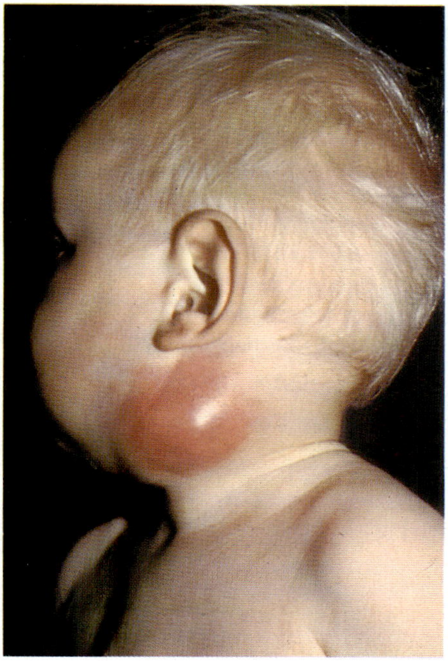

179 4 Tage später Fluktuation. Reichliche Eiterentleerung nach Inzision. Bakteriologisch: hämolysierende Streptokokken.

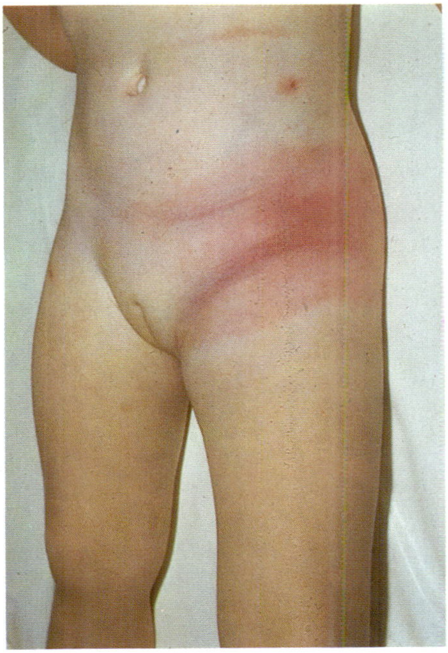

180 Lymphadenitis inguinalis bei $2\frac{8}{12}$jährigem Mädchen. Keine Erregereintrittspforte faßbar. Nach 3 Tagen Inzision, im Eiter Staphylococcus aureus haemolyticus.

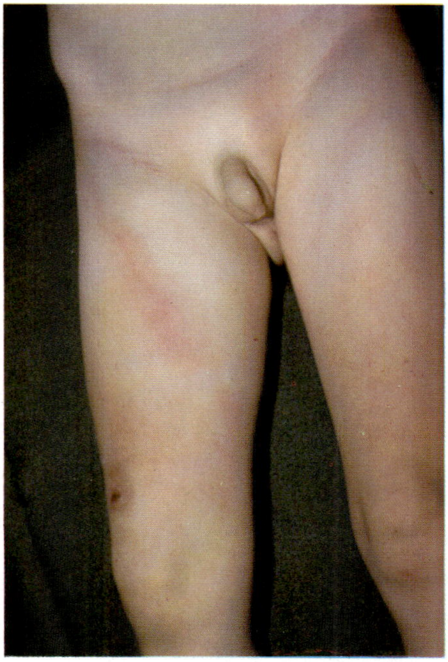

181 Lymphangitis am rechten Oberschenkel und inguinale Lymphknotenschwellung durch Furunkel über dem Knie. Erreger: hämolysierende Staphylokokken. $4\frac{4}{12}$jähriger Junge.

Mundbodenphlegmone

Definition

Das immunabwehrschwache Neugeborene neigt, wenn Staphylokokken durch kleine Hautdefekte in das Unterhautzellgewebe eindringen, zu phlegmonösen Prozessen. Prädilektionsstellen sind Kopfschwarte, Periorbitalregion, Mundboden und Brustwand.

Symptome

Die klinischen Erscheinungen der Mundbodenphlegmone bestehen in Schwellung und Rötung der submentalen Region. Nach beiden Seiten setzt sich ein kollaterales Ödem fort. Die Trink- und Schluckbehinderungen halten sich in Grenzen, die Salivation ist vermehrt.

Therapie

Nach Inzision und Gegeninzision und unter antibiotischer Therapie heilt die Phlegmone aus.

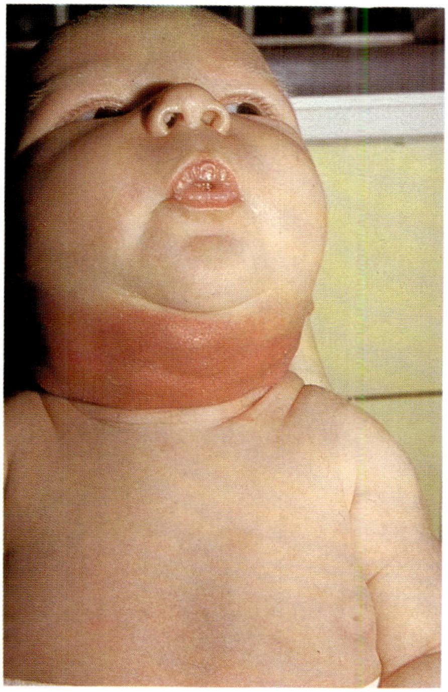

182 Mundbodenphlegmone bei 12 Tage altem, vollgestilltem Kind. Fieber, Salivation, 22000 Leukozyten.

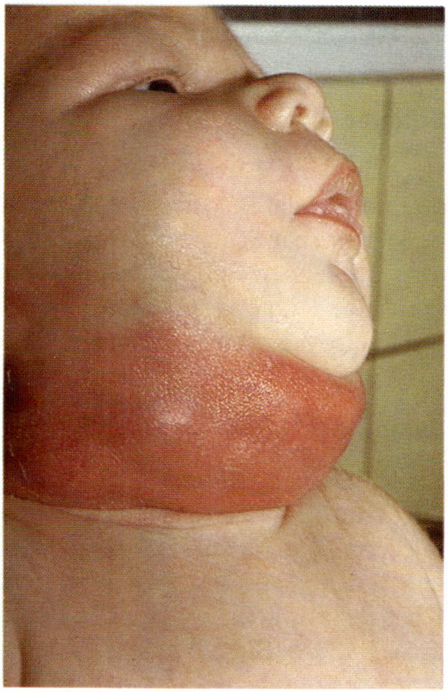

183 Rötung, Schwellung und Fluktuation der Submentalregion. Nach Eiterentleerung durch Inzision (bakteriologisch Staphylococcus aureus), viertägiger Drainage und Erythromyzintherapie Heilung innerhalb einer Woche.

Septische Phlegmone

Definition

Hochvirulente Erreger (Staphylokokken, Streptokokken, Klostridien) können bei resistenzgeschwächten Kindern zu rasch fortschreitenden Zellgewebsentzündungen führen und unter septischen Erscheinungen foudroyant tödlich verlaufen.

Symptome

Expandierende Rötung und Schwellung der Haut, bevorzugt im Kopfschwartenbereich, an Hals, Brust- oder Bauchwand gehen unter septischen Temperaturen und Kreislaufschwäche in hämorrhagische Nekrose über. Blasenbildung kommt bei Streptokokkenätiologie vor. Auf Gasbrand (Gasödem) weisen neben ödematöser Gangrän palpatorische Krepitation oder röntgenologische Gasbildung hin. Auch Koli-, Proteus- und Bacteroides-Keime können in infiziertem Gewebe Gas produzieren.

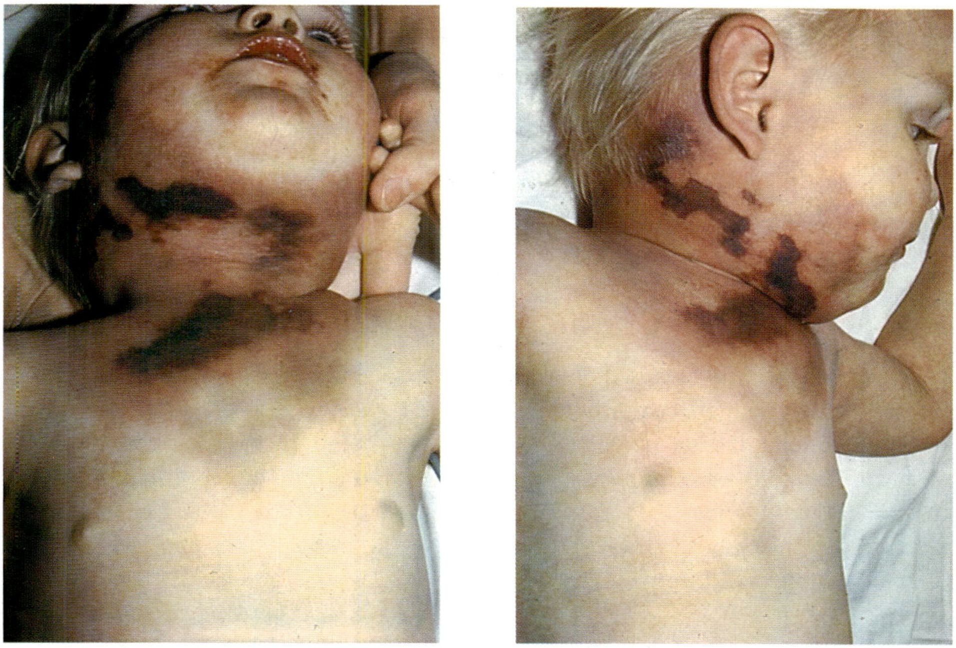

184 und **185** Ausgedehnte Halsphlegmone mit hämorrhagischen Nekrosen. Kreislaufkollaps. Therapieresistente, unaufhaltsame Verschlechterung mit Zunahme der Hautblutungen im Bereich der Phlegmone. Exitus letalis innerhalb von 19 Stunden.

Rheumatische und allergische Erkrankungen

Erythema anulare rheumaticum

Definition

Das Erythema anulare (Erythema marginatum) ist ein flüchtiges exanthematisches Hautphänomen, das als *allergische Reaktion auf Streptokokkeninfektionen* vorkommt. Es tritt in etwa 10% der Fälle von rheumatischem Fieber auf, insbesondere bei endokarditischer Beteiligung.

Symptome

Am Rumpf zeigen sich diskrete, blaßrötliche, runde oder polyzyklische Effloreszenzen, die nicht jucken und innerhalb weniger Tage wieder verschwinden, aber rezidivieren können. Symptomatik des rheumatischen Fiebers s. Tab. **6**.

Differentialdiagnose

Das *Erythema anulare centrifugum Darier* ist pathogenetisch (allergische Id-Reaktion) und morphologisch dem Erythema marginatum ähnlich, hält aber länger (Wochen bis Monate) an; Varianten: Erythema gyratum persistens und Erythema gyratum repens.

Das *Erythema infectiosum (Ringelröteln)* weist neben dem girlandenförmigen Exanthem an Extremitäten und Rumpf auch ein schmetterlingsförmiges Gesichtserythem auf.

Tabelle **6**. Diagnostik des rheumatischen Fiebers (nach *Jones*). Diagnose hochwahrscheinlich: 2 Hauptkriterien + 1 Streptokokkenhinweis; oder 1 Hauptkriterium + 2 Nebenkriterien + 1 Streptokokkenhinweis

Hauptkriterien	*Nebenkriterien*	*Streptokokkenhinweise*	*Sonstige Hinweise*
Karditis	Fieber (kontinuierlich)	Scharlachanamnese	Tonsillitis-anamnese
Polyarthritis	Gelenkschmerzen ohne andere Entzündungszeichen	Positiver Streptokokkenrachenabstrich	Rheumatisches Fieber familienanamnestisch
Chorea minor	Früheres rheumatisches Fieber	Antistreptolysintiter erhöht	Nasenbluten
Erythema anulare	BKS erhöht CRP positiv Leukozytose		Blässe, Anämie
Rheumatische Knötchen	EKG: P-Q-Verlängerung ohne klinische Karditis		Gewichtsverlust

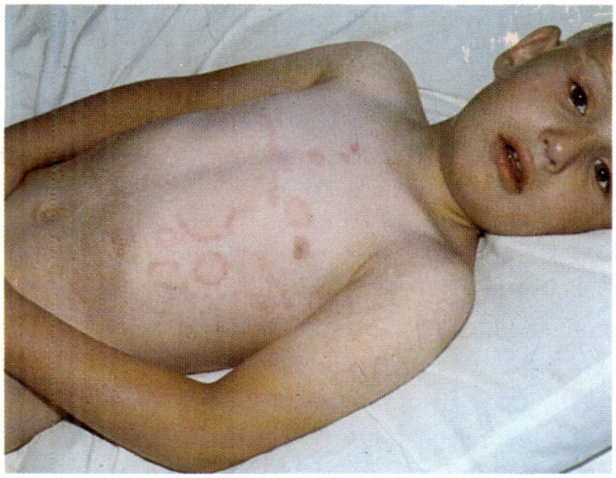

186 $4^{8}/_{12}$jähriger Junge mit rheumatischem Fieber. Erythema anulare am Rumpf in der 2. Krankheitswoche.

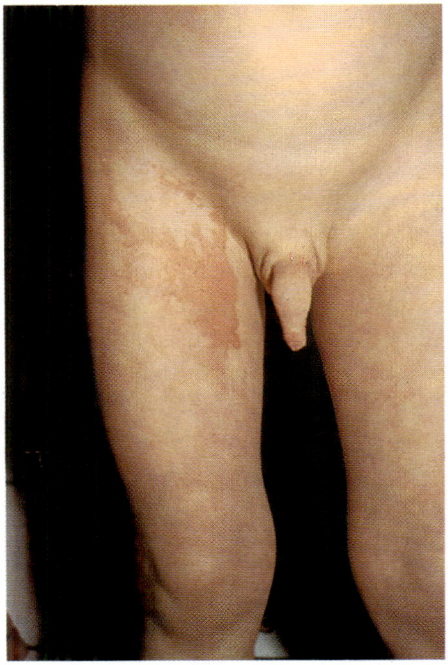

187 3jähriger rotblonder Junge mit Erythema gyratum persistens am Oberschenkel. Seit 2½ Jahren praktisch unverändert. Pilznachweise negativ. Histologisch: kapilläres Hämangiom!

Erythema nodosum

Definition

Das Erythema nodosum (Knotenrose, Erythema contusiforme) ist ein unspezifisches allergisches Phänomen, das im Kindesalter aber am häufigsten im Verlauf einer *Primärtuberkulose* beim Eintritt der Tuberkulinallergie, also etwa 6–8 Wochen nach der Primoinfektion, auftritt. Es kommt auch vor als *allergische Reaktion* auf Arzneimittel (z. B. Sulfonamide), Erregertoxine (z. B. Streptokokken, beim rheumatischen Fieber) und bei Boeckscher Sarkoidose (Löfgren-Syndrom: Erythema nodosum, bilaterale Hilusschwellung, flüchtige Gelenkbeschwerden).

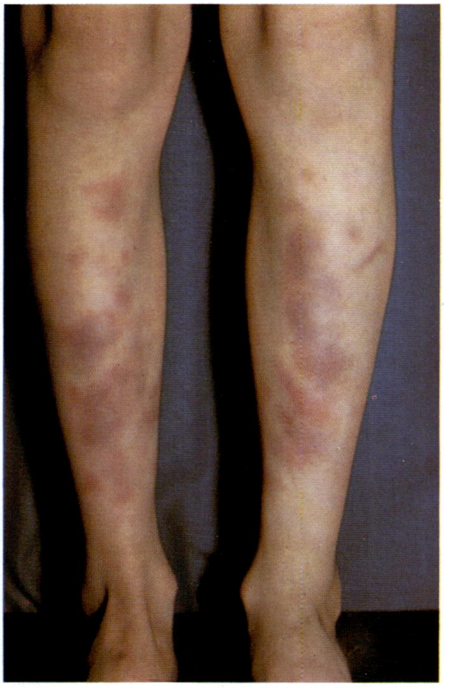

188 Seit 1 Woche bestehendes Erythema nodosum. 10jähriger Junge mit frischer Primärtuberkulose der Lunge.

Symptome

Die erbsen- bis walnußgroßen, zuerst hellroten, später bläulichen, druckschmerzhaften Infiltrationen, die sich bei leichter Erhabenheit etwas derb anfühlen, befallen die Streckseiten der Extremitäten, vor allem die Vorderseite der Unterschenkel. Sie bilden sich, oft unter schubweise rezidivierendem Verlauf, innerhalb von 2–3 Wochen zurück. Ein Erythema nodosum muß immer Anlaß zur Tuberkulosediagnostik sein (BCG-Impfung? Tuberkulinproben, Röntgenuntersuchung).

Differentialdiagnose

Das nie vor der Pubertät und fast nur bei Mädchen auftretende *Erythema induratum Bazin* sitzt auch an den Beugeseiten der Unterschenkel, ist weniger schmerzhaft und neigt zur Ulzeration.

Erythema exsudativum multiforme (S. 234) und Erythema nodosum können kombiniert vorkommen.

Therapie

Kausale Behandlung des Grundleidens.

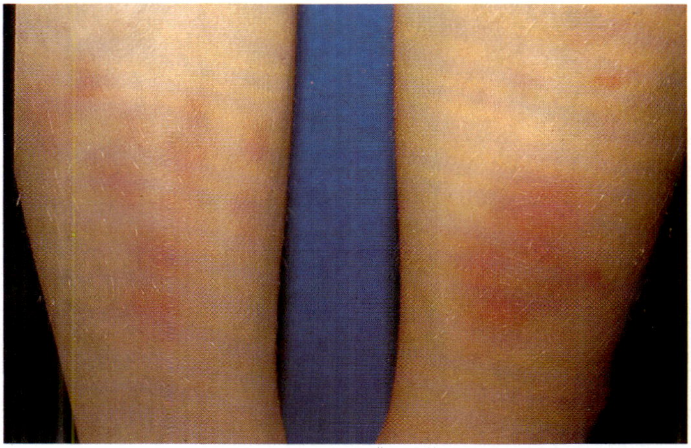

189 Frisches E-ythema nodosum. 7jähriger Junge. Fieber, BKS 75/107, bullös positiver Tuberkulin-Tine-Test. Röntgenbefund s. Abb. **190**.

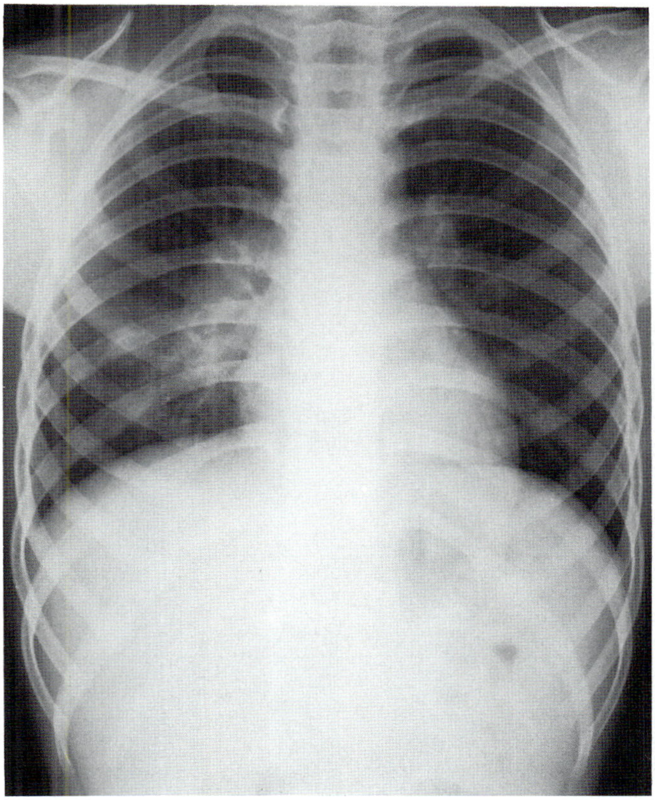

190 Thoraxaufnahme des Patienten der Abb. **189.** Tuberkulöser Primärkomplex im rechten Mittelfeld (bipolares Stadium) mit perifokaler Infiltrierung des Hilus.

Kawasaki-Syndrom

Definition

Beim Kawasaki-Syndrom (mukokutanes Lymphknotensyndrom) handelt es sich um eine ätiologisch bisher nicht geklärte Erkrankung, bei welcher sich nebeneinander Veränderungen der Haut, der Schleimhäute, der Halslymphknoten sowie der Gefäße (vorwiegend aneurysmatische Erweiterungen der Koronargefäße) finden.
Die Erkrankung wurde zunächst nur in Japan, dann aber auch in Amerika und Europa beobachtet. Erkrankungsgipfel zwischen dem 1. und 3. Lebensjahr.
Knabenwendigkeit 1,5:1.

Symptome

Klin. Hauptsymptome	Typ. Beginn	Typ. Dauer
Fieber: Septische Temperaturen, welche länger als 5 Tage anhalten. Kein Ansprechen auf Antibiotika. Kind erscheint krank, mißgestimmt, müde.	1. Tag	1–3 Wochen
Augen: Meist doppelseitige Konjunktivitis mit verstärkter Gefäßinjektion	1. Tag (Abb. 191)	1–2 Wochen
Mund und Rachen: Trockene, rissige Lippen, diffuse Rötung der Rachenschleimhaut, Erdbeerzunge.	1. Tag (Abb. 192)	1–3 Wochen
Extremitäten: Meist fleckige Rötung von Hand- und Fußsohlen, teilweise induratives Ödem.	3.–5. Tag (Abb. 193)	1–2 Wochen
Membranöse Schuppung der Fingerspitzen, oft „halbmondförmig", auch „handschuhartig".	2.–3. Woche (Abb. 194)	
Stamm: Teils skarlatiniformes, teils polyformes Exanthem, das sich von den Extremitäten in Richtung Stamm ausbreitet.	1. Tag (Abb. 195) (Abb. 196)	bis zu 1 Woche
Zervikallymphknoten: Akute, nicht purulente Schwellung.	1.–3. Tag	1–3 Wochen

Andere häufige Befunde

Koronaraneurysmen, Myokarditis, Perikarditis.
Diarrhöe.
Arthralgien.
Leukozyturie, Proteinurie.
Aseptische Meningitis.
Leichter Ikterus und Transaminasenerhöhung.

Typische Laborbefunde

Leukozytose mit ausgeprägter Linksverschiebung.
Starke Erhöhung der BKS.
$\alpha 2$-Globulin erhöht.
Thrombozytose in der 2. Krankheitswoche.
Anämie.
Veränderung der Proteine der „Frühphase".
Häufig IgE-Erhöhung.

Differentialdiagnose

Scharlach, Erythema exsudativum multiforme, infektiöse Mononukleose, Morbus Wissler, Still-Syndrom u. a.

Therapie

Salizylate (50–100 mg/kg Körpergewicht), bei schweren Verlaufsformen u. U. kombiniert mit Prednisolon 2 mg/kg.

Prognose

1–2% Akut-Todesfälle durch Koronaraneurysmen.
Langzeitprognose ungewiß (möglicherweise verstärkte Gefährdung durch Herzinfarkte).

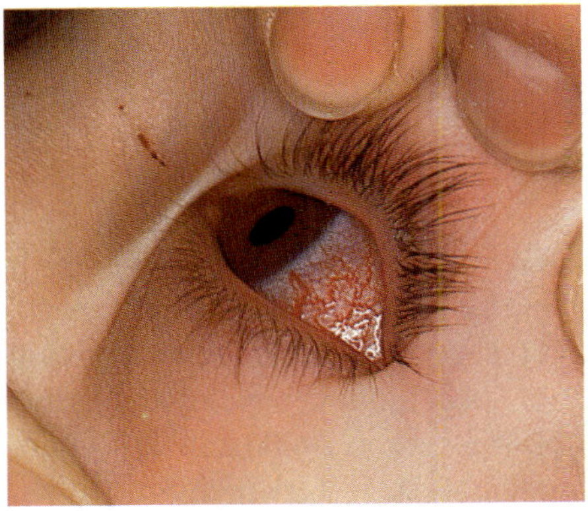

191 $1\frac{10}{12}$ Jahre alter Junge. 4. Krankheitstag. Pralle Füllung der Konjunktivalgefäße.

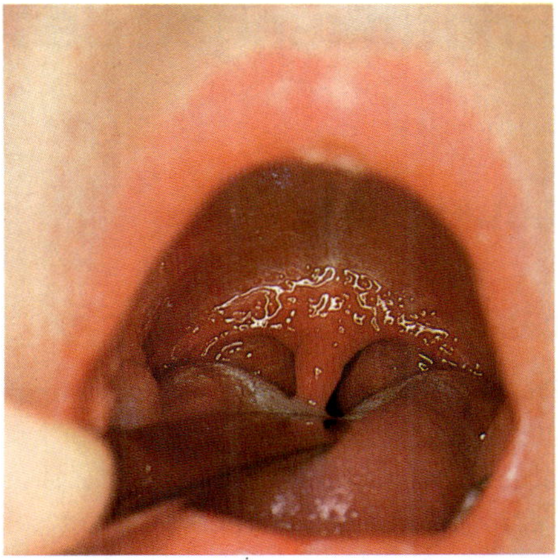

192 $6\frac{4}{12}$ Jahre alter Junge 3. Krankheitstag. Hochrotes Enanthem.

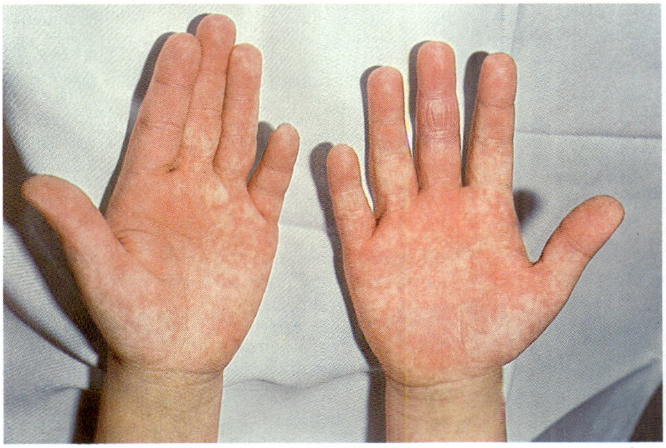

193 $6\frac{4}{12}$ Jahre alter Junge. 3. Krankheitstag. Fleckiges Palmarerythem.

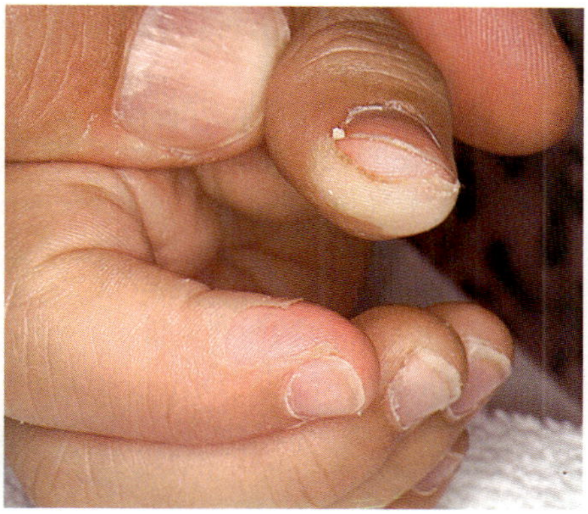

194 1 Jahr altes Mädchen. 3. Krankheitswoche. „Halbmondförmige“ Schuppung der Fingerspitze des Daumens, größerflächige Hautabschilferung am Zeigefinger.

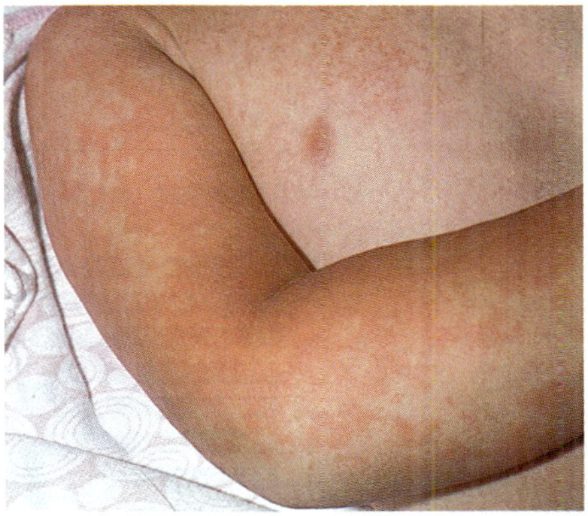

195 3 Jahre alter Junge. 7. Krankheitstag. Skarlatiniformes Exanthem am Stamm, polyformes Exanthem an den Armen.

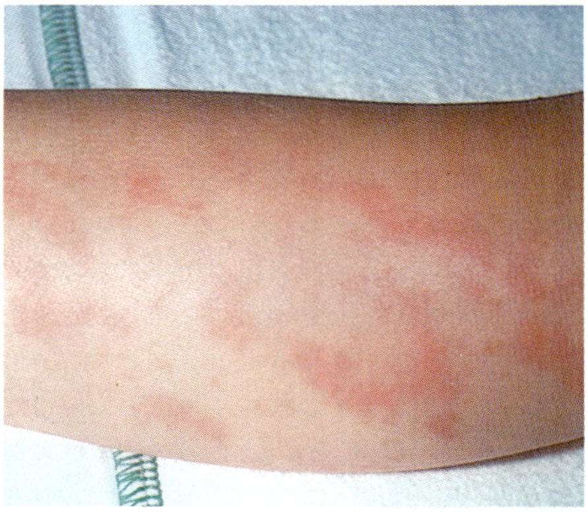

196 $1\frac{10}{12}$ Jahre altes Mädchen. 4. Krankheitstag. Gyriertes Exanthem an Armen.

Erkrankungen des Blutes

Leukämie

Definition

Die Leukämie ist als maligne Neoplasie des blutbildenden Gewebes durch irreversible Vermehrung leukozytärer Zellen gekennzeichnet und verläuft im Kindesalter – mit einem Häufigkeitsgipfel vom 3. bis 5. Lebensjahr – fast immer akut, wobei morphologisch-zytochemisch-immunologisch entweder undifferenzierte lymphoblastische Zellen (akute lymphoblastische Leukämie, ALL, etwa 80% der Fälle) oder unreife Zellformen der myeloischen Reihe (akute myeloische Leukämie, AML, etwa 15%) ohne oder mit Vermehrung im peripheren Blut gefunden werden; nur in 4% kommen chronische myeloische Leukämien (CML) vor. (Tab. **7** und **8**). Klinisch ist die Differenzierung des Zelltyps und Subtyps vor allem therapeutisch und prognostisch von Bedeutung.

Symptome

Klinische Leitsymptome sind Anämie (Blässe, Müdigkeit, Inappetenz), Lymphknotenschwellungen (Hals, Leber, Milz), Blutungsneigung (Hautblutungen, Epistaxis) und Fieberschübe. Knochen- und Gelenkschmerzen dürfen diagnostisch nicht irreführen (rheumatisches Fieber, Osteomyelitis). Leukämische Infiltrationen können in vielen Organen vorkommen und diagnostisch erfaßt werden (Zentralnervensystem, Lunge, Hoden, Skelett, Augenhintergrund) (Tab. **9**). Die *Blutuntersuchung* ergibt beschleunigte Blutkörperchensenkung, normochrome Anämie, Granulozytopenie, Thrombozytopenie und Gesamtleukozytenzahlen, die bei der akuten lympholastischen Leukämie meist unter 10000/mm^3 (aleukämische Verlaufsform), bei der akuten myeloischen Leukämie öfter zwischen 10000 und 20000/mm^3 (subleukämische Verlaufsform) oder über 20000/mm^3 (leukämische Verlaufsform) liegen. Beweisend ist der *Knochenmarkbefund.*

Tabelle **7** Klassifikation und Häufigkeit der kindlichen Leukämien

1. Akute lymphoblastische Leukämie (ALL)		80%
a) Standard-Form	60%	
b) T-Zell-Form	18%	
c) B-Zell-Form	2%	
2. Akute myeloische Leukämie (AML) (einschließlich 1% seltener Subtypen)		16%
3. Chronische myeloische Leukämie (CML) (mit juveniler, adulter und familiärer Form)		4%

Tabelle **8** Zytochemische Leukämiezellen-Kriterien (*Oehme* u. *Gutjahr*)

	PAS	Peroxydase	Esterase
Lymphatischer Parablast	++	0	(+)
Myeloischer Parablast	∅–+	++	(+)
Monozytoider Parablast	∅–+	(+)–∅	++

Tabelle **9** Symptomhäufigkeit bei Diagnosestellung (nach *Oehme* u. *Gutjahr*)

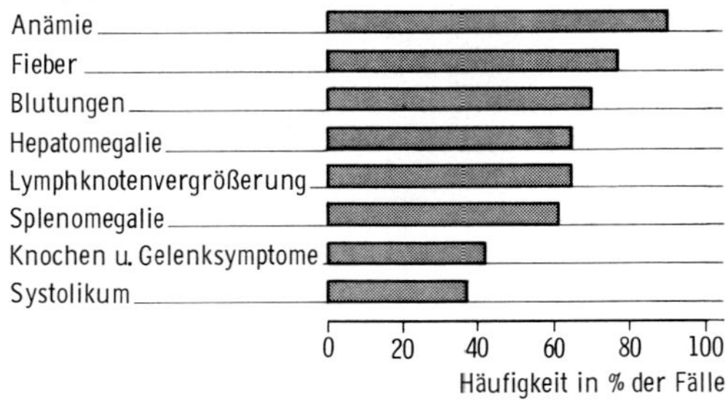

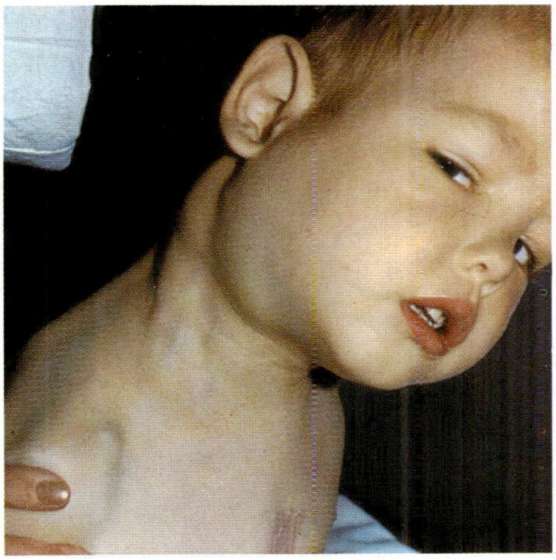

197 Zervikale Lymphome bei einem 3jährigen Jungen mit akuter lymphoblastischer Leukämie. Lymphknotenschwellungen sind dabei häufiger als bei der akuten Myelose.

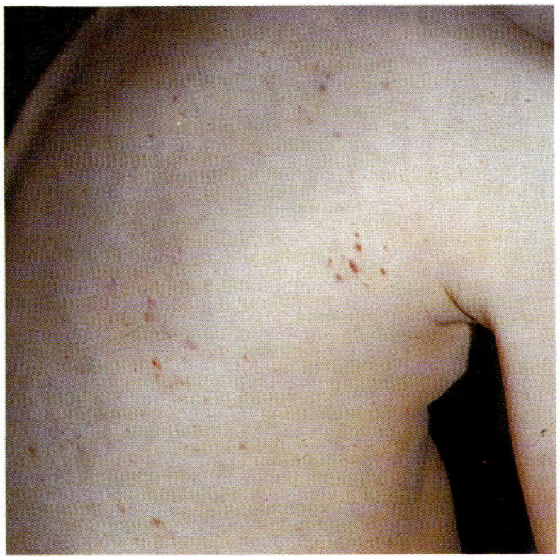

198 Multiple petechiale Hautblutungen bei einem 10jährigen Mädchen im 1. Rezidiv einer akuten myeloischen Leukämie. Thrombozytenzahl 26000.

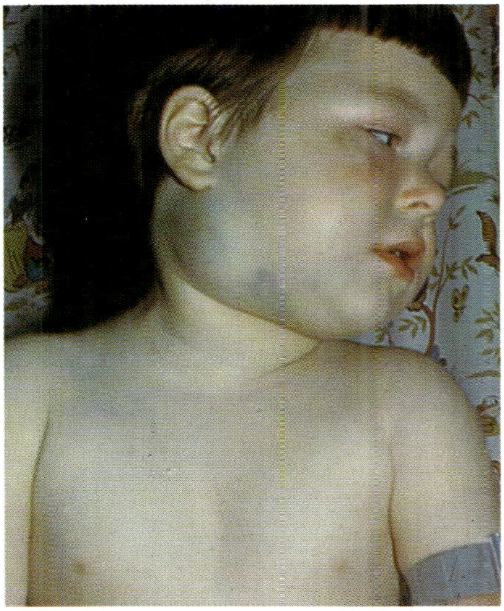

199 Klassische Symptomentrias: extreme Blässe, Hautblutungen, Lymphknotenschwellungen. 3jähriges Mädchen mit akuter lymphoblastischer Leukämie. Sugillationen über den Halslymphomen.

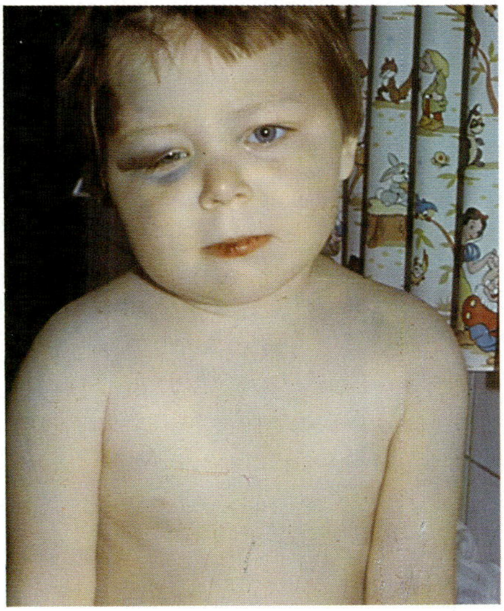

200 5 Tage später (Kind Abb. 199) ausgedehnte Hämorrhagien am Kopf, Mundschleimhautblutungen. Mikulicz-Syndrom mit infiltrativer Schwellung der rechtsseitigen Tränen- und Speicheldrüsen. 1,9 Mill. Erythrozyten, 5,4 g% Hb, 5000 Thrombozyten.

Differentialdiagnose

Leukämische Kinder werden häufig unter den Diagnosen *Anämie,* rezidivierende *Lymphadenitis, hämorrhagische Diathese* oder rheumatisches Fieber ins Krankenhaus eingewiesen. Differentialdiagnostische Überlegungen erfordern die *infektiöse Mononukleose* (im Blutbild lymphomonozytäre Zellen, serologisch spezifischer Antikörpernachweis), das *lymphoblastische Lymphom* (Lymphome, im Knochenmarkausstrich weniger als 25% Leukämiezellen) und die *aplastische Anämie* (Knochenmarkausstrich: leeres Mark).

Therapie

Eine zwei- bis dreijährige, je nach Leukämietyp, Krankheitsstadium und Risikofaktoren (Tab. **10**) differenzierte Kombinationsbehandlung mit systemisch und intrathekal gegebenen Zytostatika und Telekobaltbestrahlung des Zentralnervensystems versucht, alle Leukämiezellen im Körper zu vernichten, wobei der polychemotherapeutische Initialeffekt (Reduktion von 10^{12} auf 10^{9} Leukämiezellen, Tab. **11**) entscheidend ist; die Induktionstherapie ist daher aggressiv, riskant und wird in spezialisierten Zentren durchgeführt.

Prognose

Ohne Behandlung Tod innerhalb von durchschnittlich 8 Wochen durch Blutungen oder Septikämie. Unter differenzierter Behandlung enden zur Zeit 30% der akuten lymphoblastischen, 65% der akuten myeloischen und alle chronischen myeloischen Leukämien akut oder nach Remissions- und Rezidivphasen letal. Mehr als zwei Drittel der akuten lymphatischen Leukämie und knapp ein Drittel der akuten myeloischen Leukämien können primär in eine Dauerremission von 5 Jahren gebracht und damit als heilbar angesehen werden.

Tabelle **10** Risikofaktoren bei akuter lymphoblastischer Leukämie (*Oehme* u. *Gutjahr*)

Befunde bei Diagnosestellung	Risikoscore
Leukozyten über 25000/mm³	3
Meningosis leucaemica	2
starke Organfiltration Z. B. Hepatosplenomegalie u. a.)	1
Mediastinaltumor	1
Alter < 2 Jahre oder >10 Jahre	1
Schollig positive Saure-Phosphatasereaktion, T-Typ der ALL	1

Patienten mit Risikoscore 0 bis 2 gelten als low-risk und Patienten mit Score 3 bis 10 als high-risk.

Tabelle **11** Knochenmarkkriterien Remission-Rezidiv (nach *Lampert*)

Vollremission	<5% Lymphoblasten
Teilremission	5–25% Lymphoblasten oder 40–70% Lymphozyten + Lymphoblasten
Rezidiv	>25% Lymphoblasten oder >75% Lymphozyten + Lymphoblasten

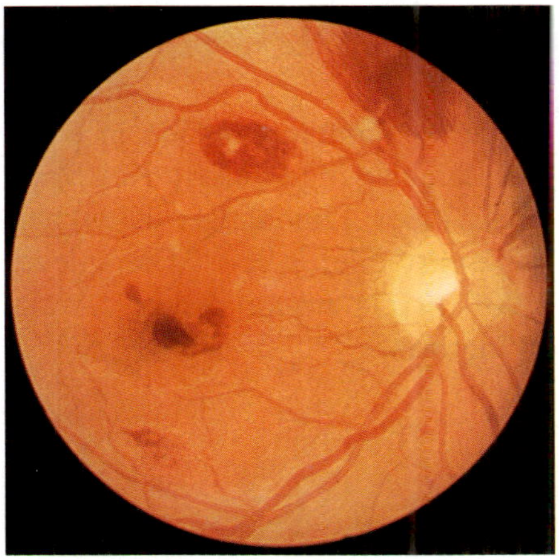

201 Netzhautblutungen und zentrale Netzhautinfiltrate bei akuter lymphoblastischer Leukämie.

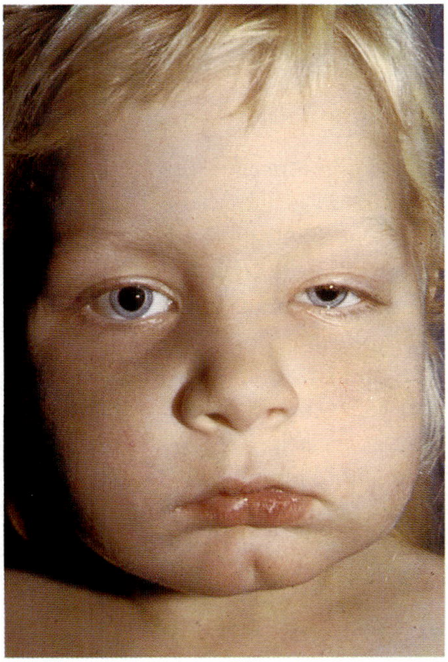

202 Mikulicz-Syndrom bei akuter lymphatischer Leukämie. Schwellung der linken Tränendrüse und Parotis. 4jähriges Mädchen.

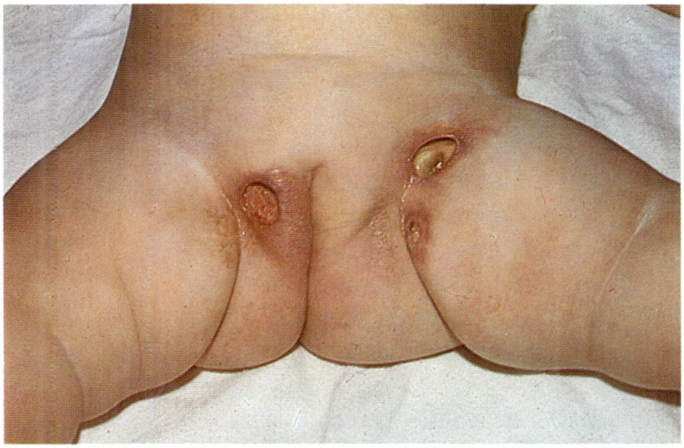

203 Torpide Ulzerationen bei einem $1\frac{3}{12}$jährigen Mädchen mit akuter lymphatischer Leukämie. Das Ecthyma ist Ausdruck der Resistenz- und Reaktionsschwäche des leukämiekranken Kindes.

Idiopathische thrombozytopenische Purpura

Definition

Die idiopathische thrombozytopenische Purpura (Werlhof), die häufigste hämorrhagische Diathese im Kindesalter, beruht auf einer Verkürzung der Thrombozytenüberlebenszeit auf einige Stunden bis Tage (statt normal 8–10 Tage) im peripheren Blut und Erhöhung des Plättchenzerfalls in der Milz; die Störung kommt entweder akut-allergisch 1–2 Wochen nach viralen oder medikamentösen Noxen oder seltener chronisch-rezidivierend durch Autoantikörperbildung in der Milz zustande.

Symptome

Thrombozytärer Blutungstyp: Neben unregelmäßig verteilten, dichtstehenden, roten Petechien (Flohstichblutungen) und linsengroßen, blauroten Hautblutungen findet man flächenhafte, blauviolette, später grüngelblich werdende Subkutanblutungen bis Handtellergröße besonders an druckexponierten Körperstellen (Leopardenhaut). Charakteristisch sind auch Blutungen in die Umgebung von Stichverletzungen (Blutentnahme). Schleimhautblutungen in Nase, Mund und Augen sind häufig, Darmblutungen seltener und im Gegensatz zur anaphylaktoiden Purpura schmerzlos. Harntraktblutungen und Menorrhagien kommen vor. In 1% sind fatale *Hirnblutungen* (intrazerebral, subarachnoidal) bei Plättchenzahlen unter 10000/mm^3 zu befürchten. Das Allgemeinbefinden ist sonst kaum beeinträchtigt.

Der Rumpel-Leede-Versuch fällt positiv aus, im Blut liegen die Thrombozytenwerte unter 30000/mm^3 (Schwellenwert für das Auftreten von Blutungen), Blutungs- und Retraktionszeit sind verlängert, die Gerinnungszeit ist normal. Im Knochenmarkausstrich findet man die Megakaryozytenzahl normal oder erhöht.

Therapie

In 85% Spontanremission in 6 Monaten; Beschleunigung durch Kortikosteroide. Nach über 12monatiger Krankheitsdauer Splenektomie; bei Therapieversagern (20%) Immunsuppression (Azathioprin, Vincristin).

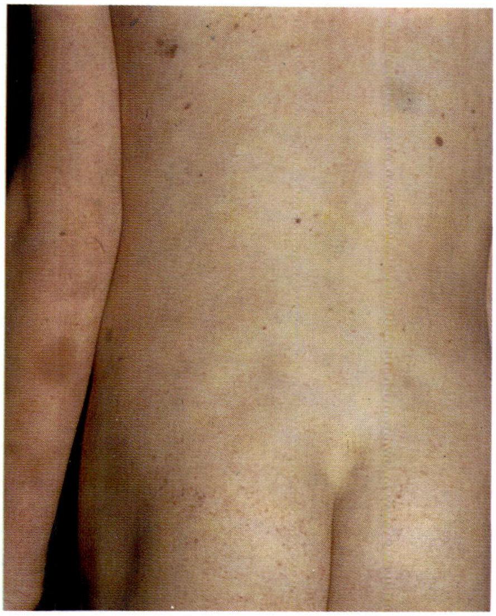

204 10jähriger Junge mit akuter thrombozytopenischer Purpura, die 1 Woche nach Rötelnerkrankung aufgetreten ist. Dichtstehende Petechien am Gesäß, linsengroße Hämorrhagien am Rücken, pfenniggroße subkutane Hämatome am Unterarm. 19000 Thrombozyten, Blutungszeit 45 Min., Gerinnungszeit 90 Sek.

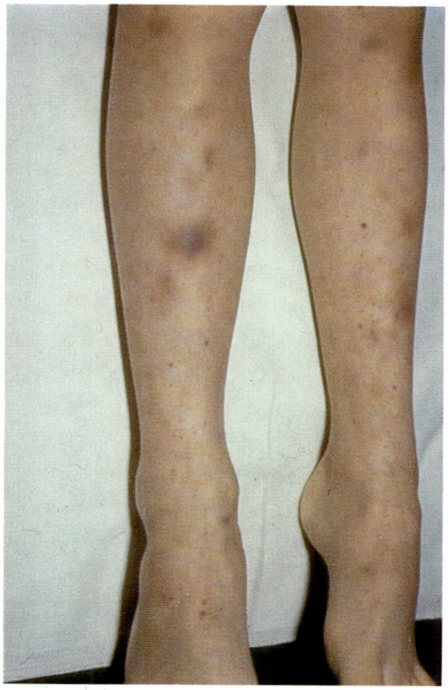

205 An den Unterschenkeln sind die Druckhämatome häufiger.

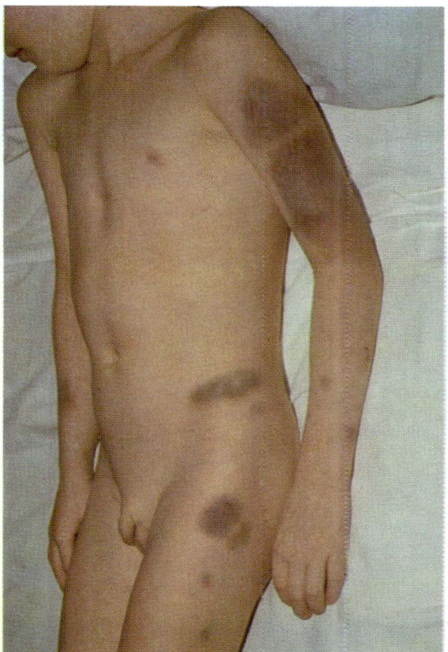

206 Ekchymosen nach geringfügigen Stoßtraumen. Dadurch kann das Bild schwerer Mißhandlung vorgetäuscht werden.

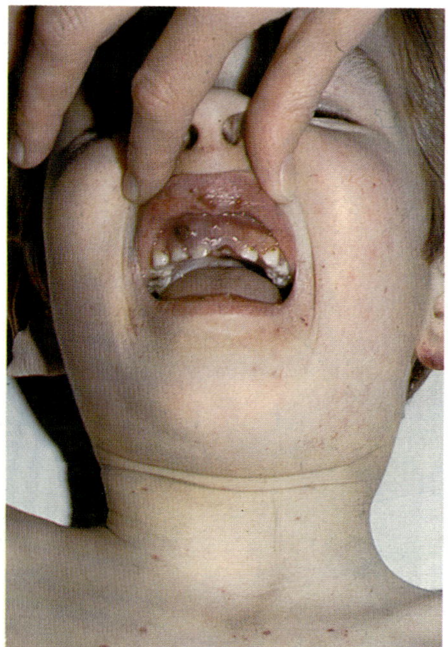

207 Blutungen an Gingiva, Wangenschleimhaut und Tonsillen. Rückbildung unter Kortikoidtherapie in 2 Wochen. 2 Jahre später bei 6jähriger Schwester ebenfalls M. Werlhof.

Hämophilie

Definition

Die Bluterkrankheit ist eine erbliche hämorrhagische Diathese, die durch geschlechtsgebundenen, X-chromosomal rezessiven Erbgang und Mangel an Gerinnungsfaktor VIII (Hämophilie A 80–85% der Fälle) oder IX (Hämophilie B, 15–20% der Fälle) gekennzeichnet ist. Nur Knaben erkranken, und zwar in einer Häufigkeit von 1:5000, phänotypisch gesunde Frauen sind Konduktorinnen, in 30–40% der Fälle wird Familiarität vermißt (sporadische Hämophilie).

Je nach genetisch determinierter Restaktivität von Faktor VIII bzw. IX unterscheidet man schwere (Restaktivität 0–1%), mittelschwere (Restaktivität 1–5%), leichte (Restaktivität 5–15%) Hämophilie und Subhämophilie (Restaktivität 15–30%).

Symptome

Das klinische Bild wird gewöhnlich nach dem ersten Lebenshalbjahr deutlich mit schwer stillbaren Blutungen schon nach geringfügigen Verletzungen (Zahnfleischhämorrhagien bei Dentition, Epistaxis), gelegentlich aber auch schon früher, etwa nach operativen Eingriffen (Zirkumzision). Nach stumpfen Traumen, besonders im Kleinkindesalter, treten großflächige, niemals petechiale Hautblutungen auf (koagulopathischer = hämophiler Blutungstyp). Muskel-, Nieren- und fatale Hirnblutungen kommen vor. Rezidivierende Gelenkblutungen können im Schulalter zu arthrotischen Veränderungen (Hämarthrosen, Blutergelenk) führen. Nach der Pubertät werden die Blutungen bei gleichbleibendem Gerinnungsdefekt weniger. Die Gerinnungsuntersuchungen ergeben eine verlängerte partielle Thromboplastinzeit (PTT) bei normaler Blutungszeit und normaler Thromboplastinzeit (Quick-Test), ferner verlängerte Rekalzifizierungszeit und pathologischen Prothrombinkonsumptionstest (über 20%). Der Thrombokinasebildungstest erlaubt die Differentialdiagnose von Hämophilie A und B. Faktor VIII und IX können auch quantitativ bestimmt werden.

Therapie

Die fehlenden Gerinnungsfaktoren werden durch Faktorenkonzentrate substituiert: therapeutisch innerhalb von 1 (–2) Stunden nach Blutungsbeginn einsetzend und bei Hämophilie A alle 8 Stunden, bei Hämophilie B alle 12 Stunden wiederholt; prophylaktisch vor Operationen und eventuell als ambulante Dauersubstitution bei schwerer Hämophilie A alle 3 Tage, bei Hämophilie B einmal wöchentlich. Komplikationsrisiken: Hepatitis-B- und Faktor-VIII-Antikörperbildung (ca. 5%).

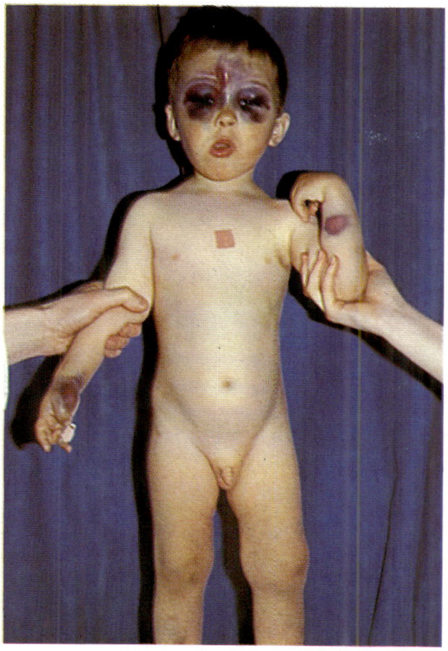

208 2jähriger Junge mit Hämophilie A. Mit 5 Monaten erstmals Hautblutungen. Jetzt nach Sturz ausgedehnte Subkutanblutungen im Gesicht, an Unterarmen und Beinen. Hämarthros des l. Kniegelenks.

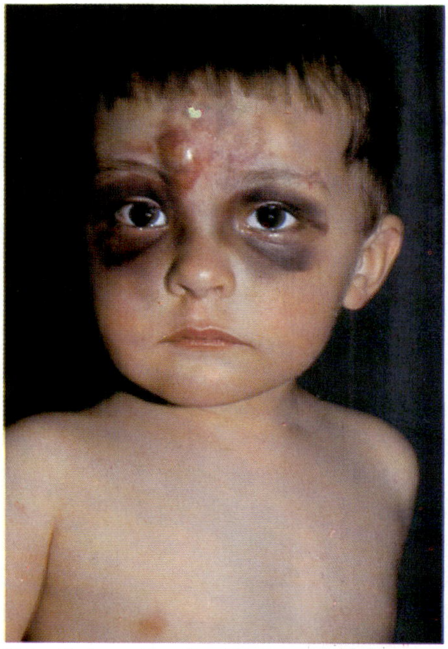

209 Neben den Hautblutungen Kephalhämatom der Stirn.

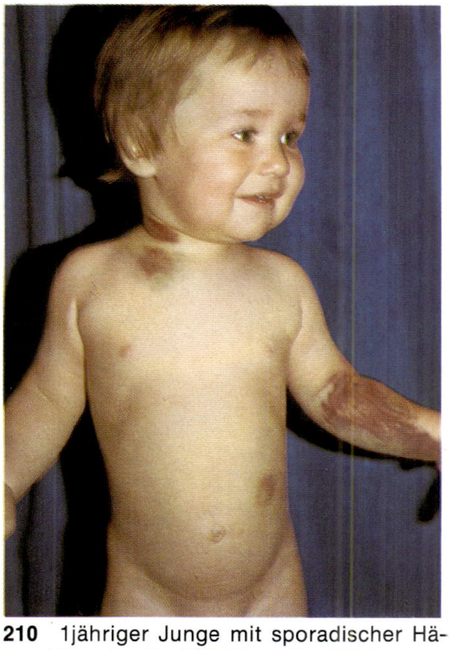

210 1jähriger Junge mit sporadischer Hämophilie A. Großflächige Hautblutungen. Blutungsanämie von 3,1 g% Hämoglobin und 2,73 Mill. Erythrozyten. Faktor-VIII-Restaktivität 2%.

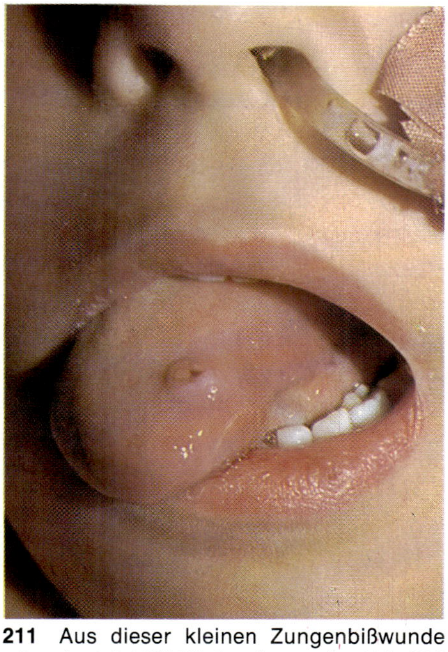

211 Aus dieser kleinen Zungenbißwunde wäre der jetzt $5\frac{9}{12}$jährige Junge der Abb. 208 und 209 fast verblutet. Erst nach dreiwöchiger Substitutionsbehandlung mit Faktor-VIII-Konzentraten stand die Blutung.

Anaphylaktoide Purpura

Definition

Die anaphylaktoide Purpura (Schoenlein-Henoch-Syndrom) ist ein besonders im Kleinkindesalter vorkommendes vaskuläres Blutungsübel, dem eine allergische Kapillarschädigung zugrunde liegt und das daher oft 1–2 Wochen nach einer Infektion oder nach Zufuhr eines medikamentösen oder nutritiven Allergens auftritt. Die zugrunde liegende pathologische Immunreaktion durch humorale IgM- und IgG-Komplexe entspricht der Arthus-Reaktion. Jungen sind doppelt so häufig betroffen wie Mädchen.

Symptome

Blutungen und Ödeme sind Folgen der erhöhten Gefäßpermeabilität: Die symmetrisch auf Extremitäten und Gesäß verteilten, den Rumpf freilassenden stecknadelkopf- bis erbsgroßen Hautblutungen (vasopathischer Blutungstyp) entstehen gewöhnlich aus urtikariellen Effloreszenzen (*Purpura urticans,* Kokardenpurpura). Sie gehen oft mit rheumatoiden Gelenkerscheinungen *(Purpura rheumatica),* kolikartiken Leibschmerzen *(Purpura abdominalis)* und Hämaturie einher.
Die komplizierende *Glomerulonephritis,* die bei einem Drittel der Kinder besonders im frühen Schulalter auftritt, kann in 5–10% der Fälle chronisch verlaufen und zur Niereninsuffizienz führen.

Der allergischen Natur der Krankheit entsprechen schubartiger, rezidivierender Verlauf, gute Prognose und normale hämatologische Befunde. Der Rumpel-Leede-Test kann positiv ausfallen.

Differentialdiagnose

Die intermittierend kolikartigen Bauchschmerzen mit Erbrechen und Blutstühlen müssen auch an *Invagination* denken lassen, doch steht dabei die Ileussymptomatik (Erbrechen, geringer Stuhlabgang, peritoneale Fazies) im Vordergrund.
Schmerzhafte Hodenschwellung ist schwierig gegen *Hodentorsion* abzugrenzen.

Therapie

Kortikosteroide.

Tabelle **12** Differentialdiagnose der Purpuraformen.

	Kleine Hautblutungen (Petechien) generalisiert	lokalisiert (Extremit.)	Große Hautblutungen (Sugillationen, Suffusionen, Ekchymosen)
Thrombopathie (Werlhof)	+		+
Vasopathie (Schoenlein-H.)		+	
Koagulopathie (Hämophilie)			+

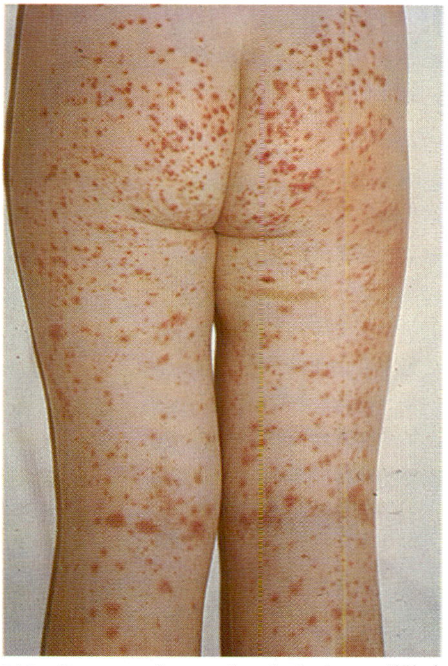

212 Purpura rheumatica bei einem 4jährigen Jungen. Kleinfleckige, symmetrisch auf Extremitäten und Nates verteilte Hautblutungen. Gelenkschmerzen und -schwellungen.

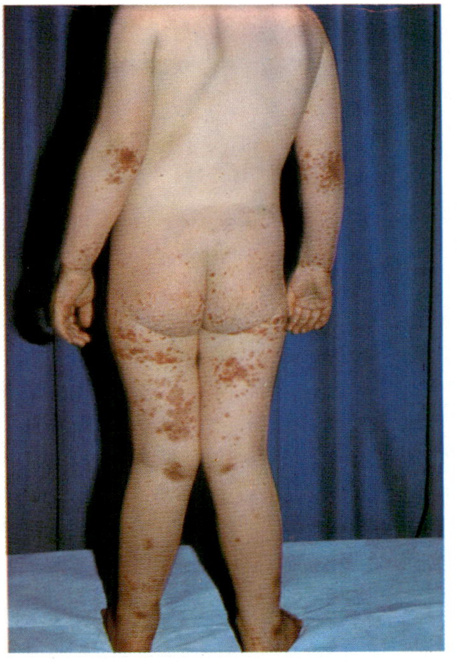

213 Anaphylaktoide Purpura. 2½jähriges Mädchen. Typische Anordnung der Hämorrhagien. Nebenbefund: Altersentsprechende Genua valga.

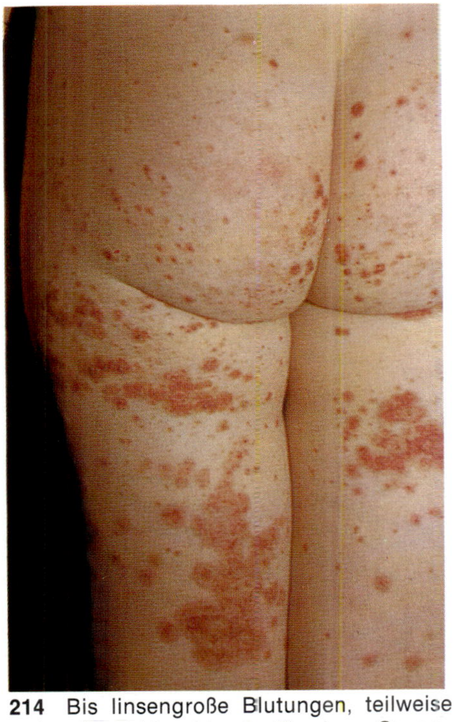

214 Bis linsengroße Blutungen, teilweise auf erythematös-girlandenförmigem Grund.

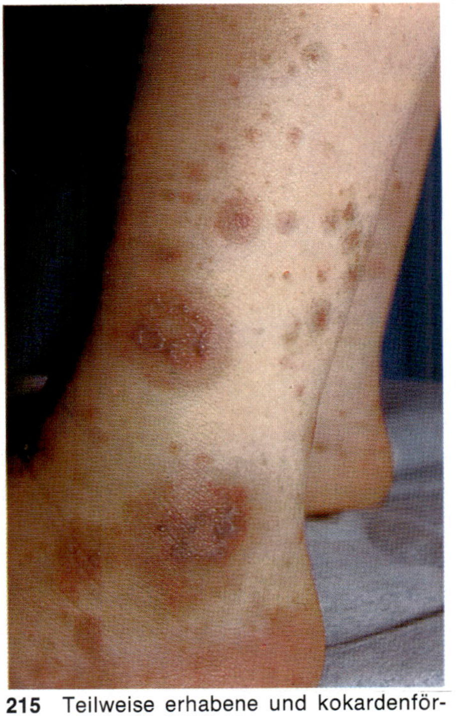

215 Teilweise erhabene und kokardenförmige Blutungen.

Erkrankungen der Luftwege

Kruppsyndrom

Definition

Unter Kruppsyndrom versteht man eine vorwiegend im Kleinkindalter auftretende stenosierende Entzündung der Kehlkopfschleimhäute, die entweder als *Laryngitis subglottica* (stenosierende Laryngotracheitis, 90–95 % der Fälle) oder als *Epiglottitis* (Laryngitis supraglottica, 5–10 %) verläuft. Bei der Laryngitis subglottica spielen ätiopathogenetisch neben einer viralen Infektion (Parainfluenzaviren) auch meteorologischer Frontendurchzug trocken-kalter Luft, Grad der Luftverschmutzung sowie allergische Reaktionsbereitschaft eine Rolle. Es gibt ausgesprochene Kruppkinder, die immer wieder erkranken, während ihre Geschwister unter gleichen Lebensumständen nie einen Krupp bekommen.

Die seltenere, aber besonders schwere Erkrankungsform der Epiglottitis ist bakteriell, in der Regel durch Haemophilus influenzae, verursacht.

Der gefürchtete Diphtheriekrupp ist mit dem drastischen Rückgang dieser Infektion verschwunden.

Symptome

Für die stenosierende *Laryngotracheitis* (bei meist jüngeren, unter zweijährigen Kleinkindern) ist die Symptomentrias Bellhusten, Heiserkeit und inspiratorischer Stridor typisch, die sich im Verlauf eines Infektes der oberen Luftwege entwickelt. Plötzlich, meist nachts, kann es dann zu lebensbedrohlicher Dyspnoe mit jugulären und epigastrischen Einziehungen, hochgradiger Unruhe und – oft unter Überspringung eines zyanotischen Stadiums – zu Bewußtlosigkeit, Kreislaufversagen und Erstickungstod kommen.

Wenn sich das bedrohlich stenosierende Bild aus scheinbar voller Gesundheit in wenigen Stunden hochakut entwickelt, die meist über zweijährigen Kleinkinder über 38° fiebern und schwer krank sind, bei inspiratorischem Stridor salivieren, Schluckschmerz und kloßige Sprache haben, dagegen Bellhusten und Heiserkeit vermissen lassen, handelt es sich um eine *Epiglottitis*.

Therapie

Die konservative Therapie der *Laryngitis subglottica* besteht in Beruhigung der erregten Mutter und des Kindes, medikamentöser Sedierung, Frischluft-, Feuchtluft-, gegebenenfalls Sauerstoffzufuhr und Kortikoidgaben. Intubation oder Tracheotomie kann auch bei der gelegentlich verharmlosend Pseudokrupp genannten Laryngitis subglottica erforderlich werden, ist aber immer bei der Epiglottitis zwingend indiziert, die außerdem der antibiotischen Behandlung mit Ampizillin bedarf.

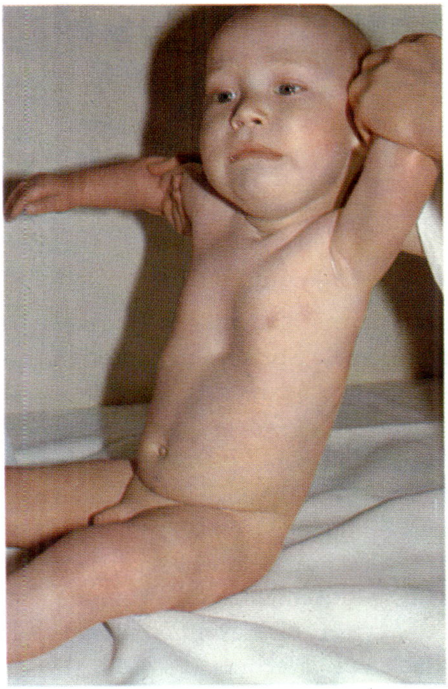

216 8 Monate alter Säugling mit Pseudokrupp: plötzlich aufgetretene starke Dyspnoe, keuchend-heisere Inspirationen, tiefe juguläre und sternale Einziehungen, livides Hautkolorit und ängstlicher Blick.

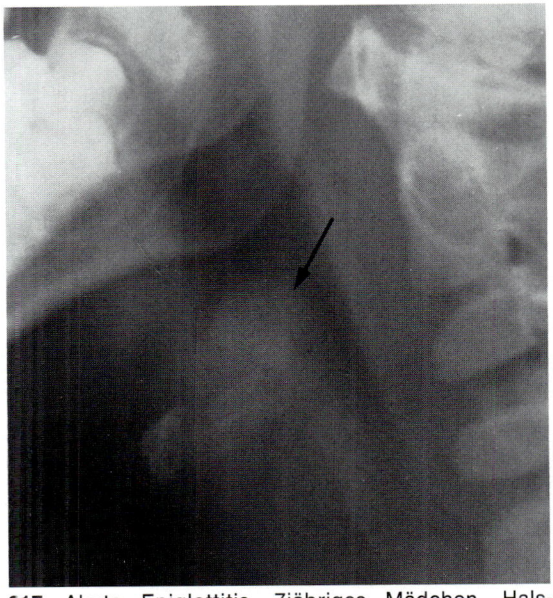

217 Akute Epiglottitis. 7jähriges Mädchen. Halsschmerzen, kein Husten, keine Heiserkeit. Schwere inspiratorische Dyspnoe. Röntgenologisch Schwellung der Epiglottis. Tracheotomie und Heilung.

Erkrankungen des Magen-Darm-Traktes

Ösophagusatresie

Definition

Beim angeborenen Ösophagusverschluß endet der proximale Speiseröhrenanteil in Höhe des 2.–3. Thorakalwirbels blind, wobei der *distale Ösophagusstumpf in 90% der Fälle durch* eine *Fistel mit der Trachea verbunden* ist (Typ III b nach VOGT). In 8% der Fälle fehlt eine Ösophagotrachealfistel (Typ II), und die seltenen restlichen Atresien haben Verbindungen vom oberen und unteren (Typ III c) oder nur vom oberen Blindsack zur Trachea (Typ III a). (Abb. 218) Man rechnet mit einer Ösophagusatresie auf 2000 Geburten. Etwa ein Drittel der Fälle ist mit Frühgeburtlichkeit und Hydramnion kombiniert.

Symptome

Klinisches Leitsymptom ist das Herauslaufen von Speichel und schaumigem Schleim aus dem Mund des Neugeborenen. Bei der ersten Nahrungsaufnahme wird die Nahrung sofort ungesäuert erbrochen. Dyspnoische und zyanotische Anfälle zeigen die Speichel- oder Nahrungsaspiration an. Die eingeführte Magensonde stößt nach 10–15 cm auf Widerstand und rollt sich auf. Die Röntgenuntersuchung mit einem wasserlöslichen Kontrastmittel objektiviert die Diagnose; eine untere Trachealfistel ist an der Luftfüllung von Magen und Darm zu erkennen.

Therapie

Die Mißbildung ist chirurgisch mit Erfolg korrigierbar. Die Diagnose muß in den ersten 3 Lebenstagen gestellt werden. Ohne Operation sterben alle diese Kinder an Aspirationspneumonien. Die allgemeine Prognose wird dadurch getrübt, daß in etwa einem Drittel der Fälle weitere Mißbildungen (Herzvitien, Darmatresien) und Frühgeburtlichkeit vorliegen.

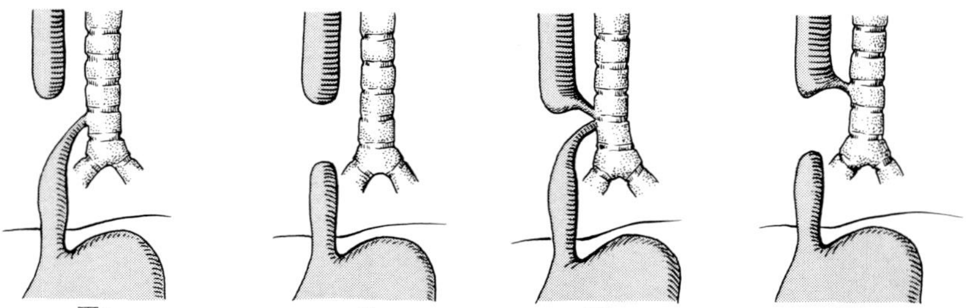

Typ:	III b	II	III c	III a
Häufigkeit:	85-90%	7-8%	1-2%	1%

218 Häufigste Formen der Ösophagusatresie (nach *Willital*).

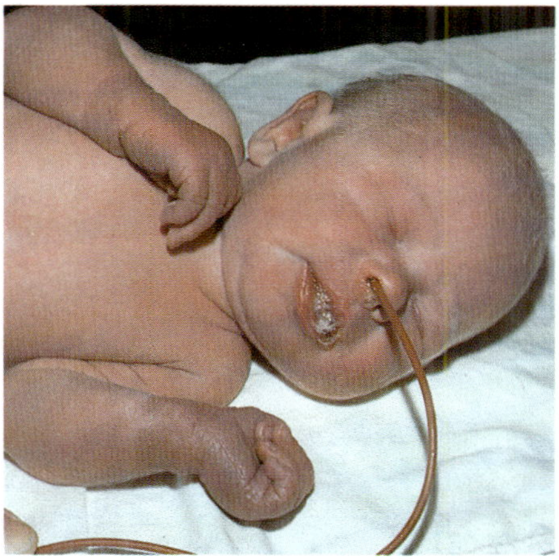

219 48 Stunden altes Neugeborenes mit Ösophagusatresie. Typischer Aspekt: Schaumiger Speichel vor dem Mund, Zyanose.

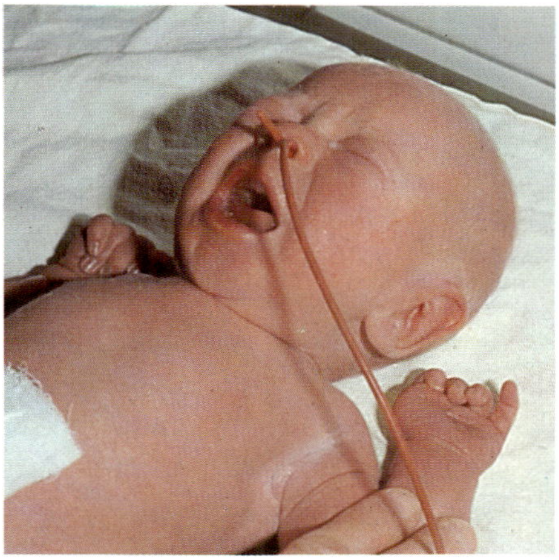

220 Beim Sondieren Stopp und Umknikken des endonasal eingeführten Gummikatheters.

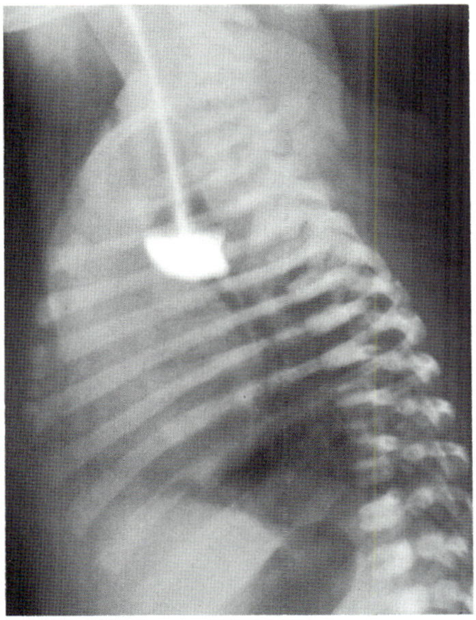

221 Kind der Abb. 219 und 220: Röntgenologisch Blindsack im Bereich des oberen Ösophagusdrittels, in dem die aufgerollte Sonde zu erkennen ist. Luftfüllung des Magens. Operation: Ösophagusatresie Typ VOGT IIIb.

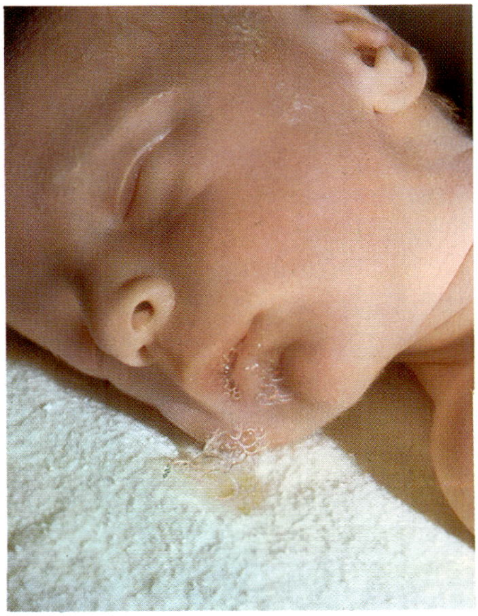

222 Dieser Aspekt der Frühgeborenen (Gewicht 1840 g) mit schaumigem Speichel vor dem Mund ermöglicht am 1. Lebenstag die Verdachtsdiagnose Ösophagusatresie. Röntgenologische Objektivierung (Typ IIIb), Operation, Exitus letalis.

Pylorospasmus

Definition

Der Pylorospasmus (spastisch-hypertophische Pylorusstenose) ist eine ätiopathogenetisch noch ungeklärte, angeborene Erkrankung des ersten Lebenshalbjahres, bei der es durch Spasmus und Hypertrophie des Magenpförtners zu einem charakteristischen Obstruktionssyndrom des Magenausgangs kommt. Von den Erkrankten sind 80% Knaben.

Die Störung ist polygen erbbedingt. Sie kommt in Nordeuropa mit einer Häufigkeit von 0,2–0,4% vor. Erbprognose: Tab. **13**.

Symptome

Klinische Leitsymptome sind das frühestens am Ende der 1. Lebenswoche, meistens nach 3 Wochen beginnende spastische Erbrechen, äußerlich sichtbare Magenperistaltik, Oligurie und Pseudoobstipation. Im weiteren Verlauf kann es zu Hämatinerbrechen, Dystrophie, Exsikkose und Coma pyloricum kommen.

Röntgenologisch kann man Gasarmut des Dünndarms, Magenektasie, Entleerungsverzögerung des Magens und Verengung und Verlängerung des Canalis egestorius nachweisen.

Differentialdiagnose

Die Differentialdiagnose muß in erster Linie die angeborene *Duodenalstenose,* die *Hiatushernie* und das *adrenogenitale Salzverlustsyndrom* (Pseudopylorospasmus) berücksichtigen.

Therapie

Wenn konservative Behandlung mit Sedativa, Parasympatholytika, gehäuften kleinen Mahlzeiten und erfahrener, ruhiger Pflege nicht zur Gewichtszunahme führt, wird die Pylorotomie nach Weber-Ramstedt durchgeführt.

Tabelle **13** Familiäre Erkrankungsrisiken bei Pylorospasmus

Erkrankter Proband	Erkrankungsrisiken der Brüder	Schwestern	Söhne	Töchter
Männlich	3,8%	2,7%	5,5%	2,4%
Weiblich	9,2%	3,8%	18,9%	7%

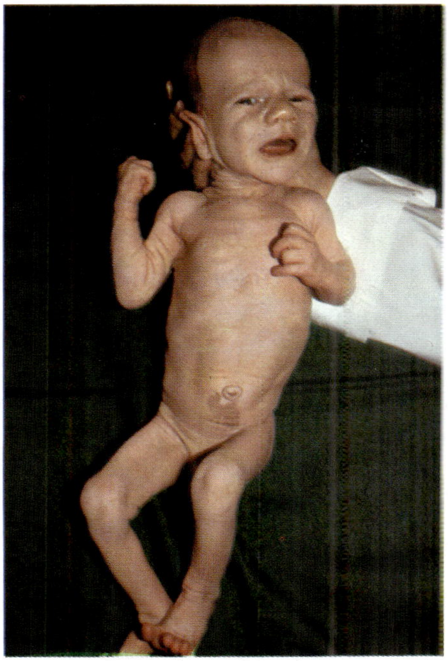

223 3 Wochen alter, dystropher männlicher Säugling mit Pylorospasmus. Fehlendes Unterhautfettgewebe, faltige Haut, greisenhaftes Aussehen. Gewicht 2500 g, Geburtsgewicht 2800 g. Operative Behandlung.

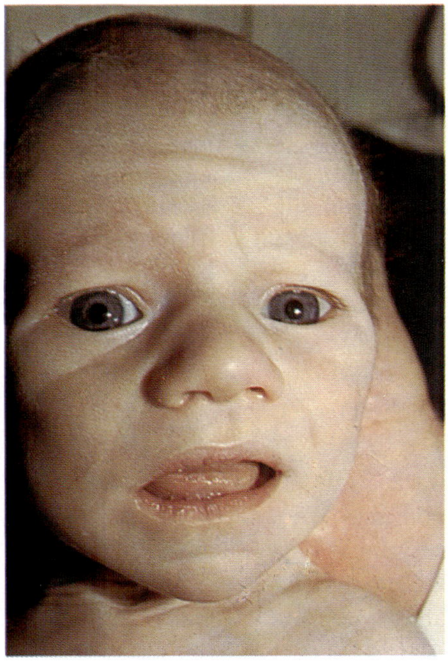

224 Typischer Gesichtsausdruck bei Pylorospasmus: Gerunzelte Stirn, große Augen, schmerzliche Mimik, Dystrophie. 3 Wochen alt.

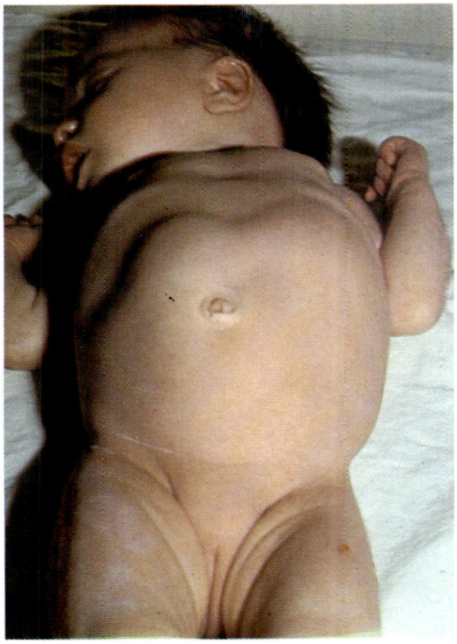

225 Ausgeprägte Magensteifungen bei Pylorospasmus. Alter 4 Wochen. Heilung durch konservative Behandlung.

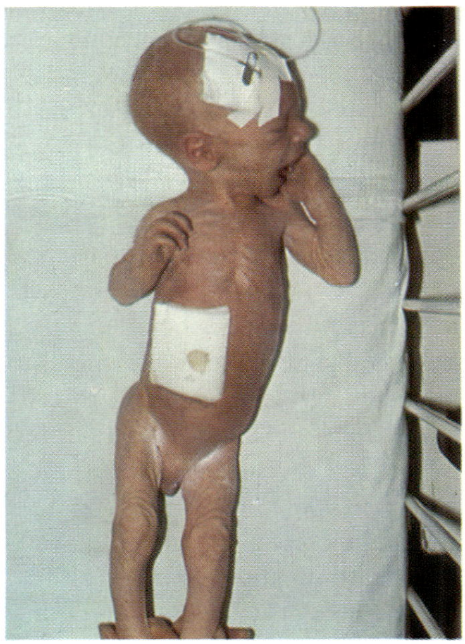

226 Atrophie als Folge nicht erkannter Pylorusstenose. 6 Wochen alt, Gewicht mit 2150 g 1000 g unter dem Geburtsgewicht. Schwund des Fettpolsters, vorstehende Rippen- und Beckenknochen, faltenreiche Oberschenkelhaut, Greisengesicht.

Angeborene Dünndarmatresie

Definition

Angeborene Kontinuitätsunterbrechungen des Darmlumens, die in einer Häufigkeit von etwa 1:3000 vorkommen, bevorzugen Rektum und Anus, Ileum und Duodenum. Es besteht entweder eine Verschlußmembran, ein solider, bindegewebiger Strang oder eine lokalisierte Aplasie des betreffenden Darmabschnitts.
Atresien im Dünndarmbereich sind in etwa 20% der Fälle multipel; die Kombination einer Dünndarm- mit einer Kolonatresie kommt dagegen praktisch nicht vor. Etwa ein Drittel der Fälle von Dünndarmatresie betreffen Frühgeborene.

Symptome

Alle Neugeborenen mit Darmatresie bieten klinisch das Bild des *Ileussyndroms,* das um so später in Erscheinung tritt, je tiefer der Verschluß lokalisiert ist. Leitsymptom ist das gallig werdende Erbrechen. Es steht beim hohen Darmverschluß der Duodenalatresie, die in 95% distal der Vaterschen Papille liegt, frühzeitig im Vordergrund, zusammen mit dem eingefallenen Mittel- und Unterbauch und dem unter Umständen normal erscheinenden Mekoniumabgang. Bei tieferen Darmverschlüssen tritt zum galligen Erbrechen das aufgetriebene Abdomen und der fehlende oder ungenügende Abgang von atypischem, hellem Mekonium hinzu.
Röntgenologisch läßt schon die Abdomenübersichtsaufnahme in senkrechter Position durch die Verteilung von luftgefüllten und luftleeren Darmabschnitten und Spiegelbildungen Rückschlüsse auf den Sitz des Verschlusses zu.
Bei allen Atresien des Magen-Darm-Kanals kommt es um so häufiger zur Ausbildung eines Hydramnions, je höher der Verschluß sitzt (Ösophagus-, Duodenalatresie).

Differentialdiagnose

Die praktisch wichtigsten Ursachen intestinaler Obstruktion im Neugeborenenalter sind neben den angeborenen Darmatresien mit etwa gleicher Häufigkeit *Malrotation* und *Volvulus, Hirschsprungsche Erkrankung* und *Mekoniumileus.*

Therapie

Sofortige kinderchirurgische Behandlung.

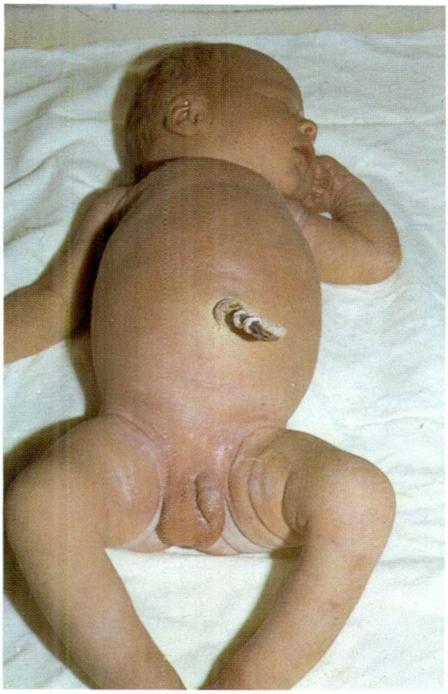

227 Ileumatresie. 3 Tage alt. Aufgetriebenes Abdomen.

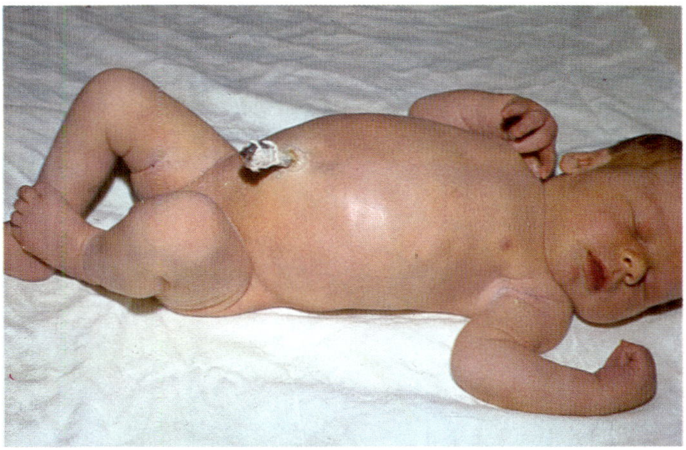

228 Sichtbare Peristaltik und glänzende Bauchdecken bei meteoristischem Abdomen.

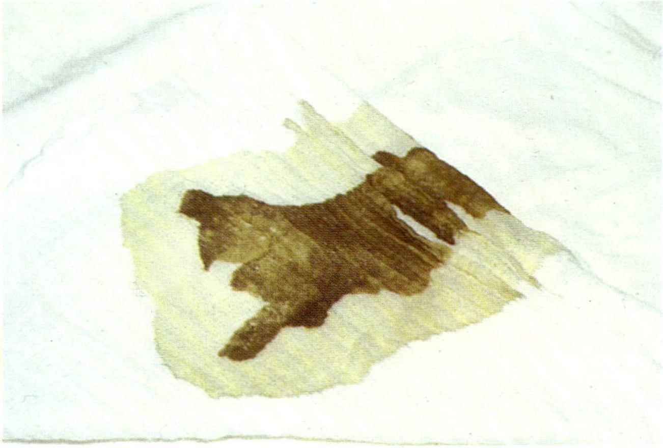

229 Gallig-fäkulentes Erbrechen am 3. Lebenstag bei dem auf Abb. 227 und 228 gezeigten Kind.

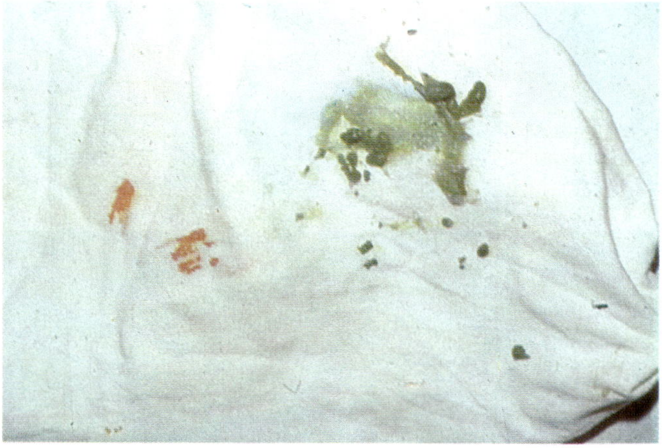

230 Es wird mehrmals substanzarmer, gummiartiger, heller Darminhalt abgesetzt. Die rötlichen Flecken in der Windel entsprechen Ziegelmehlsediment.

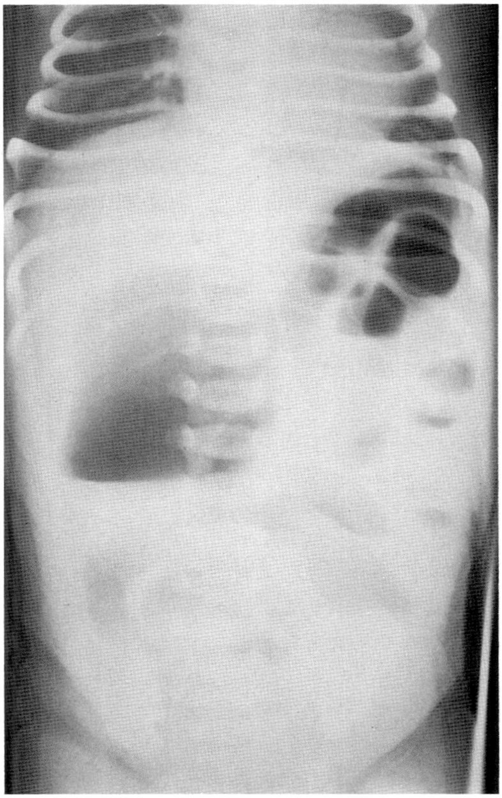

231 Mehrere geblähte Darmschlingen im linken Oberbauch und stark geblähte, prästenotische Dünndarmschlinge mit Spiegelbildung im rechten Mittelbauch. Operation: Membranverschluß im unteren Ileum (Kind Abb. 227 bis 230).

Mukoviszidose

Definition

Die Mukoviszidose (zystische Fibrose) ist ein autosomal-rezessives Erbleiden, das sich in einer Funktionsstörung der exokrinen Drüsen mit Viskositätserhöhung der Sekrete, Verstopfung der Drüsenausführungsgänge und zystisch-fibröser Degeneration besonders von Pankreas und Lunge manifestiert. Die Morbidität beträgt 1 auf 1500–2000 Neugeborene.

Symptome

In 10% der Fälle tritt die Erkrankung schon in der Neugeborenenperiode als *Mekoniumileus* in Erscheinung, bei dem eingedicktes Mekonium die Darmpassage im terminalen Ileum verlegt. Nach den ersten Lebenswochen – oft zum Zeitpunkt des Abstillens – kommt es zu Erscheinungen der *Verdauungsinsuffizienz* durch Pankreasenzymmangel: Dyspepsie, Steatorrhö, Meteorismus, Rektumprolaps und Dystrophie trotz guten Appetits. Gleichzeitig entwickelt sich die *pulmonale Symptomatik* mit chronisch-rezidivierenden Bronchitiden, deren Frühsymptom der hartnäckige, unproduktive, afebrile Reizhusten ist.
Die Diagnose wird gesichert durch den Nachweis des erhöhten Natrium- und Chlorgehalts im Schweiß (Pilokarpin-Iontophorese), wobei Werte über je 60 mval für Mukoviszidose beweisend sind. Durch Nachweis von Albuminvermehrung im Mekonium mit Hilfe eines Streifenschnelltests (BM-Test) ist die Frühdiagnose schon im Neugeborenenalter mit einer Treffsicherheit von 75–80% möglich.

Differentialdiagnose

Alle Formen *chronischer Gedeihstörungen* und Darmerkrankungen sowie chronisch-rezidivierende Prozesse der Atmungsorgane, insbesondere *spastische Bronchitis* und *Pertussis,* müssen abgegrenzt werden.

Therapie

Durch kombinierte Maßnahmen von Fermentsubstitution. Bronchialschleimverflüssigung und Infektionsbekämpfung wird versucht, die Lebenserwartung über das Kindesalter hinaus zu verlängern.

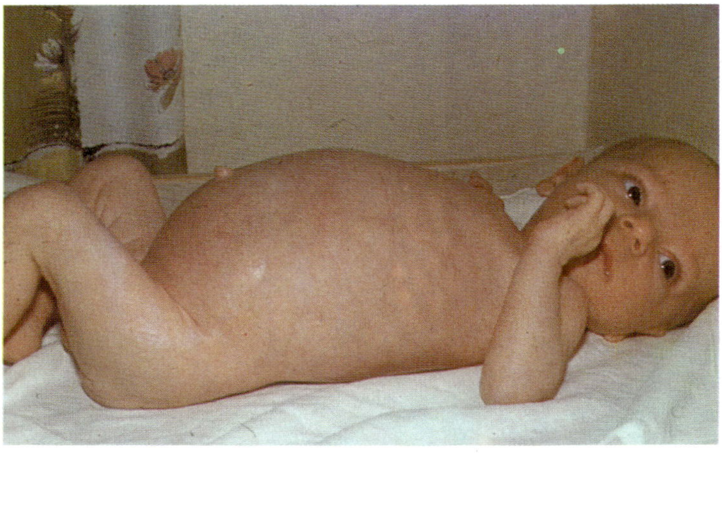

232 5 Monate alter Säugling mit Mukoviszidose. Aufgetriebenes Abdomen, Blässe.

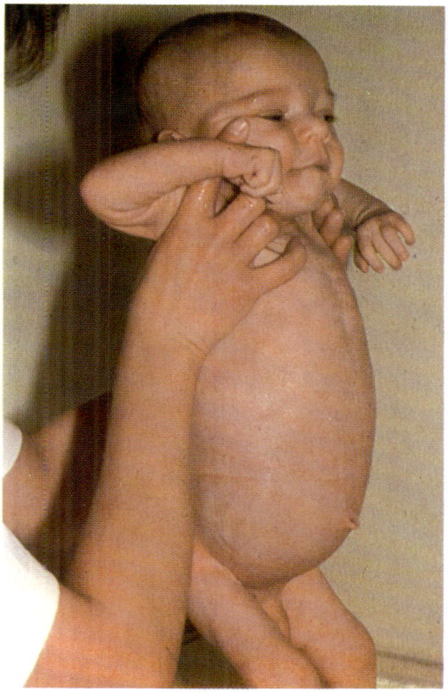

233 Dystrophie. Gewicht 5500 g, Geburtsgewicht 4000 g.

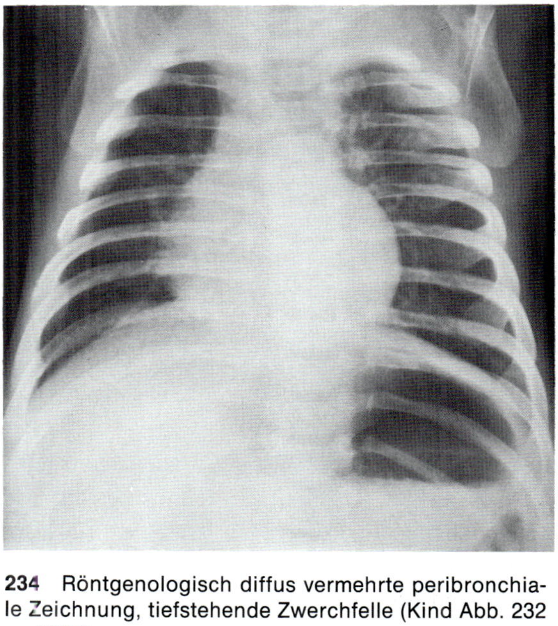

234 Röntgenologisch diffus vermehrte peribronchiale Zeichnung, tiefstehende Zwerchfelle (Kind Abb. 232 und 233).

Angeborene Gallengangsatresie

Definition

Als angeborene Mißbildung können die extrahepatischen Gallenwege in ganzer Ausdehnung oder streckenweise atretisch oder hypoplastisch-stenotisch sein; sehr selten kommt die Atresie der intrahepatischen Gallengänge vor. Alle Formen führen klinisch zum Bild des Verschlußikterus und werden etwa einmal unter 10000 Neugeborenen beobachtet. Extrahepatische Verschlüsse sind bei Mädchen häufiger als bei Knaben.

Symptome

Leitsymptom ist der in der 2. Lebenswoche auftretende und dann allmählich zunehmende Ikterus mit acholischen Stühlen, dunkelbraunem Urin und zunehmender Leberschwellung. Nach dem ersten Trimenon entwickelt sich eine biliäre Leberzirrhose mit Hepatosplenomegalie und Aszites. Der Tod erfolgt im Leberkoma.

Differentialdiagnose

Das Bild des Verschlußikterus gibt es auch funktionell durch eingedickte Galle nach Morbus haemolyticus neonatorum oder Frühgeborenenhyperbilirubinämie *(Syndrom der eingedickten Galle)*. Bei innerhalb der ersten 24 Lebensstunden auftretendem, immer pathologischem Ikterus kommt ein *Morbus haemolyticus neonatorum* (S. 56) in Frage.

Der *physiologische Neugeborenenikterus* beginnt in der Regel am 3., frühestens am 2. Lebenstag.

Weitere Ikterusursachen in der Neonatalperiode sind Sepsis (S. 58), Lues, Hepatitis, kongenitale hämolytische Anämie, Toxoplasmose, Listeriose und Zytomegalie; ferner als seltenere angeborene Stoffwechselstörungen Hypothyreose (S. 80), Alpha-1-Antitrypsinmangel und Galaktosämie. Ein verstärkter Neugeborenenikterus kann aber auch als Folge einer erschwerten Geburt und kindlicher Hautblutungen (Belastungs- und Resorptionsikterus) oder einer Ernährung mit Muttermilch (Pregnandiol-Ikterus) auftreten.

Therapie

Laparoskopie mit Cholangiographie und Leberbiopsie oder Laparotomie vor Ablauf des zweiten Lebensmonats klären die anatomischen Verhältnisse. Intrahepatische Gallengangsatresien sind chirurgischer Therapie nicht zugänglich. Auch bei den operablen extrahepatischen Verschlüssen ist die Spätprognose schlecht (Heilung unter 2%).

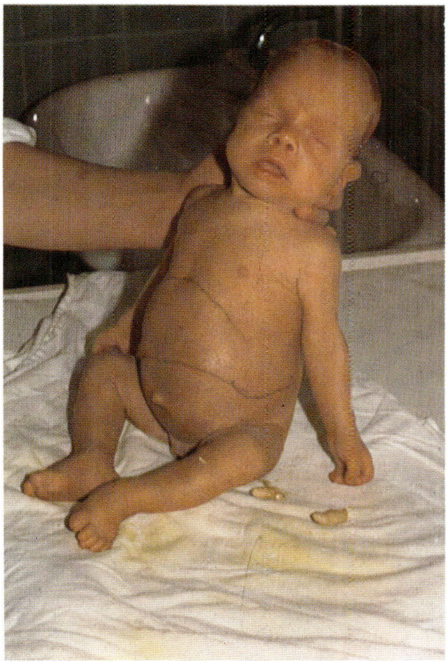

235 Intra- und extrahepatische Gallengangsatresie. 3 Monate alt. Biliverdinikterus, helle Stühle, Hepatosplenomegalie. Exitus im Alter von 4 Monaten im Coma hepaticum.

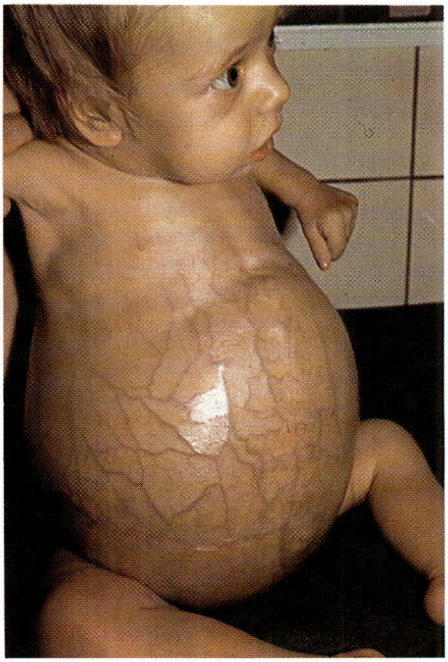

236 Caput medusae und Aszites bei 9 Monate altem Säugling mit inoperabler Gallengangsatresie. Tod im Coma hepaticum mit 9½ Monaten.

Hautnabel

Definition

Der Hautnabel ist eine harmlose Anomalie, bei der die Bauchhaut zylindrisch auf die Nabelschnur übergreift. Seine Bedeutung liegt lediglich in der häufigen Verwechslung mit einem Nabelbruch und der daraus resultierenden überflüssigen Behandlung.

Symptome

Anstelle des Nabelgrübchens findet sich ein zylindrisch vorgestülpter, hautüberzogener Nabelstumpf.

Differentialdiagnose

Vor der Fehldiagnose einer Nabelhernie schützt die Palpation mit dem Finger: Beim Hautnabel tastet man keine Bruchpforte, sondern einen engen Nabelring.

Therapie

Eine Behandlung ist nicht erforderlich. Oft schrumpft der Nabelstumpf und verschwindet später im Bauchfett, so daß auch das kosmetische Problem gelöst ist.

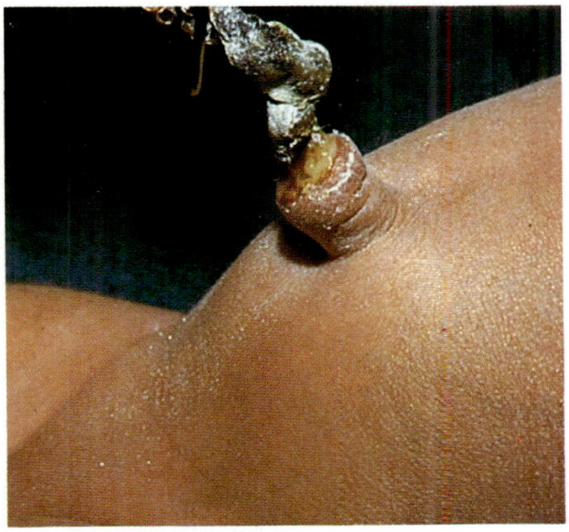

237 Hautnabel bei 6 Tage altem Säugling.

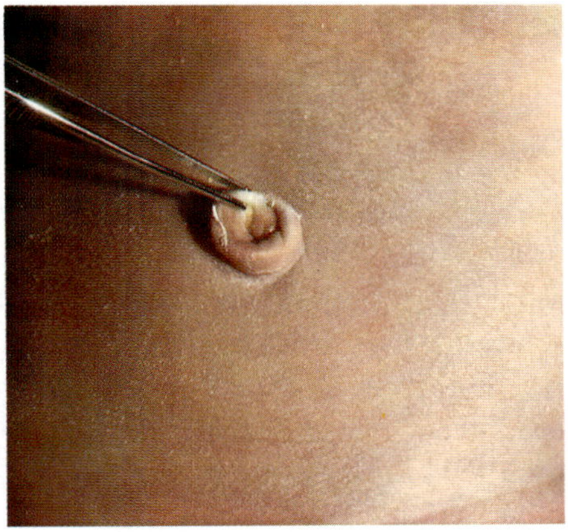

238 Hautnabel, der sich bei Anhebung mit der Pinzette entfaltet.

Nabelhernie

Definition

Der Nabelbruch resultiert aus Dehnung und Vorwölbung der Umbilikalnarbe durch den primär unvollständig verschlossenen oder sekundär ausgeweiteten Nabelring hindurch. Die Entstehung wird durch erhöhten intraabdominellen Druck (Schreien bei Neuropathie, Pressen bei Obstipation, Husten bei Pertussis) und durch schlaffe Bauchdecken (Frühgeborene, Dystrophie) begünstigt.
Kleinere, bis erbsgroße Hernien enthalten oft nur den peritonealen Bruchsack, kirsch- bis walnußgroße auch Netz und Dünndarm.
Mädchen sind doppelt so häufig betroffen wie Jungen.

Symptome

Über dem Nabelring wölbt sich, besonders beim Pressen und Schreien, ein prall-elastischer Tumor vor, der immer leicht zu reponieren ist und praktisch nicht inkarzeriert. Bei Palpation mit der Fingerkuppe tastet man den Nabelring oft nur linsengroß, wobei Druck- oder Spontanempfindlichkeit (in etwa 5% der Fälle) für Netzadhäsion sprechen.

Therapie

Die meisten Nabelhernien heilen spontan oder auch unterstützt durch Pflasterverbände im ersten Lebensjahr. Die Rückbildung der physiologischen Rektusdiastase, die mit Straffung der Bauchmuskeln beim Sitzen und Stehen eintritt, fördert die Spontanheilung. Sonst wird man zu Beginn des 2. Lebensjahres operieren, insbesondere auch, wenn eine familiäre Hernienbelastung (Bindegewebsschwäche) besteht.

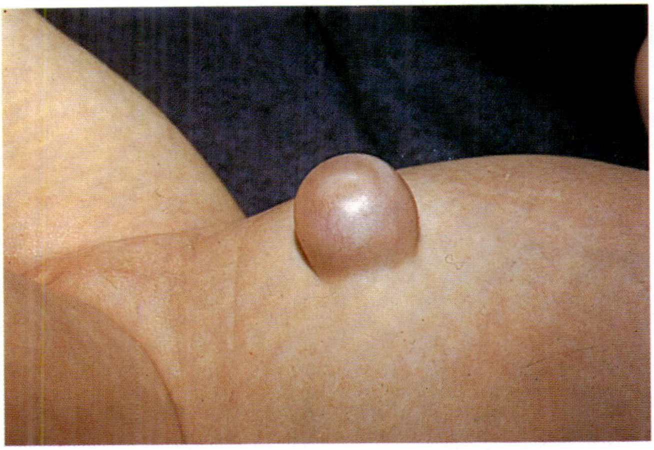

239 Kirschgroße Nabelhernie mit verdünnter, bräunlich verfärbter Hautbedeckung. Der Bruchsackinhalt ist unter Gurren reponierbar, die Bruchpforte für Zeigefingerkuppe eingängig. Nach Vergrößerung trotz Pflasterbehandlung Operation im 4. Lebensmonat.

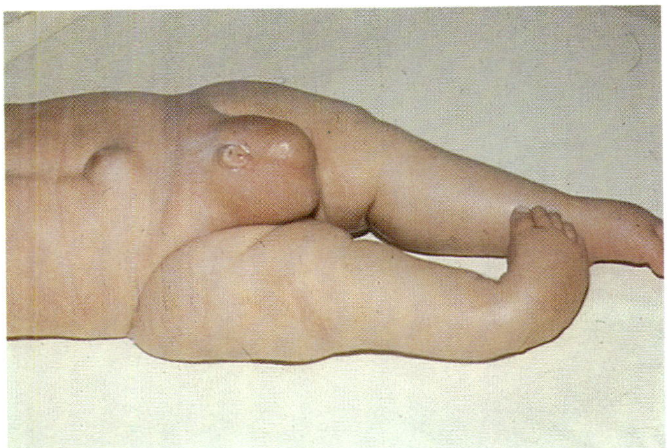

240 Nabelbruch und doppelseitiger Leistenbruch (Hernia scrotalis) bei Myelomeningocele lumbosacralis mit Beckenbodenlähmung und neurogenem Klump- und Spitzfuß. 3 Monate alter Säugling.

Supraumbilikale Hernie

Definition

Die supra- oder paraumbilikale Hernie ist eine Faszienlücke in der Linea alba direkt oberhalb des Nabels, durch die entweder ein präperitoneales Lipom oder ein echter peritonealer Bruchsack austritt.

Symptome

Unmittelbar oberhalb des Nabels ist eine Vorwölbung zu sehen, die sich beim Pressen verstärkt. Bei der Palpation fühlt man einen scharf begrenzten, halbmondförmigen Defekt in der Linea alba. Peritonealzug oder Netzadhäsion können Abdominalbeschwerden machen.

Therapie

Operation.

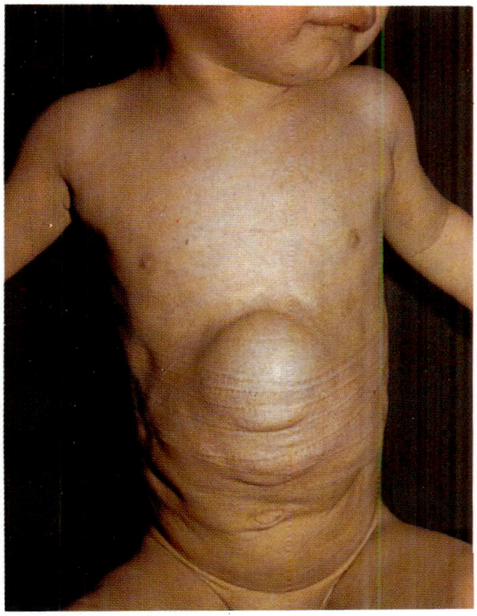

241 Große, angeborene epigastrische Hernie. 14 Monate alter Junge.

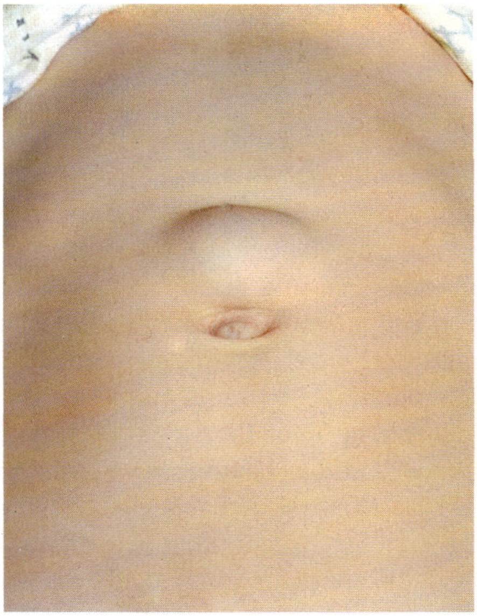

242 Supraumbilikale Hernie. $1\frac{8}{12}$jähriges Mädchen ohne Beschwerden.

Leistenhernie

Definition

Die kindlichen Inguinalhernien sind fast ausnahmslos angeborene, indirekte Leistenbrüche, wobei die Bruchpforte vom Leistenkanal und der Bruchsack bei Knaben vom nichtobliterierten Processus vaginalis peritonaei entlang dem Samenstrang und bei Mädchen vom Nuckschen Divertikel entlang dem Lig. teres uteri gebildet werden. Ihre Häufigkeit beträgt etwa 3–5%, Knaben sind mit 90% bevorzugt, 60% dieser Brüche kommen rechtsseitig, 30% linksseitig und 10% beidseitig vor.

Symptome

Leistenhernien, wenngleich in der Anlage angeboren, treten meistens erst einige Wochen nach der Geburt in Erscheinung. Sie kommen vor allem bei frühgeborenen, dystrophen, viel schreienden und hustenden Säuglingen vor. Der Bruchsack reicht entweder bis in die Tiefe des Skrotums zum nicht tastbaren Hoden herunter (*Hernia scrotalis,* Hernia vaginalis testicularis), wobei die überdehnte Skrotalhaut ihre normale Fältelung vermissen und den Penis manchmal fast völlig verschwinden läßt; man hat dann den Eindruck eines doppelseitigen Hodenbruchs, der aber nur durch die Verdrängung des medianen Skrotalseptums zur gesunden Gegenseite hin vorgetäuscht wird. Oder der Bruchsack endet höher im Verlauf des Samenstranges *(Hernia vaginalis funicularis),* so daß die Bruchgeschwulst nur als haselnußgroße Verwölbung vor dem äußeren Leistenring erkennbar ist.

Die *Inkarzeration* droht praktisch nur in den ersten beiden Lebensjahren und hier um so weniger, je weiter die Bruchpforte ist. Bei Mädchen ist der Bruchinhalt nicht selten das Ovar, das nicht durch brüsken Repositionsdruck geschädigt werden darf.

Differentialdiagnose

Die *Hydrocele funiculi spermatici* und *Hydrocele testis* unterscheiden sich von der Hernia inguinalis durch prall-elastische Konsistenz, homogene Diaphanie und Schenkelschall; die Hydrozele ist meist auch nicht ausdrückbar, während die nichtinkarzerierte Hernie unter Gurren zurückzudrücken ist.

Bei Mädchen mit doppelseitigen Leistenhernien und darin tastbaren Gonaden muß man an eine *testikuläre Feminisierung* denken.

Therapie

Wegen der Inkarzerationsgefahr ist die baldige operative Behandlung im Säuglingsalter indiziert, auch wenn sich durch verspätete Obliteration des Processus vaginalis peritonaei im ersten Lebenshalbjahr noch etwa 25% der Hernien spontan zurückbilden können.

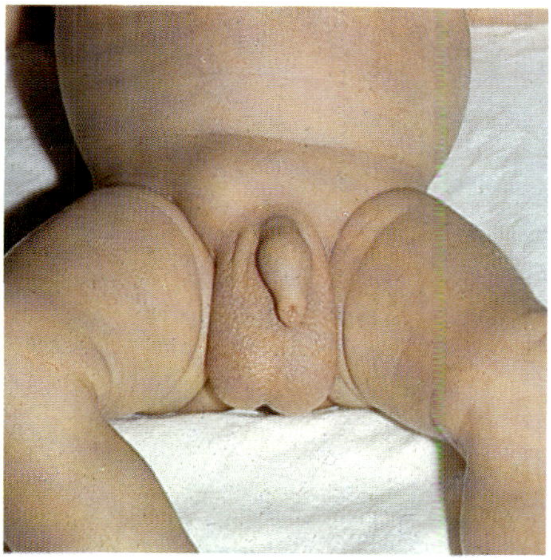

243 Rechtsseitige Hernia funicularis. 8 Wochen altes Zwillingsfrühgeborenes (Geburtsgewicht 1970 g)

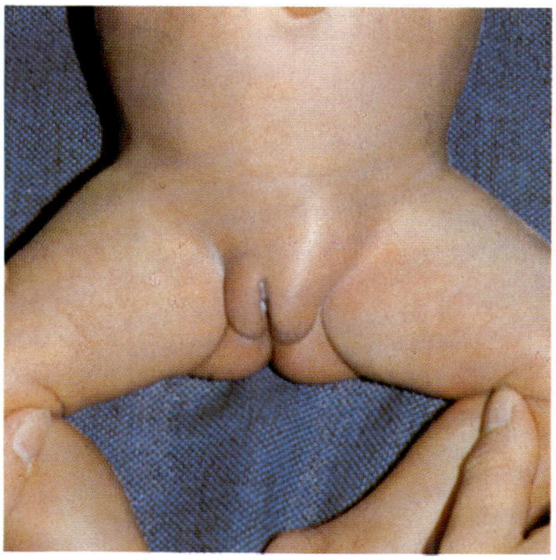

244 Linksseitiger Leistenbruch bei 11 Wochen altem Frühgeborenen. Herniotomie, da der Bruchsack das Ovar enthielt.

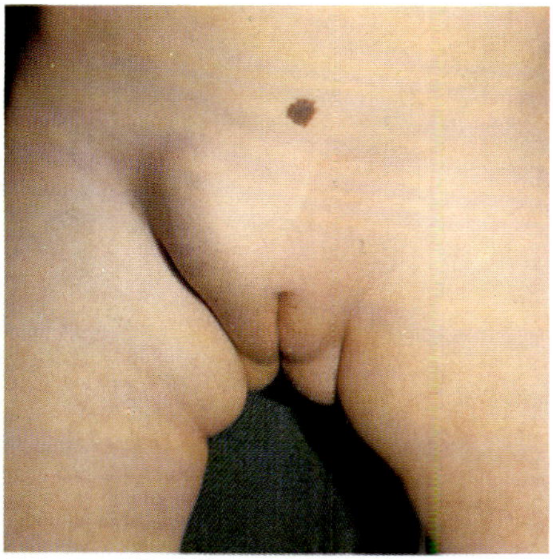

245 Rechtsseitige, walnußgroße Hernia inguinalis bei $1\frac{6}{12}$jährigem Mädchen.

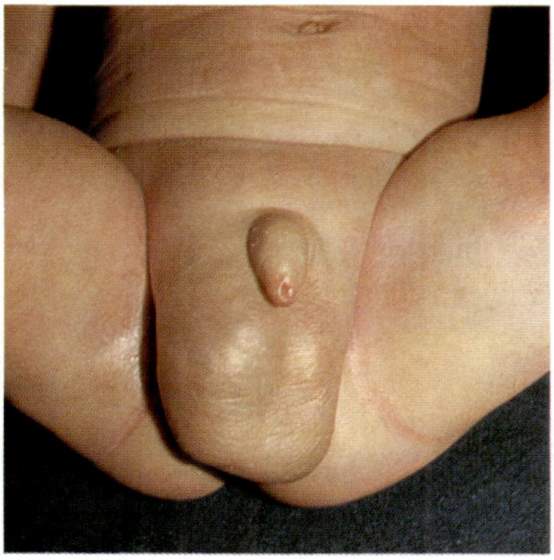

246 Große rechtsseitige Skrotalhernie. Die umfangreiche Bruchgeschwulst vergrößert das ganze Skrotum so stark, daß eine doppelseitige Hernie vorgetäuscht wird. 6 Monate altes Frühgeborenes.

Periproktitischer Abszeß

Definition

Von einer erworbenen Analfissur – durch Verletzung der Analschleimhaut infolge Fiebermessens, Zäpfchenapplikation, Kratzens bei Oxyuriasis, harter Skybala – oder einer angeborenen perianalen Fistel kann eine Infektion des lockeren periproktischen Gewebes mit eitriger Einschmelzung ausgehen.

Symptome

Schmerzen bei Defäkation und Schleimabgang aus dem Anus weisen auf die Periproktitis hin. Lokal findet man eine schmerzhafte, fluktuierende Vorwölbung neben dem Anus.

Therapie

Die Inzision des Abszesses bringt sofort Erleichterung. Rezidive müssen immer an eine – ursächliche oder konsekutive – Analfistel denken lassen, die chirurgisch exzidiert werden muß.

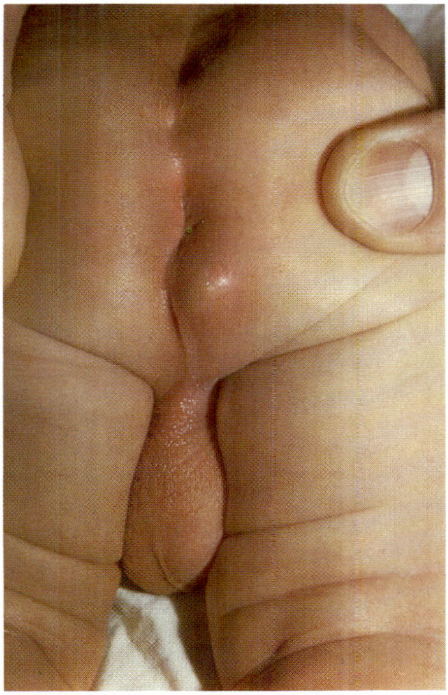

247 Periproktitischer Abszeß bei einem 2 Monate alten Säugling.

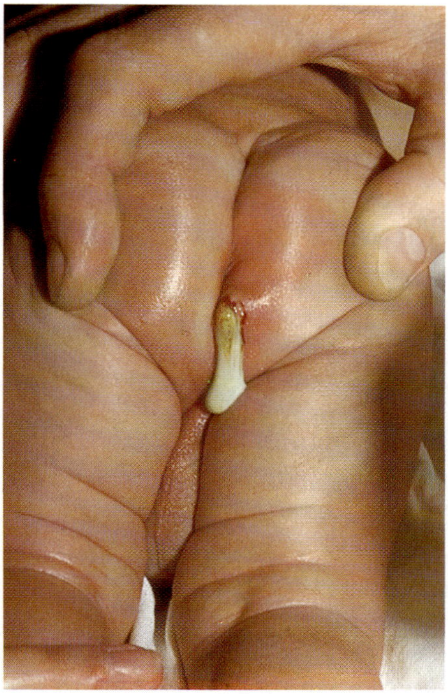

248 Bei der Stichinzision entleert sich kolihaltiger Eiter. 4 Rezidive innerhalb von 4 Wochen. Nach Exzision einer perianalen Fistel Heilung.

Erkrankungen der Nieren, Harnwege und Geschlechtsorgane

Akute Glomerulonephritis

Definition

Die akute Glomerulonephritis ist eine postinfektiöse, nicht eitrige, *hämatogene doppelseitig-diffuse Entzündung der Glomeruluskapillaren,* die oft 1–3 Wochen nach einem Streptokokkeninfekt der oberen Luftwege oder der Haut (β-hämolysierende Streptokokken der Gruppe A, Typ 12 und 49) bei Kindern jenseits des 3. Lebensjahres, besonders bei Schulkindern, auftritt. Morphologisch stehen Exsudation, Infiltration und Vermehrung der glomerulären Endothelzellen (proliferative Glomerulonephritis) im Vordergrund.

Tabelle **14** Symptome des nephritischen Syndroms (nach *Brodehl* u. *Brandis*)

Erythrozyturie	=	*> 10 Ery/mm³* *> 2 Ery pro Gesichtsfeld im Sediment*
Proteinurie	=	*> 30 mg% (0,3‰ Esbach)*
Zylindrurie	=	*> 1 pro 20 Gesichtsfelder*
Oligurie	=	*< 200 ml/m² Kp.-Ofl./24 Std*
Hyperazotämie	=	*> 35 mg% Rest-N* *> 20 mg% Harnstoff* *> 1 mg% Kreatinin*
Hypertonus	=	*Diastolisch 10 mm Hg über Altersnorm*
Ödeme		
Fakultativ:		*Leukozyturie, Nephrotisches Syndrom*

Symptome

Kardinalsymptome sind Makro- oder Mikrohämaturie, Proteinurie, Ödeme, Oligurie, Hypertonie und Verminderung der glomerulären Filtration mit Harnstoffanstieg (Tab. **14**). Bei vorwiegend membranöser Glomerulonephritis wird die Eiweißausscheidung das führende Symptom (Nephritis mit nephrotischem Einschlag).

Therapie

Grundlagen der Behandlung sind Bettruhe, bilanzierte und kochsalzarme Diät, Penizillin und evtl. Diuretika. Darunter kommt es in der Regel innerhalb von 6–8 Wochen zur Heilung; 5–10% der Fälle können in chronische Glomerulonephritis mit progredienter Niereninsuffizienz übergehen.

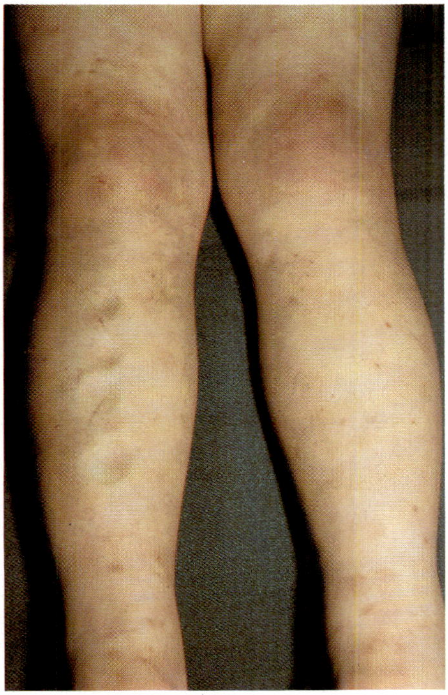

249 Prätibialödeme (rechts nach Fingerkuppendruck) bei Nephritis mit nephrotischem Einschlag. 4jähriges Mädchen.

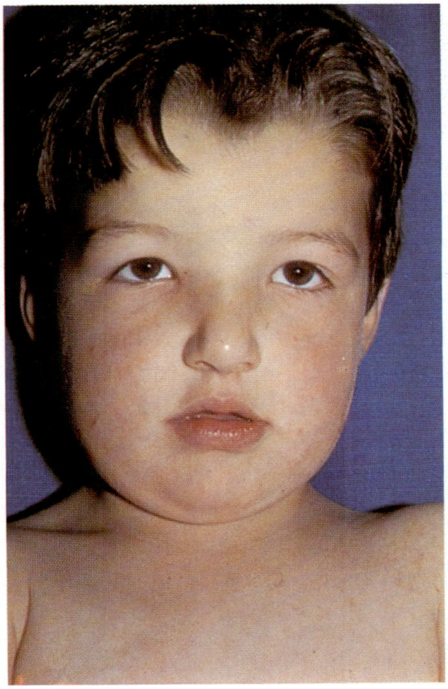

250 Gesichtsödeme bei Nephritis sind oft diskret und besonders, wie hier, im lockeren periorbitalen Gewebe erkennbar (Kind der vorangegangenen Abb.).

Nephrotisches Syndrom

Definition

Unter dem Begriff des nephrotischen Syndroms werden ätiologisch differente Erkrankungen subsumiert, die mit großer Proteinurie, Hypo- und Dysproteinämie, Ödemen und Hyperlipämie einhergehen.
Pathologisch-anatomisch liegen Veränderungen der glomerulären Basalmembran zugrunde, die sich bei der *Lipoidnephrose (genuine Nephrose)* weder licht- noch elektronenoptisch, bei der *Nephritis mit nephrotischem Einschlag* als membranöse oder membranoproliferative Glomerulonephritis oder fokale Glomerulosklerose darstellen.

Symptome

Die Lipoidnephrose zeigt klinisch allmählich bis zur Höchstgradigkeit zunehmende, generalisierte Ödeme, massive Proteinurie über 1000 mg% (10‰ nach Esbach), Hypalbuminämie, Hypogammaglobulinämie, Erhöhung von α_2- und β-Globulin, Hypercholesterinämie über 300 mg%. Hämaturie, Hypertonie und Retention harnpflichtiger Substanzen fehlen in der Regel bei der reinen Lipoidnephrose, gesellen sich jedoch bei den nephrotisch-nephritischen Mischformen hinzu.

Therapie

Das souveräne Therapeutikum bei der Lipoidnephrose ist Prednison. Die nephritisch-nephrotischen Mischformen sprechen nicht an. Bei ausbleibender Wirkung ist nur symptomatische Therapie mit Diuretika, Infektionsprophylaxe, Eiweißinfusion angebracht.

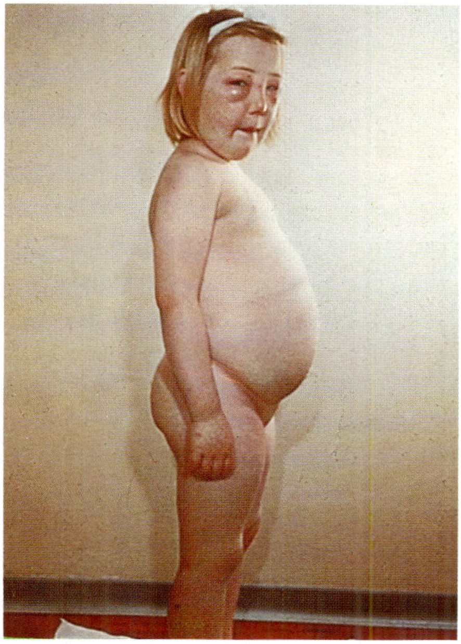

251 10jähriges Mädchen mit Lipoidnephrose. Hochgradige Ödeme, Aszites.

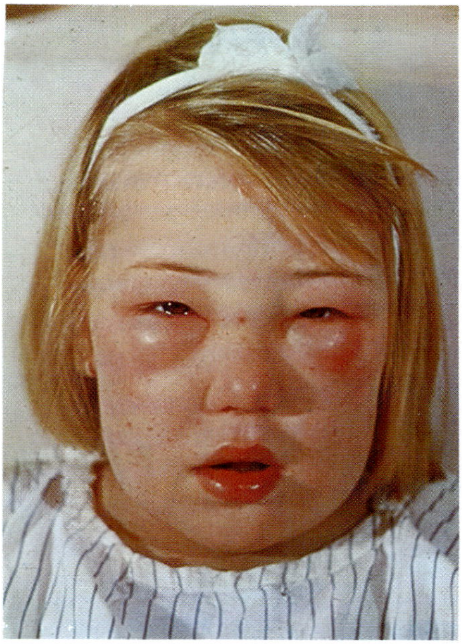

252 Ödematöse Entstellung des Gesichts, Augen fast zugeschwollen.

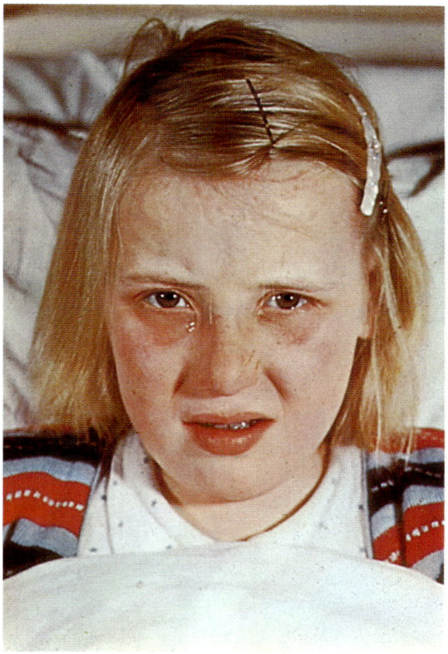

253 Nach 12 Tagen sind unter Kortikosteroidtherapie alle Ödeme ausgeschwemmt. Gewichtsabnahme von 12,4 kg (Kind Abb. 251 und 252).

Zystenniere

Definition

Es sind folgende Formen angeborener zystischer Fehlbildungen der Niere zu unterscheiden (Abb. 254):

a) Autosomal-rezessive, infantile, doppelseitige, polyzystisch-kleinzystische Form der Zystenniere: Prognose sehr ernst, Tod an Niereninsuffizienz häufig im Säuglingsalter. In etwa 5% der Fälle finden sich auch zystische Veränderungen in Leber, Milz, Pankreas, Keimdrüsen und Gehirn (Potter-Syndrom Typ I, Wiederholungsrisiko bei Geschwistern 25%).

b) Autosomal-dominante, doppelseitige, polyzystisch-grobzystische, sog. adulte Form der Zystenniere: Prognose relativ gut, im Erwachsenenalter Hypertonus, Makrohämaturie und Niereninsuffizienz (Potter-Syndrom Typ III, Wiederholungsrisiko bei Geschwistern 50%).

c) Einseitige, multizystische, aplastische Zystenniere: Anstelle der Niere findet sich ein Konglomerat größerer und kleinerer Zysten. Nach Exstirpation gute Prognose (Potter-Syndrom Typ II).

d) Multilokuläre Nierenzyste: nach Operation gute Prognose.

e) Solitäre Nierenzyste: je nach Größe Operation, Prognose gut.

Symptome

Die Klinik der angeborenen Zystenniere ist durch das aufgetriebene Abdomen und die palpatorisch nachweisbare Vergrößerung der Nieren mit höckeriger Oberfläche charakterisiert. Es können intestinale Verdrängungserscheinungen mit Erbrechen und Bewegungseinschränkungen des Zwerchfells mit Dyspnoe hinzukommen. Urinuntersuchung und Ausscheidungsurogramm geben weitere Aufschlüsse.

Therapie

Bei den einseitigen Formen ist Operation das Mittel der Wahl. Bei den doppelseitigen Formen hat die Therapie das Ziel, Hypertonie, Infektion und Urämie zu vermeiden bzw. hinauszuzögern, bis evtl. Nierentransplantation möglich.

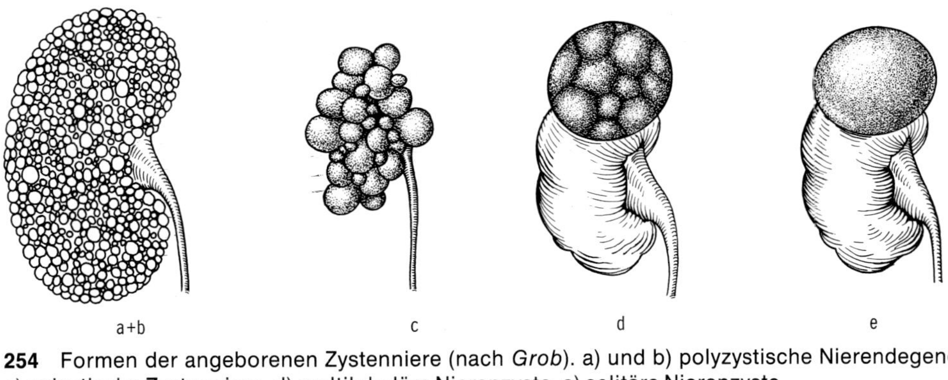

254 Formen der angeborenen Zystenniere (nach *Grob*). a) und b) polyzystische Nierendegeneration c) aplastische Zystenniere, d) multilokuläre Nierenzyste, e) solitäre Nierenzyste.

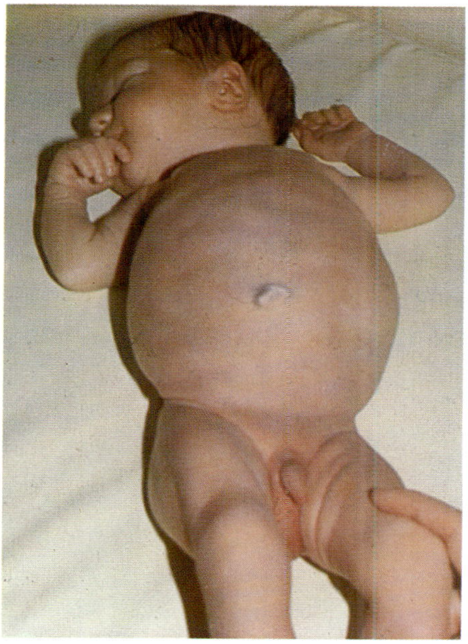

255 Linksseitige dysplastische Zystenniere. 2 Wochen alter Säugling. Großes, besonders links vorgewölbtes Abdomen.

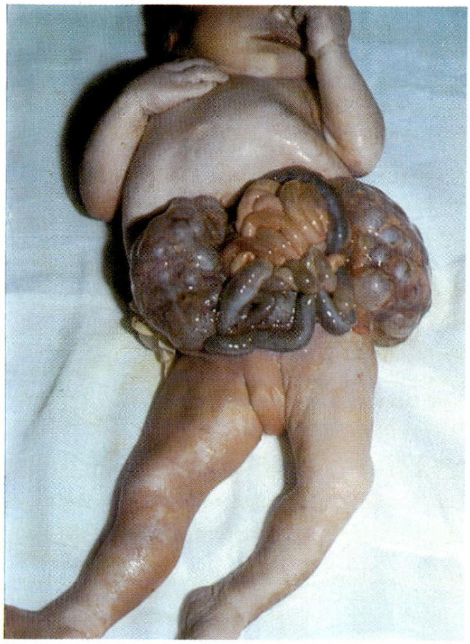

256 Doppelseitige grobzystische Nierendegeneration. Frühgeborenes von 1750 g Geburtsgewicht. Sehr großes Abdomen. Tod in den ersten Lebensstunden durch zentrales Atemversagen.

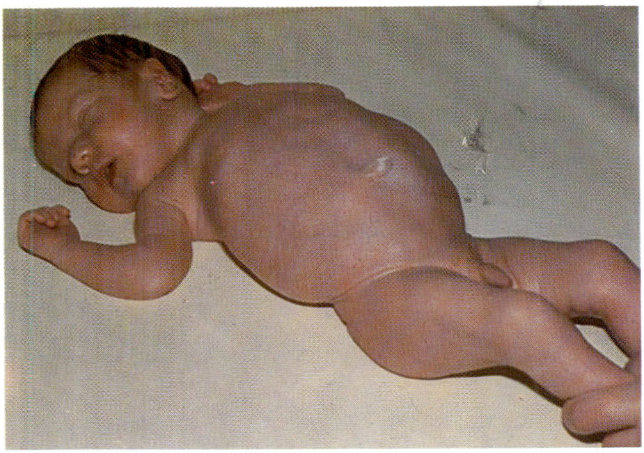

257 Palpatorisch im linken Mittelbauch hühnereigroßer, derber höckeriger Tumor (Kind Abb. 25). Urin o.B. Röntgenologisch linke Niere stumm. Heilung nach Exstirpation der aplastischen Zystenniere.

Blasenentleerungsstörung

Definition

Angeborene Blasenentleerungsstörungen sind Folge infravesikaler anatomischer Hindernisse, die als Mißbildungen in Form von Blasenhalsstenose (Marion), Urethralklappen und Urethralstenosen vorkommen oder durch neurogene Läsionen (Meningomyelozelen) bedingt sind, und die durch Harnrückstauung zur Infektion und zur Dilatation von Blase und supravesikalen Harnwegen mit konsekutiver Schädigung von Nierenparenchym und Nierenfunktion führen.

Symptome

Klinische Kriterien sind Miktionsstörung, Restharn, Harnwegsinfektion und eventuell vergrößertes Abdomen. Ausscheidungsurogramm und Miktionszystourethrogramm klären die Diagnose.

Therapie

Frühzeitige chirurgische Behandlung.

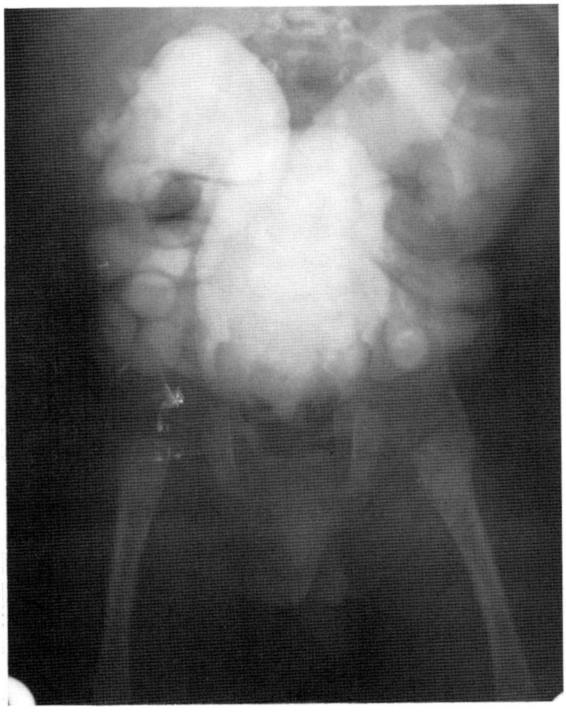

258 Extreme doppelseitige Erweiterung von Nierenbeckenkelchsystem, Ureteren und Blase infolge Urethralstenose. 4 Wochen alter männlicher Säugling, der nach der Geburt durch Bauchauftreibung und Ischuria paradoxa auffiel.

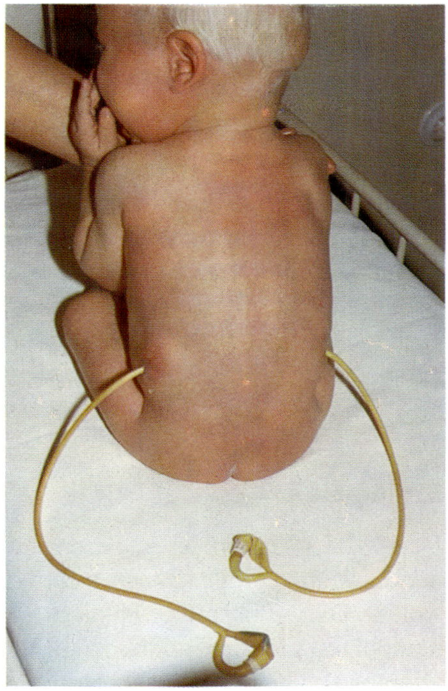

259 Beidseitige Nephrostomie, die 1½ Jahre belassen wird, um eine Entspannung und Erholung des dilatierten Beckenkelchsystems zu erreichen.

260 Urographie durch die liegenden Ballonkatheter im Alter von 1 4/12 Jahren. Rückgang der Erweiterung der oberen Harnwege. Nach beidseitiger Durchzugsplastik und Operation der Urethralstenose funktionelle und anatomische Besserung. Nach 12 Jahren terminale Niereninsuffizienz.

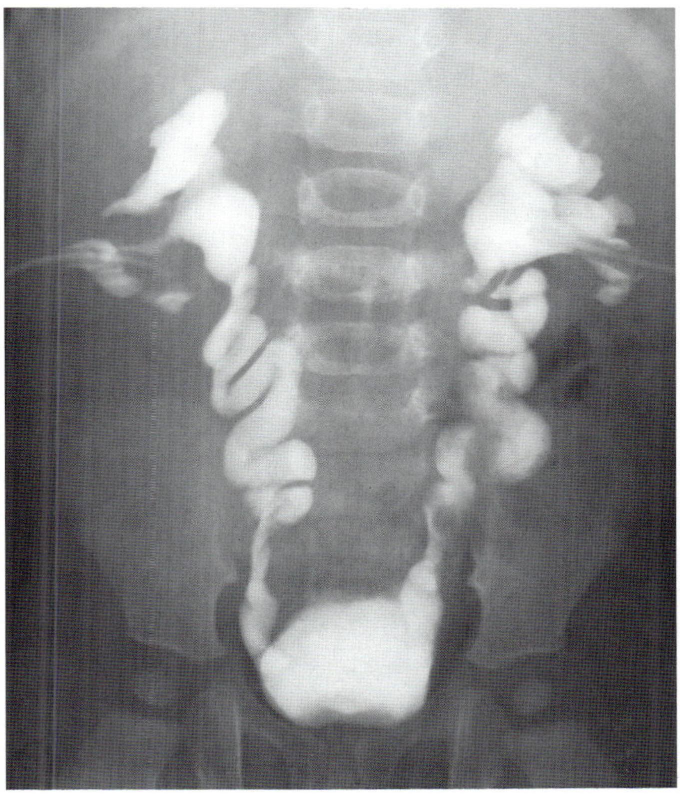

Wilms-Tumor

Definition

Der Wilms-Tumor ist eine *maligne, embryonale Mischgeschwulst* der kindlichen Niere (Nephroblastom). Er bevorzugt das Kleinkindesalter und ist neben dem Sympathikoblastom der häufigste kindliche Bauchtumor. Von allen kindlichen Malignomen macht er 7–10% aus und kommt auf etwa 15000 Neugeborene einmal vor.

Symptome

Der Wilms-Tumor wird meist erst entdeckt, wenn er den Bauch sichtbar vorwölbt. Die vorsichtige Palpation ergibt dann einen großen, indolenten Abdominaltumor von glatter oder höckeriger Oberfläche, die Urinuntersuchung eine Mikrohämaturie, das Ausscheidungsurogramm ein verformtes, verdrängtes und überhaupt nicht zur Darstellung kommendes Nierenbecken. In etwa 5% der Fälle kommt der Tumor doppelseitig vor.

Differentialdiagnose

Differentialdiagnostisch müssen Sympathikoblastom, retroperitoneales Teratom, Retikulosarkom, Ovarialtumoren, Mesenterialzysten, Zystenniere und Hydronephrose berücksichtigt werden.

Therapie

Nephrektomie in Kombination mit zytostatischer Medikation und Röntgenbestrahlung müssen ohne Verzug erfolgen, sonst erfolgt im Verlauf von 1½ Jahren deletäre lokale und hämatogene Metastasierung in Lunge, Leber, Skelett und Gehirn. 5-Jahres-Heilung ist heute in bis zu 80% der Fälle möglich.

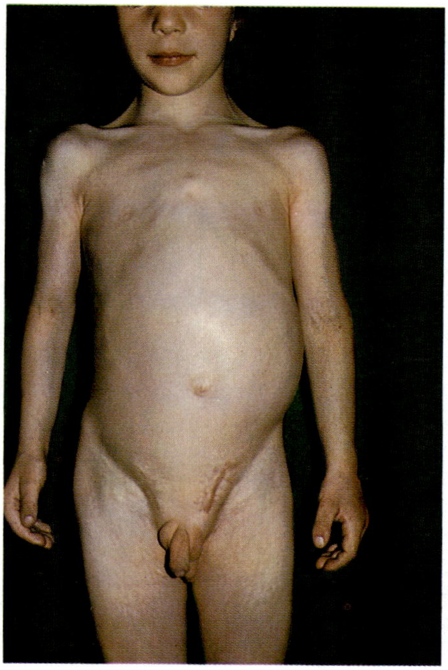

261 Wilms-Tumor der linken Niere. 5jähriger Junge. Urin o.B., Blutkörperchensenkung 110/128.

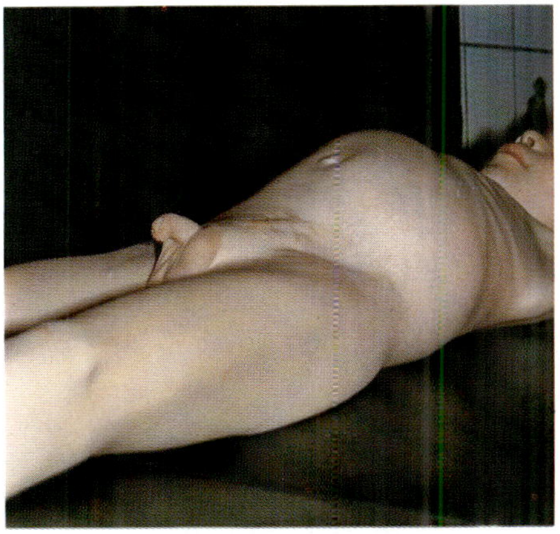

262 Erhebliche Vorwölbung des linken Abdomens bei dem auf Abb. 261 gezeigten Kind.

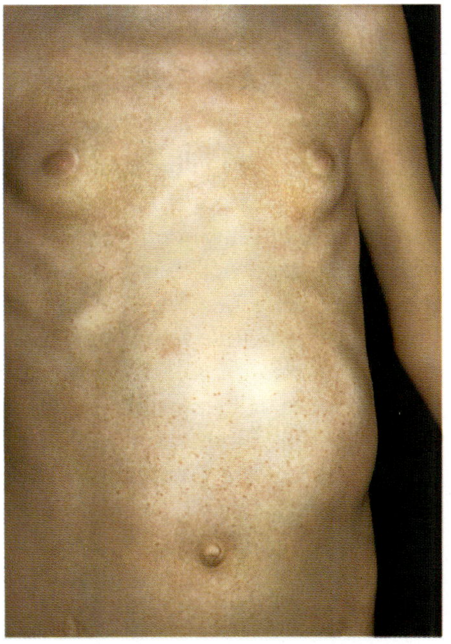

263 11jähriges Mädchen mit kindskopfgroßem Wilms-Tumor im linken Ober- und Mittelbauch. Auftreibung des linken Oberbauches, höckerige Tumoroberfläche BKS 51/88.

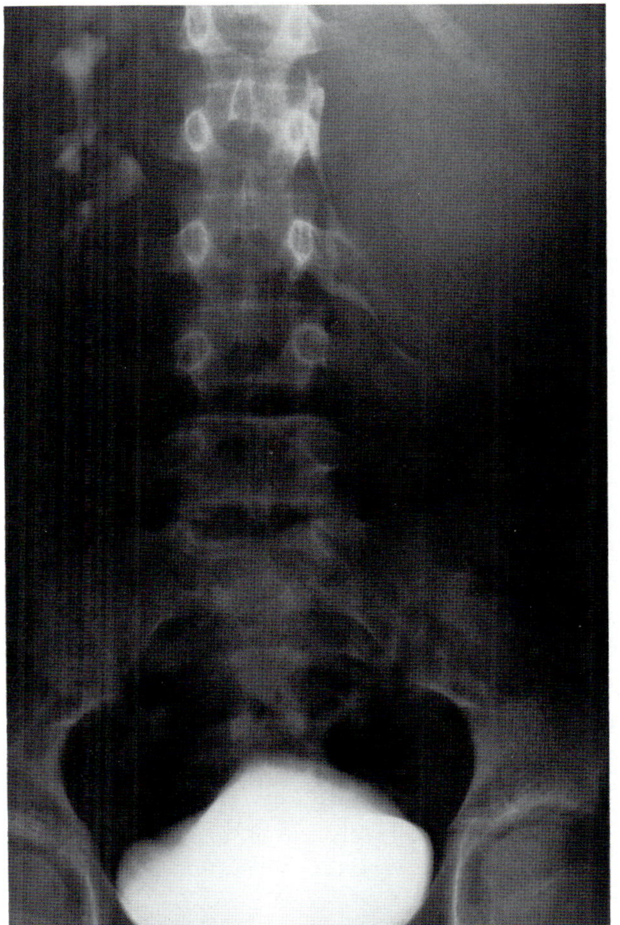

264 Im Infusionsurogramm mediale Verdrängung des linken Nierenbeckenkelchsystems durch den großen Tumor im linken Abdomen.

Hydrozele

Definition

Bei mangelhafter Obliteration des Processus vaginalis peritonaei kann es zu abnormer Flüssigkeitsansammlung zwischen den beiden Blättern der den Hoden und Samenstrang umgebenden Tunica vaginalis kommen: *Hydrocele testis* oder *Hydrocele funiculi spermatici*. Die harmlose Störung ist angeboren oder entsteht in den ersten Lebensjahren durch spontane oder traumatisch ausgelöste Exsudation. Die Häufigkeit beträgt im Neugeborenenalter 2–3%; etwa 50% der Hydrozelen sind rechtsseitig, 30% bilateral und 20% linksseitig.

Symptome

Das Bild des Wasserbruchs wird geprägt durch eine prall-elastische, nicht schmerzhafte, unterschiedlich große *Schwellung des Skrotums oder des Samenstrangs*. Charakteristisch ist die – bis auf den hinten unten gelegenen Hodenschatten – *homogene Transparenz* bei Diaphanoskopie. Manchmal kann eine Hydrozele mit der Bauchhöhle kommunizieren und läßt sich dann exprimieren (Hydrocele communicans). Die *Hydrocele funiculi spermatici* fühlt man palpatorisch oben und unten spitz zulaufen.

Differentialdiagnose

Die schwerwiegende Unterscheidung gegenüber *inkarzerierter Leistenhernie* ergibt sich aus dem ungestörten Allgemeinbefinden, der lokalen Schmerzlosigkeit und der homogenen Diaphanie bei Hydrozele. Nicht selten sind Hydrozele und Inguinalhernie kombiniert (Hydrocele hernialis).

Therapie

90% der Wasserbrüche bilden sich im Säuglingsalter spontan zurück. Nach dem ersten Lebensjahr ist die Operation indiziert, zumal dann oft auch gleichzeitig eine Hernie besteht.

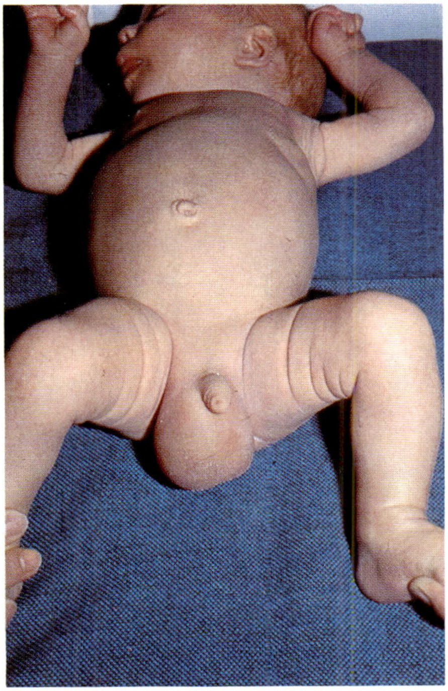

265 Rechtsseitige Hydrocele testis. 6 Wochen altes Zwillingsfrühgeborenes.

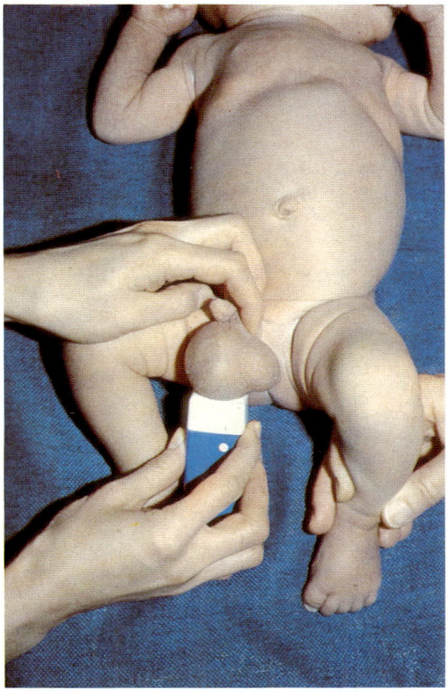

266 Homogene Diaphanie. Palpatorisch prall-elastische Konsistenz, Hoden nicht tastbar.

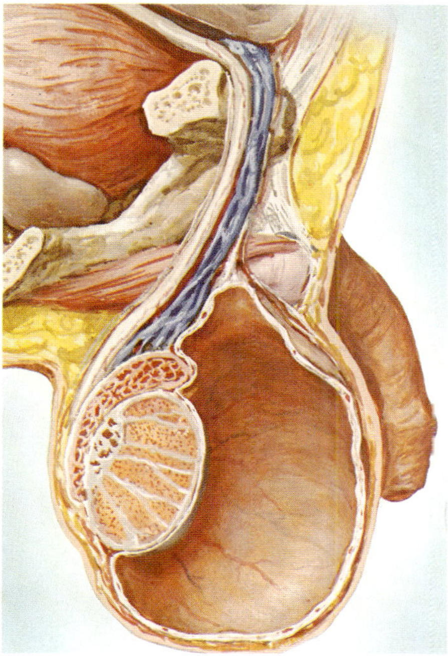

267 Hydrocele testis (aus *Netter*, Farbatlanten der Medizin, Band III: Genitalorgane, Thieme, Stuttgart 1978)

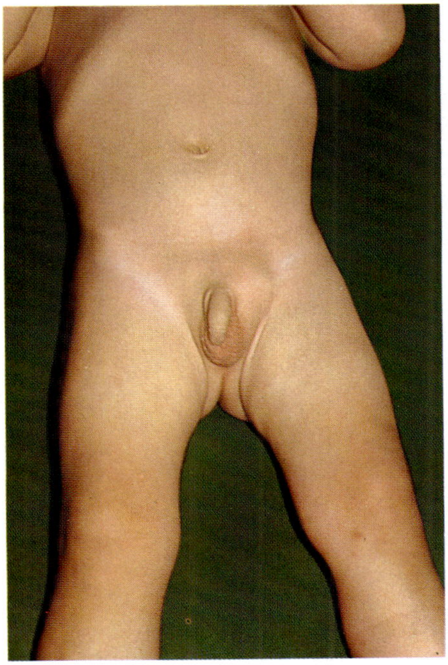

268 Akut aufgetretene Hydrocele funiculi spermatici links. Druckindolent, verschieblich, irreponibel. Spontanheilung nach 3 Monaten. 1½jähriger Junge.

Balanitis

Definition

Die Entzündung von Glans und Präputium entsteht beim Kleinkind auf der Basis von Smegmazersetzung, begünstigt durch enge Vorhaut, echte Phimose oder unzureichende Säuberung.

Symptome

Das entzündliche gerötete und ödematös geschwollene Präputium sondert eitrigen Ausfluß ab. Es besteht eine schmerzbedingte Dysurie.

Therapie

Der Präputialsack wird mit physiologischer Kochsalz- oder Kaliumpermanganatlösung gespült.

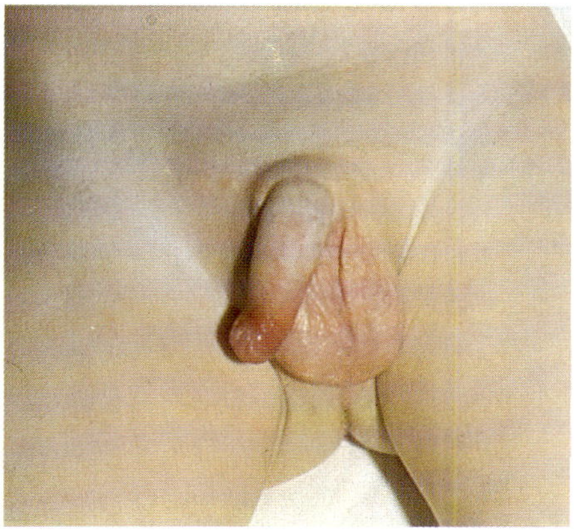

269 Balanitis bei rüsselförmigem Präputium. 2jähriger Junge.

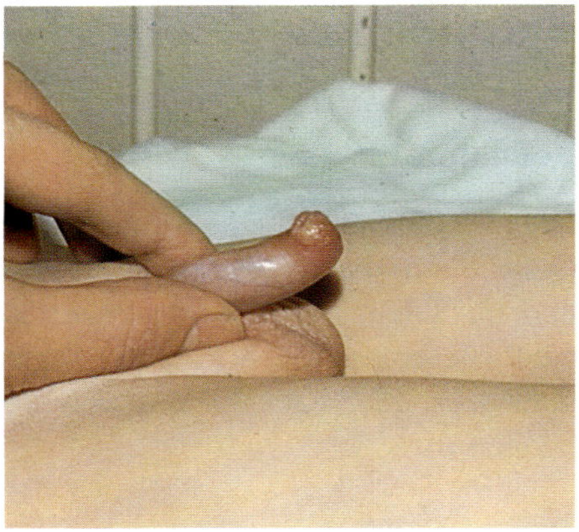

270 Die Präputialöffnung ist fast zugeschwollen. Eitrige Sekretion. Heilung unter Spül- und Salbenbehandlung in 4 Tagen (Kind Abb. 269).

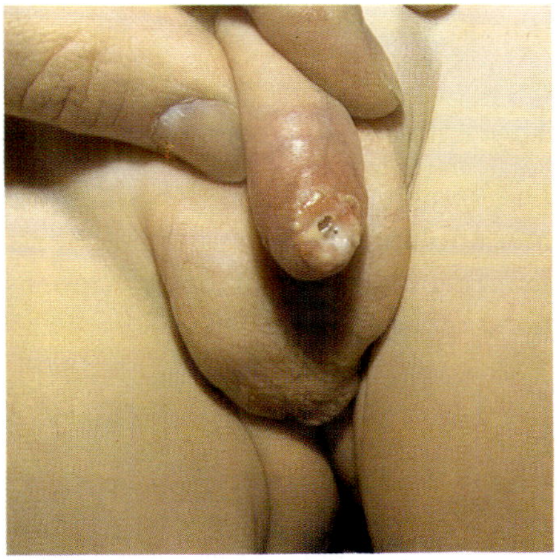

271 Fieberhafte eitrige Balanitis. 4jähriger Junge. Bakteriologisch Enterokokken und Streptokokken. Nach Abklingen der Entzündung Präputium vollständig zurückstreifbar, keine Phimose!

Paraphimose

Definition

Die Paraphimose ist eine Strangulation der Glans durch die zurückgestreifte, verengte und im Sulcus coronarius arretierte Vorhaut. Sie kommt nach Präputialdehnungsmanövern oder nach Lösung von Verklebungen vor.

Symptome

Die Einschnürung führt zur venösen Stauung und zur schmerzhaften Schwellung von Präputium und Glans, bei längerer Dauer auch zu Entzündungen und Ulzerationen.

Therapie

Die Paraphimose kann in Narkose fast immer unblutig reponiert werden. Sonst muß der Präputialring auf einer Rinnensonde dorsal gespalten werden.

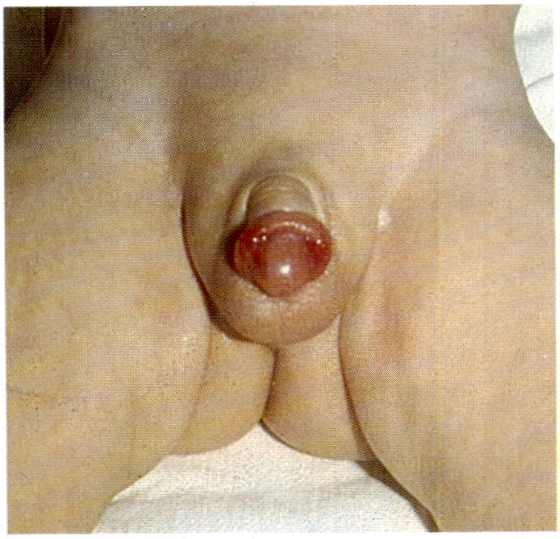

272 Paraphimose nach Lösung von Präputialverklebungen bei 7 Monate altem Säugling. Schleimhauterosionen an der Vorhaut.

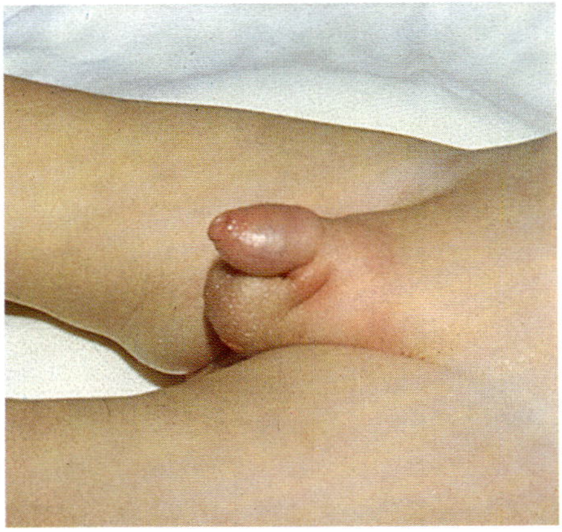

273 Zustand unmittelbar nach der manuellen Reposition.

Hypospadie

Definition

Die Hypospadie stellt eine angeborene Verlagerung der äußeren Urethralmündung nach proximal und unterhalb der atretischen Fossa navicularis dar. Je nach Lage des Orificium externum handelt es sich um eine *Hypospadia glandis* (im Sulcus coronarius, 40–50% der Fälle), *penis* (25–30%), *scrotalis oder perinealis.* Gleichzeitig ist der Penis hakenförmig verkrümmt. Die Häufigkeit beträgt 7 auf 1000 männliche Neugeborene.

Symptome

Nicht selten ist das dislozierte Orificium stenotisch und behindert die Miktion. Bei stärkerer Peniskrümmung ist der Harnstrahl nach hinten gerichtet, so daß die Jungen im Sitzen urinieren müssen. Später bestehen Kohabitationsschwierigkeiten und Fertilitätsstörungen.

Differentialdiagnose

Das Bild der Hypospadia perinealis kann mit zwittrigem äußeren Genitale einem *Pseudohermaphroditismus masculinus oder femininus* entsprechen, wobei die zytologische Geschlechtsbestimmung die Unterscheidung ermöglicht.

Therapie

Meatusstenosen werden sofort erweitert. Die operative Korrektur der Penisverkrümmung und die spätere Harnröhrenplastik werden vor Beginn des Schulalters durchgeführt.

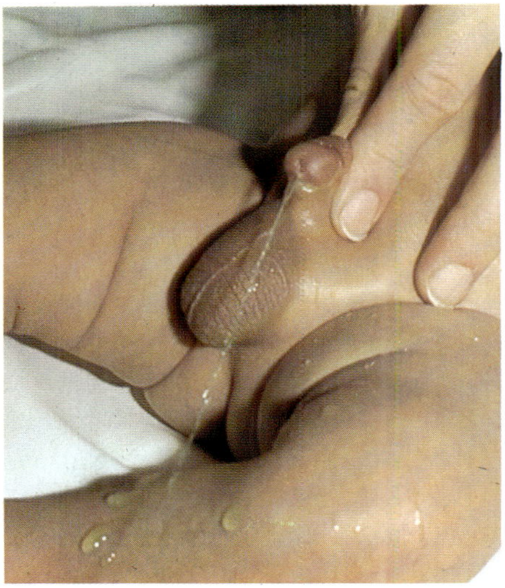

274 Hypospadia glandis. Urethralöffnung rechts unterhalb der Fossa navicularis. Nach unten gerichteter Harnstrahl. 4 Monate altes Zwillingsfrühgeborenes.

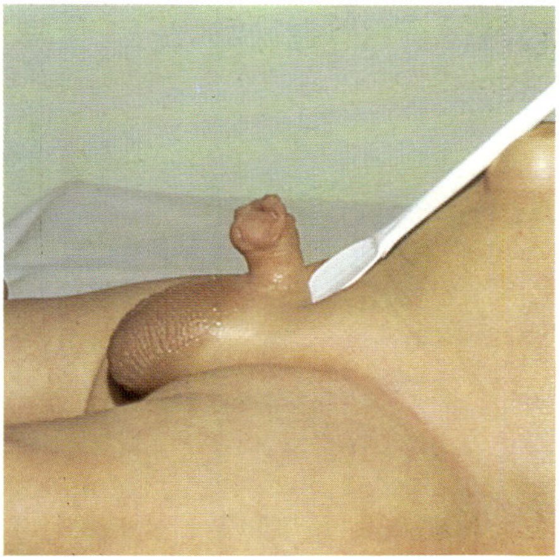

275 Hakenkrümmung des Penis. Dorsale Präputialschürze. Nebenbefund: Nabelhernie. Der Zwillingsbruder hat ebenfalls eine Hypospadie.

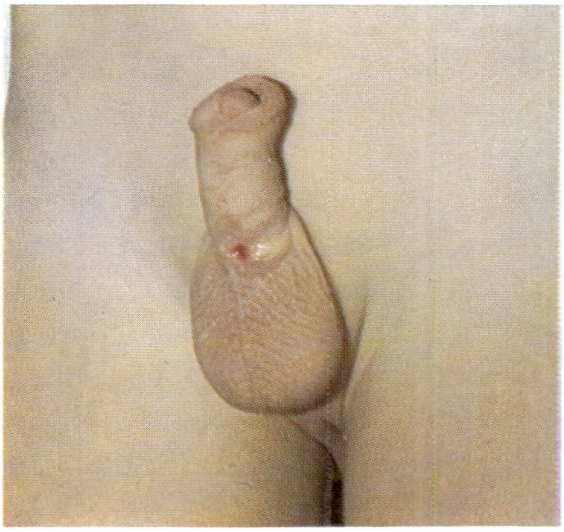

276 Hypospadie nach operativer Streckung des Penis. Das jetzt an der Peniswurzel liegende Orificium urethrae wird in einer folgenden Operation nach distal verlegt (Harnröhrenplastik).

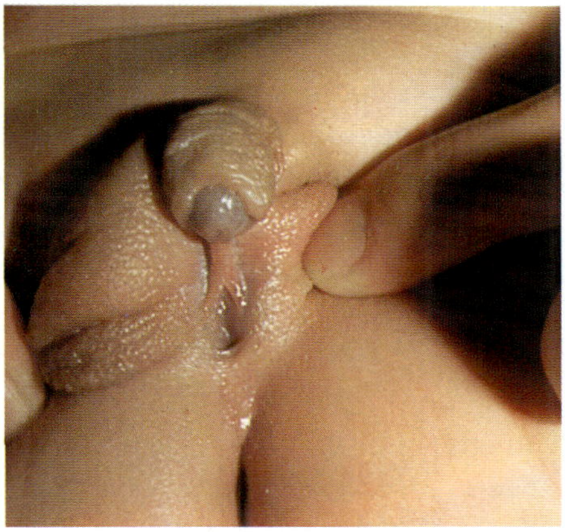

277 Pseudohermaphroditismus masculinus mit intersexuellem äußeren Genitale und Hypospadia perineoscrotalis. Das gespaltene, labienähnliche Skrotum enthält Gonaden. Chromatinnegatives Kerngeschlecht. Chromosomenanalyse: männlicher Karyotyp (XY), kein Mosaik (XO/XY), keine Strukturanomalie des Y-Chromosoms (Prof. *Pfeiffer,* Münster).

Erkrankungen der Knochen und Gelenke

Achondroplasie

Definition

Die Achondroplasie (Parrot-Syndrom, Chondrodystrophie) ist eine angeborene, systemische Entwicklungsanomalie des Knorpel-Knochen-Gewebes aus dem Formenkreis der *Osteochondrodysplasien,* bei der die enchondrale Ossifikation im Bereich der Metaphysen gestört ist. An den präparatorischen Verkalkungszonen läuft die Umwandlung von Knorpel- in Knochengewebe nicht richtig ab (metaphysäre Dysplasie).

Ätiologisch handelt es sich um ein autosomal-dominantes Erbleiden; 80% der Fälle treten aber sporadisch auf und sind Neumutationen, zu denen höheres väterliches Alter zu prädisponieren scheint. Auf etwa 10000 Geburten muß mit einer Achondroplasie gerechnet werden.

Symptome

Klinisches Leitsymptom ist der *unproportionierte Minderwuchs,* der sich besonders aus der Verkürzung proximaler Gliedmaßensegmente (rhizomele Mikromelie) ergibt; die relativ zu weite Haut liegt faltig um Oberschenkel und Oberarme. Aber auch die Hände sind typisch kurz und plump (Brachykarpie), die Finger stehen gespreizt. Der Hirnschädel ist groß mit Balkonstirn, der Gesichtsschädel klein mit Sattelnase, der Rumpf kaum verkürzt, der Thorax flach, die Lumbalwirbelsäule hyperlordotisch mit Hohlrücken, Froschbauch und vorstehendem Gesäß. Die Ellbogengelenke können oft nicht ganz gestreckt werden, die Beine neigen zur Varusfehlstellung.

Im *Röntgenbild* der Hand können sich außer der Verkürzung der Röhrenknochen (Brachydaktylie) und der ganzen Hand (Brachykarpie) Verzögerungen der Handwurzelkerndifferenzierung und diskrete Deformierungen an den präparatorischen Verkalkungszonen zeigen.

Die *Endgröße* liegt zwischen 120 und 130 cm, selten über 140 cm.

Differentialdiagnose

Klinische Minimal- und Maximalvarianten der Achondroplasie sind *Hypochondroplasie* (leichte Symptomatik, erst im späteren Kindesalter manifest) und *thanatophore Dysplasie* (schwere Symptomatik, im Neugeborenenalter letal). Weitere seltene Formen angeborenen disproportionierten Minderwuchses müssen abgegrenzt werden, z. B. *Robinow-Syndrom* (S. 16) oder *Osteogenesis imperfecta* (S. 186).

Therapie

Eine Kausalbehandlung ist nicht möglich.

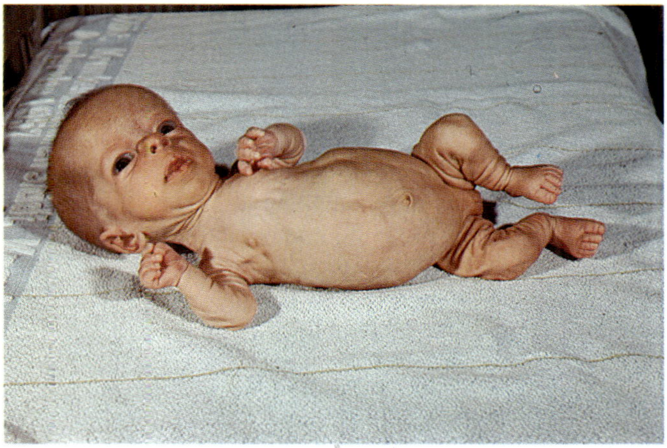

278 Säugling mit Achondroplasie. Großer Kopf, Sattelnase, flacher Thorax, Froschbauch.

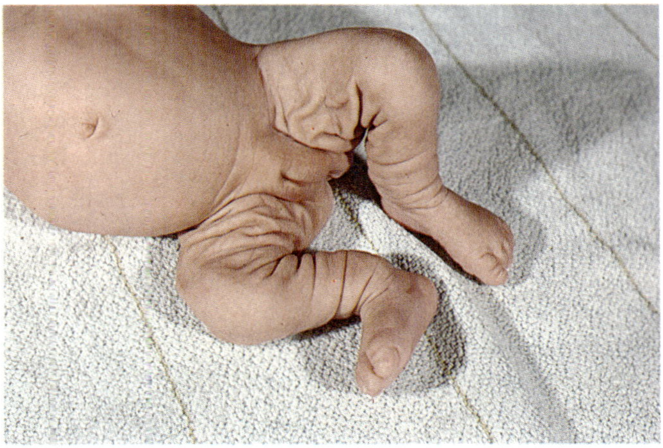

279 Derselbe Patient wie Abb. 278. Relativ zu weite, faltige Haut bei rhizomeler Mikromelie der unteren Extremitäten.

Osteogenesis imperfecta

Definition

Dieser hereditären *Osteochondrodysplasie* liegt pathogenetisch ein Kollagensynthesedefekt zugrunde, so daß minderwertiges Mesenchym gebildet wird. Klinisch sind daher mesenchymale Gewebsderivate pathologisch verändert: Bänder, Skleren, Gefäßsystem und insbesondere das Skelett. Im Knochen führen Osteoblastendysfunktion und gestörte periostale und endostale Ossifikation zu Osteoporose und Osteomalazie, abnormer Brüchigkeit und Verformbarkeit.

Über die bisherige Einteilung in *Osteogenesis imperfecta congenita Vrolik* (fetale Manifestation, schwere Symptomausprägung, schlechte Prognose) und *Osteogenesis imperfecta tarda Lobstein* oder *Osteopsathyrose* (postnataler Beginn, leichtere Symptomatik, bessere Prognose) hinaus kann man genetisch und prognostisch 4 Formen unterscheiden:

Typ I: mittelschwere Form, Besserung postpubertär, dominant erblich mit variabler Expressivität;

Typ II: schwerste Form, perinatal letal, rezessiv erblich;

Typ III: schwere Form, deformierend, rezessiv erblich;

Typ IV: leichteste Form, dominant erblich, Minimalvariante von Typ I.

Symptome

Die *Osteogenesis imperfecta Typ II,* die als schwerste Verlaufsform dem Vrolik-Syndrom entspricht, ist schon bei der Geburt durch disproportionierten, mikromelen Minderwuchs, großen Kopf und mangelhaft ossifizierte Schädelkalotte (Caput membranaceum, Kautschuk- oder Lückenschädel) gekennzeichnet. Röntgenologisch sind die extrem kalkarmen Röhrenknochen kurz, plump, gestaucht und verformt (Bambusstabform), mit oder ohne Grünholzfrakturen; die Rippen sind multipel frakturiert. Die pränatal dystrophen Kinder sterben meist perinatal. Bei den Überlebenden (Typ III) kommt es zu zunehmender Verdünnung und Deformierung der Knochen, zu gestörter Zahnentwicklung (Dentinogenesis imperfecta), Skoliosen, Hernien, rezidivierenden Luxationen, blauen Skleren, Schwerhörigkeit.

Die *Osteogenesis imperfecta Typ I* (als leichtere Verlaufsform der Osteopsathyrosis Lobstein entsprechend) weist Knochenfragilität, blaue Skleren, Dentinogenesis imperfecta, dünne Haut, Bänderschlaffheit, hämorrhagische Diathese und spätmanifeste Schwerhörigkeit (Otosklerose) auf. Bei der Minimalvariante Typ IV bestehen nur milde ossäre, keine extraossären Symptome.

Differentialdiagnose

Die Osteogenesis imperfecta ist nach der *Achondroplasie* (S. 184) die zweithäufigste Ursache von nicht endokrin bedingtem erblichem Minderwuchs.

Bei perinatalem Tod kommen auch andere frühletale Osteochondrodysplasien, wie thanatophore Dysplasie oder Achondrogenesis, in Frage.

Therapie

Keine kausale Behandlungsmöglichkeit. Frakturen werden, anders als sonst im Kindesalter, osteosynthetisch behandelt.

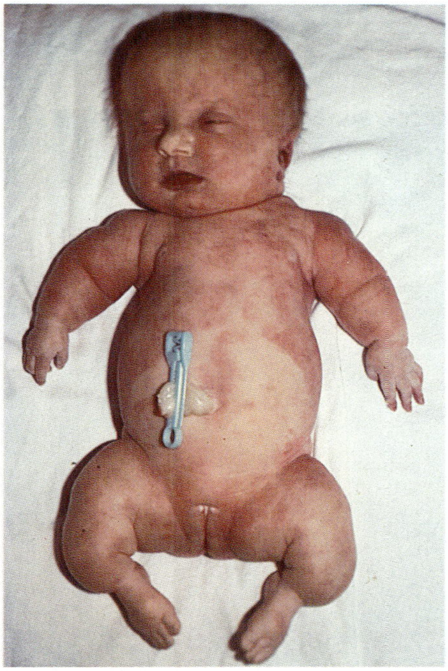

280 Neugeborenes mit Osteogenesis imperfecta Typ I. Mikromelie, großer Kopf, Kautschukschädel.

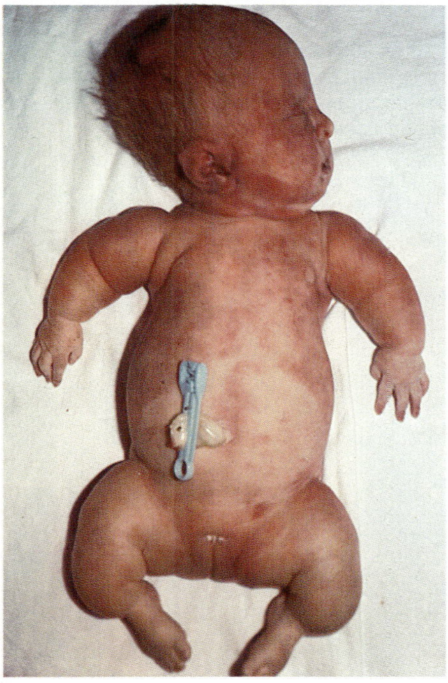

281 Kind der Abb. 280. Hautblutungen. Pränatale Dystrophie, Gewicht 2380 g. Tod nach 20 Min. an zentralem Atemversagen.

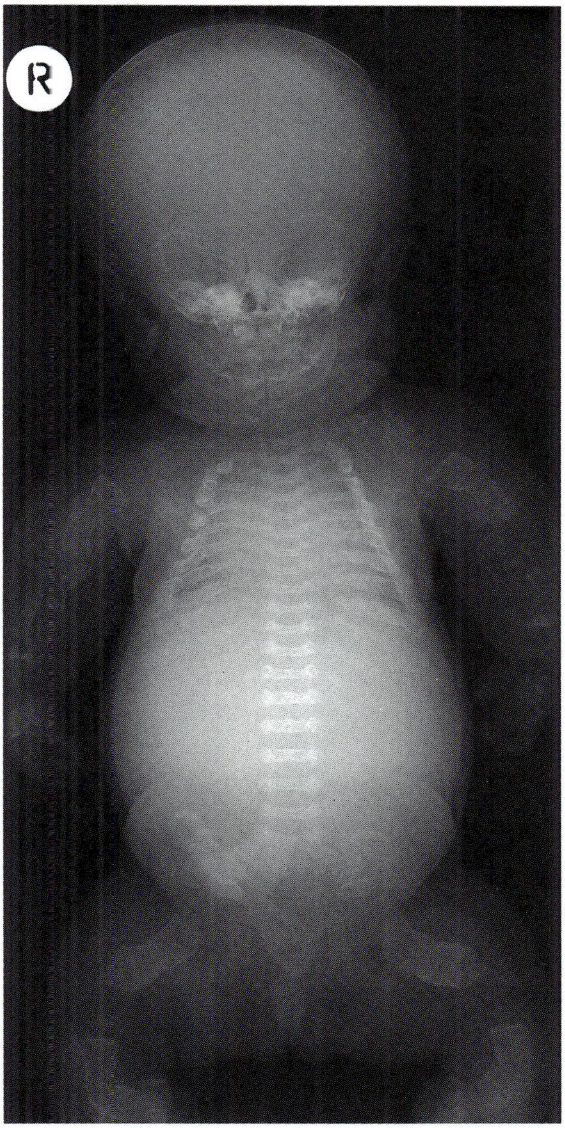

282 Demineralisation. Caput membranaceum. Wirbelmißbildungen. Rippenfrakturen. Verplumpte, deformierte Röhrenknochen (Bambusstabform).

Marfan-Syndrom

Definition

Das Marfan-Syndrom (Arachnodaktylie) ist ein autosomal-dominantes Erbleiden, das sich in einer multiplen Abartung mesenchymaler Gewebsderivate manifestiert.

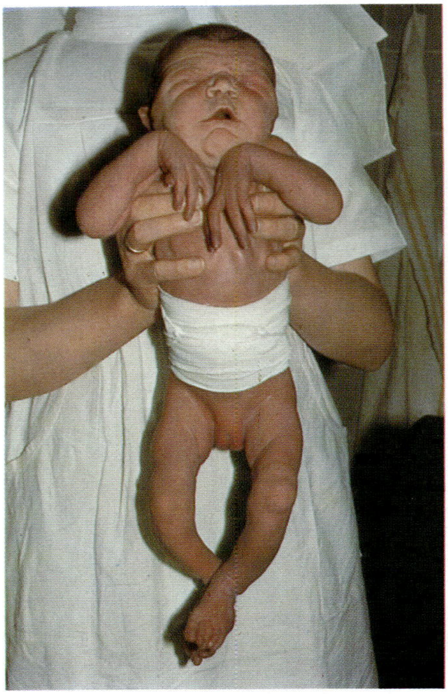

283 Marfan-Syndrom. Neugeborenes Mädchen mit überlangen Händen und Beinen, „Spinnenfingrigkeit". Hypoplasie des Fettpolsters und der Muskulatur.

Symptome

In der vielgestaltigen und variablen Symptomatologie dominieren die Veränderungen des Bewegungsapparates, der Augen und des Kreislaufsystems: Abnorm lange Extremitäten, insbesondere distal, Trichter- oder Kielbrust, Dolichozephalie, Schlaffheit der Gelenke und Bänder, Hypoplasie von Muskulatur und Fett; Linsenluxation mit Linsen- und Irisschlottern (Iridodonesis); Mediadegeneration der Aorta und Herzfehler. Formes frustes können als extrem asthenischer Habitus erscheinen.

Therapie

Eine kausale Therapie existiert nicht.

Prognose

Die Prognose quoad vitam ist bei den verschiedenen Kombinations- und Ausprägungsmöglichkeiten dieses Syndroms unterschiedlich. Schwere Formen führen bei erhöhter pulmonaler Infektanfälligkeit frühzeitig zum Tode.

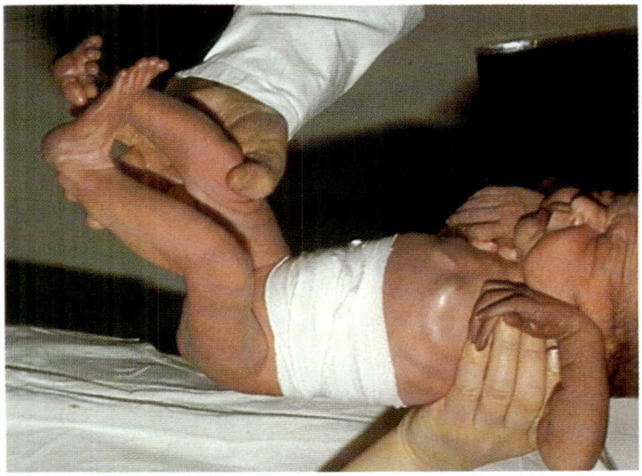

284 Abnorm lange Füße und Hände. Zu weite Haut. Generalisierte leichte Zyanose infolge Herzfehlers.

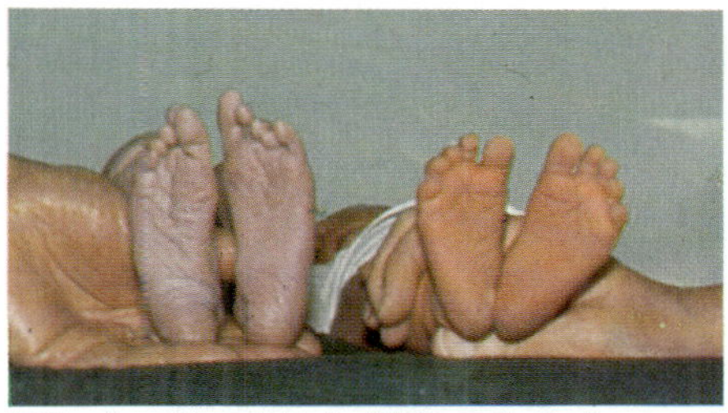

285 Arachnodaktyle Füße neben denen eines gleichaltrigen gesunden Säuglings.

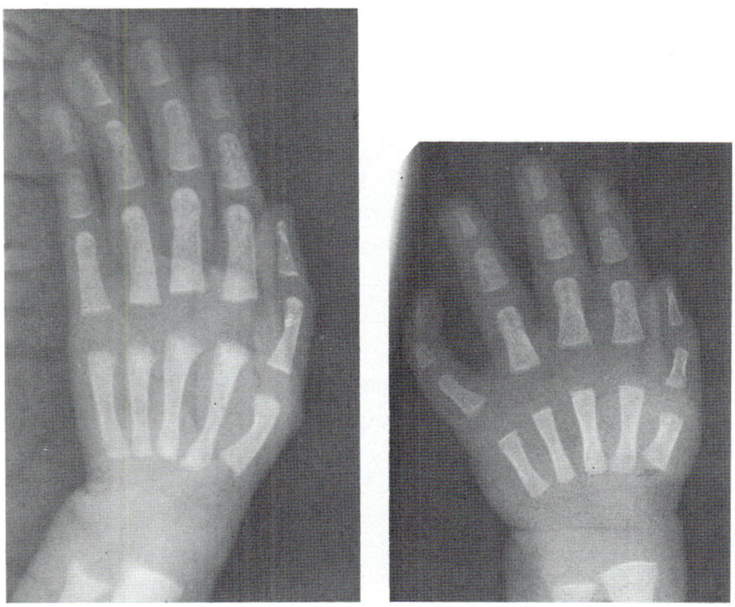

286 Handskelettradiogramm neben dem eines gleichaltrigen gesunden Kindes. Dolichokarpie, lange Röhrenknochen.

Oberkieferosteomyelitis

Definition

Die Oberkieferosteomyelitis ist eine fast ausnahmslos bei Säuglingen im ersten Trimenon vorkommende, hämatogen entstehende und schwer verlaufende Form der Knochenmarkentzündung, die primär einen Zahnkeim betrifft (Zahnkeimentzündung).

Symptome

Im Zusammenhang mit einem Pemphigoid, anderen Staphylokokkeninfektionen oder auch ohne erkennbaren bakteriellen Primärherd kommt es unter Fieber zur entzündlichen Schwellung der Wange und der Augenlider auf der betroffenen Seite. Die zugeschwollene Lidspalte und das Nasenloch sondern blutig-eitriges Sekret ab, manchmal wird der Zahnkeim aus dem angeschwollenen Alveolarfortsatz ausgestoßen. Als Komplikation droht die Sinusvenenthrombose.

Differentialdiagnose

Ein zugeschwollenes Auge kann Symptom einer *Oberkieferosteomyelitis,* einer *Orbitalphlegmone,* einer *Ethmoiditis* und einer *Sinusvenenthrombose sein.*

Therapie

Sofortige massive antibiotische Behandlung vermag den Prozeß zu kupieren oder zu mitigieren.

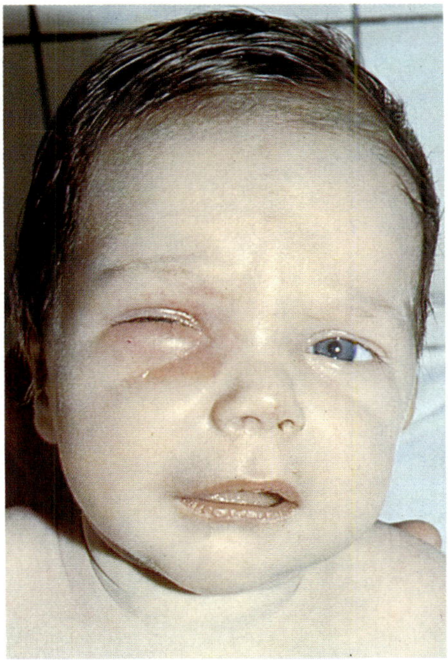

287 Rechtsseitige Oberkieferosteomyelitis bei 5 Wochen altem Säugling. Postnatal bestand ein ausgedehntes Pemphigoid, jetzt Fieberanstieg, Erbrechen, Gesichtsschwellung, Blutkörperchensenkung 100/110. Im blutig-eitrigen Nasensekret Staphylococcus aureus haemolyticus.

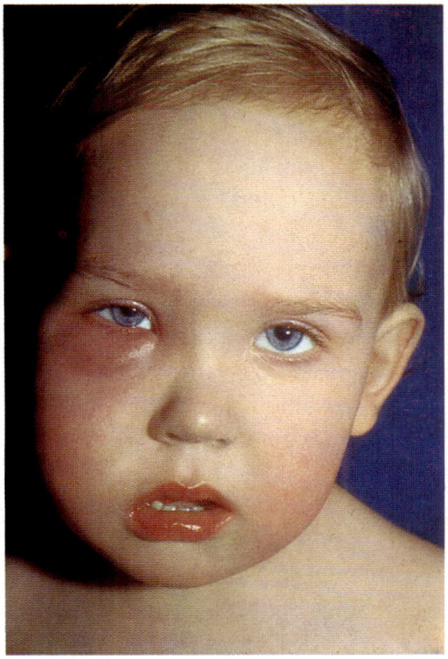

288 Sinusitis ethmoidalis rechts nach Masern. $1\frac{10}{12}$jähriges Mädchen. Hohes Fieber, BKS 55/100, 17400 Leukozyten. Röntgenologisch Verschattung der Siebbeinzellen. Heilung unter Erythromyzinbehandlung.

Parulis

Definition

Bei kariösen Milchzähnen mit Pulpagangrän und apikaler Parodontitis kann es zu rezidivierenden submukösen Abszessen am Zahnfleischrand mit Fistelbildung kommen. Exazerbiert diese *chronisch-apikale Parodontitis* akut unter stärker entzündlichen Lokal- und Allgemeinerscheinungen zu einem *subperiostalen Kieferabszeß,* so liegt eine Parulis vor.

Symptome

Am alveolären Zahnfleischrand bildet sich ein granulomatöses, rotes Schleimhautknötchen, das sich zunehmend mit Eiter füllt und schließlich fistelt. Akut auftretende starke Schmerzen, kollaterales Wangenödem („dicke Backe") und Fieber kennzeichnen die Parulis. Nach einigen Tagen perforiert der Kieferabszeß spontan in die Mundhöhle. Seltene Komplikation: Kieferosteomyelitis.

Therapie

Ein eiternder Milchzahn sollte ohne Rücksicht auf seine Platzhalterfunktion extrahiert werden, denn die rezidivierende Entzündung kann den Zahnkeim des nachfolgenden bleibenden Zahnes schädigen. Die akute Parulis wird lokal durch intraorale Inzision und innerlich antibiotisch behandelt.

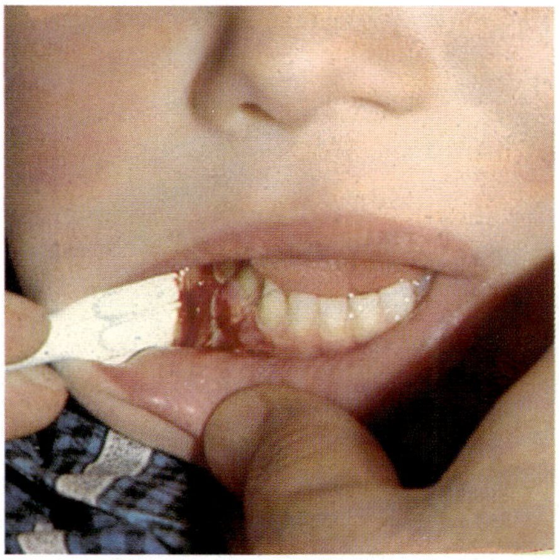

289 Submuköser Alveolarabszeß, ausgehend vom ersten Milchmolaren im rechten Unterkiefer. 4jähriger Junge. BKS 38/64. Heilung nach Extraktion.

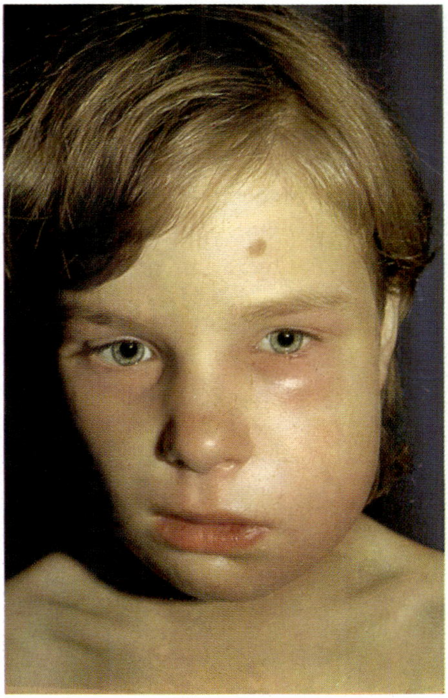

290 Parulis. Die harte und hochschmerzhafte Wangenschwellung klingt nach intraoraler Spontanperforation eines subperiostalen Abszesses neben dem kariösen 3. Unterkiefermilchmolaren ab.

Trichterbrust

Definition

Das Pectus excavatum ist eine anlagebedingte, oft familiär vorkommende Impressionsdeformität der vorderen Thoraxwand mit Dorsalverlagerung des Brustbeinkörpers.

Symptome

Die muldenförmige Exkavation der vorderen Brustwand vertieft sich paradox bei der Inspiration. Etwa zwei Drittel der Fälle sind im Laufe des Wachstums progredient, die Einengung des Intrathorakalraums führt aber kaum je zu organischen Beschwerden (Häufung bronchopulmonaler Infekte, Herzrhythmusstörungen).

Therapie

Durch Turnen und insbesondere Schwimmen wird versucht, die Progredienz der Trichterbrust aufzuhalten. In schweren Fällen ist die Operation indiziert.

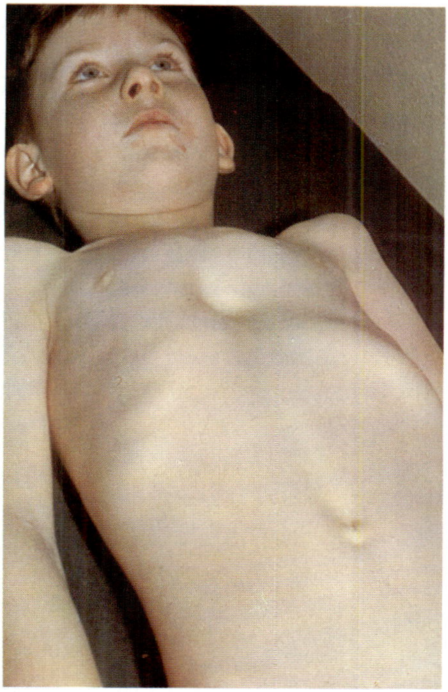

291 Pectus excavatum bei 7jährigem Jungen. Keine organischen Beschwerden, aber neurotische Störungen.

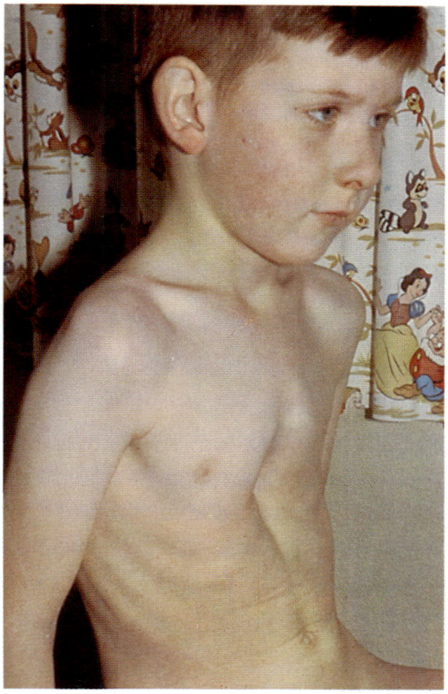

292 Paradoxe Atmung dieses Kindes: Vertiefung der Exkavation bei Inspiration. Kyphose der Brustwirbelsäule.

Angeborener Klumpfuß

Definition

Der Pes equinovarus ist eine polygen-hereditäre, angeborene, primär wahrscheinlich auf einer Entwicklungsstörung der Muskulatur beruhende Fußdeformität, die unter 1000 Neugeborenen 1–2mal vorkommt. Die in etwas mehr als der Hälfte der Fälle beidseitig ausgeprägte Mißbildung betrifft Knaben doppelt so häufig wie Mädchen.
Familiäres Vorkommen findet man in 10–20% der Fälle. Bei einer Frequenz in der Bevölkerung von etwa 0,1% ist das Wiederholungsrisiko für Geschwister eines betroffenen Jungen etwa 2%, eines betroffenen Mädchens etwa 6%.

Symptome

Die drei charakteristischen Komponenten der Klumpfußdeformität kommen in der Bezeichnung Pes equinovarus adductus zum Ausdruck: *Spitzfuß, Varusstellung (Supination)* und *Vorfußadduktion.* Am gravierendsten ist die Supination des Rückfußes mit dem nach medial abgerutschten, hochgezogenen Kalkaneus.

Differentialdiagnose

Eine lockere Supinationsfehlhaltung des Neugeborenenfußes ist der *Kletterfuß* (Pes supinatus), der keiner Behandlung bedarf. Eine Adduktionsfehlstellung des Vorfußes besteht beim *Sichelfuß* (Pes adductus, Metatarsus varus), der, manuell redressiert, ebenfalls eine gute Prognose hat.

Therapie

Am 1. oder 2. Lebenstag wird der Fuß nach manuellem Redressement im klassischen Gipsverband oder auf der von Grob modifizierten Browneschen Schiene in Überkorrektur fixiert und diese Behandlung ein halbes Jahr fortgeführt. Ist der Kalkaneus nicht aufzurichten, wird die Achillotenotomie notwendig.
Die Rezidivneigung des Klumpfußes ist groß und beträgt auch bei postnataler Sofortbehandlung fast 50%.

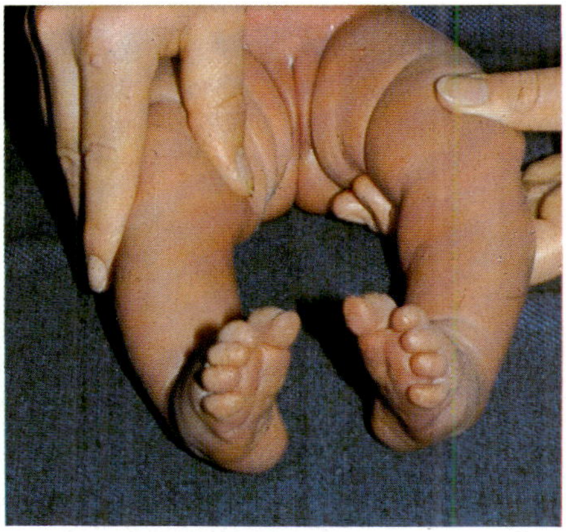

293 Doppelseitiger Klumpfuß bei einem neugeborenen Mädchen. Gut zu erkennen ist die besonders charakteristische Supination der Ferse.

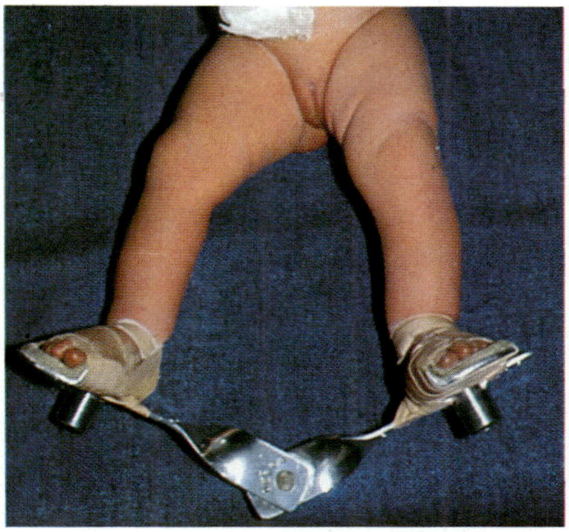

294 Reposition der Klumpfüße auf der nach Grob modifizierten Browneschen Schiene.

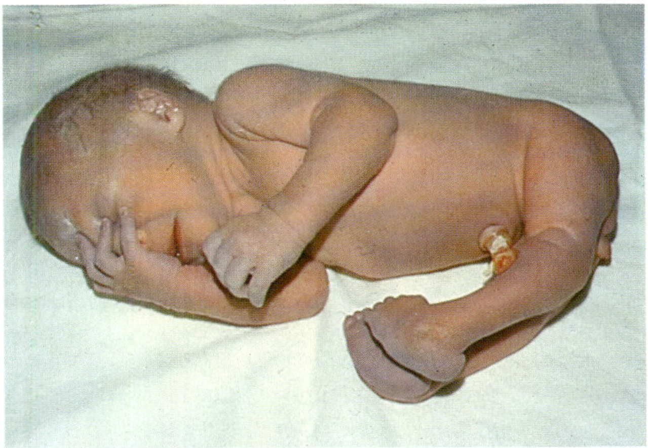

295 Hochgradiger neurogener Pes equinovarus beiderseits bei einem Neugeborenen mit Myelomeningocele lumbosacralis und Beinparesen.

Angeborene Hüftgelenksluxation

Definition

Der Luxatio coxae congenita liegt ätiologisch wahrscheinlich eine erbliche Östrogenabbaustörung und damit eine durch mütterliches Östrogen (Relaxin) verursachte intrauterine Gelenkkapselerschlaffung zugrunde; dadurch kann der Hüftkopf dislozieren und dann sekundär zur Ausbildung der knöchernen Gelenkdysplasie führen.

Die Luxationshüfte kommt mit einer durchschnittlichen Häufigkeit von 1–2‰ vor und betrifft Mädchen 5–6 mal häufiger als Knaben. Sie ist in etwa 60% der Fälle einseitig, in 40% doppelseitig ausgebildet. 10% der Kinder werden aus Beckenendlage geboren (gegenüber 3–4% der Durchschnittsbevölkerung). In 20% der Fälle findet sich familiäre Häufung. Der Erbgang ist multifaktoriell (Tab. **15**).

Symptome

Im Neugeborenenalter ist das wichtigste Frühsymptom der Luxationsbereitschaft das *Ortolani-Phänomen*: Der Hüftkopf schnappt fühlbar aus und wieder ein, wenn man das in Knie und Hüfte rechtwinkelig gebeugte und innenrotierte Bein langsam außenrotiert und abduziert.

Später kommt es zu Abduktionseinschränkung, Hochstand der Glutealfalte und Beinverkürzung. Im Stand ist das Trendelenburgsche Phänomen nachweisbar: Bei Belastung des luxierten Beines sinkt das Becken auf der gesunden Seite ab. Der Gang ist hinkend, bei doppelseitiger Luxation watschelnd.

Röntgenologische Symptome sind Steilheit und mangelnde Konkavität des Pfannendachs, laterokraniale Dislokation des Femurs und Unterbrechung der Menardschen Linie.

Therapie

Das Behandlungsprinzip ist eine *Spreizung des reponierten Oberschenkels* mit dem Ziel der Entlastung des Kapselapparates und eines formativen Reizes auf die Gelenkpfanne. Im Säuglingsalter erzielt man mit Spreizwindel, Spreizhöschen und Pavlik-Bandage gute Ergebnisse. Lang dauernde starre Gipsfixierungen in überkorrigierten Gelenkstellungen waren früher in über 20% der Fälle durch Hüftkopfnekrosen kompliziert (Luxationsperthes), die bei den heute durchgeführten schonenden Repositionsverfahren (Overhead-Extension) nur noch selten (2%) vorkommen.

Tabelle **15** Empirische Belastungsziffern für kongenitale Hüftgelenksluxation

Proband	Brüder	Schwestern	Söhne	Töchter
männlich	0%	6,89%	0%	0%
weiblich	0,56%	6,25%	0%	11,11%

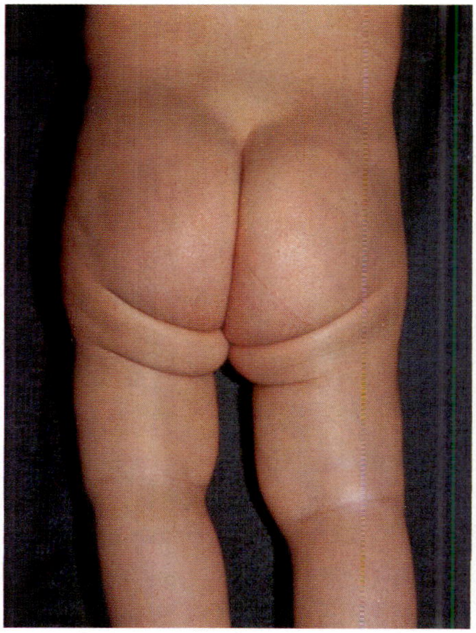

296 Linksseitige angeborene Hüftgelenksverrenkung. Die linke Glutealfalte steht höher als die rechte. Abduktionseinschränkung.

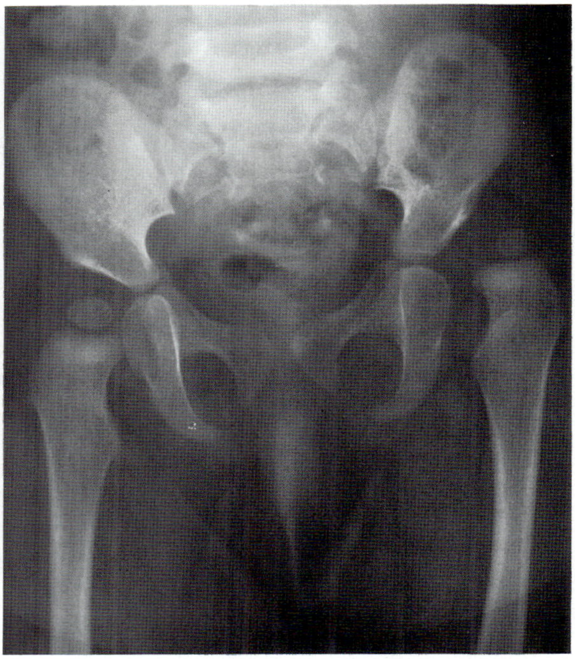

297 Links versteilerte Pfanne, luxierter Hüftkopf, unterbrochene Menardsche Linie. Linker Femurkopfkern kleiner als der rechte.

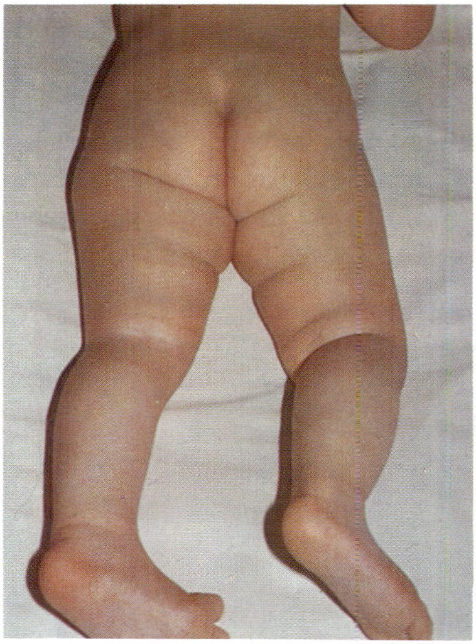

298 Subluxation des linken Hüftgelenks. $1\frac{8}{12}$jähriges Mädchen, das noch nicht stehen kann. Gesäßfaltenasymmetrie. Schwester des Kindes und Schwester der Mutter haben angeborene Hüftgelenksluxation.

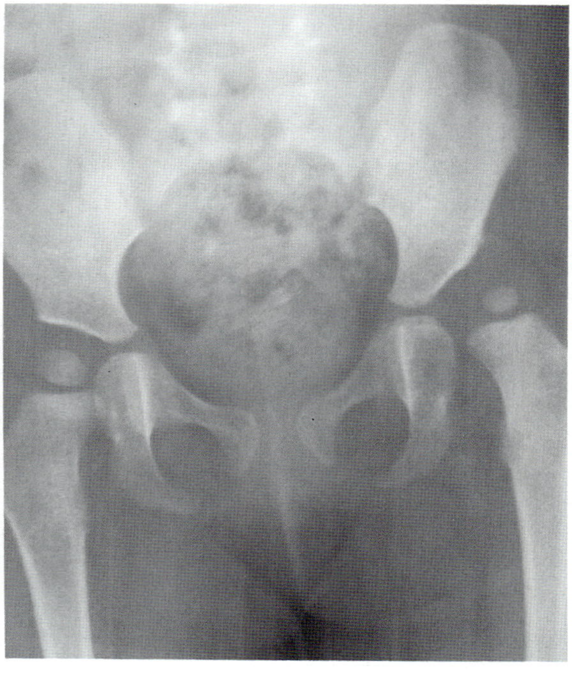

299 Links vergrößerter Pfannendachneigungswinkel, laterokranial dislozierter, verkleinerter Hüftkopf, unterbrochene Menardsche Linie.

Hautkrankheiten

Ichthyosis congenita

Definition

Die Ichthyosis congenita ist ein autosomal-rezessives Erbleiden, das sich in einer angeborenen *Verhornungsanomalie* der Haut manifestiert. Je nach Ausprägung unterscheidet man Ichthyosis congenita gravis (Ichthyosis congenita fetalis, Keratoma malignum) und Ichthyosis congenita mitis.

Symptome

Bei der *Ichthyosis congenita gravis* werden die Kinder mit einer pergamentartigen, durch tiefe Risse aufgesprungenen Haut geboren, die einem Ölpapiersack gleichen kann (Kollodium-Baby) und sich in Lamellen ablöst. Zusammen mit ektropionierten Augenlidern, fischmaulartigem Mund, deformierten Ohrmuscheln und verplumpten Akren resultiert ein bizarres Aussehen, das auch zur Bezeichnung Harlekinfetus geführt hat. Bei der *Ichthyosis congenita mitis* finden sich die Veränderungen in gemilderter Ausprägung.

Differentialdiagnose

Im Gegensatz zur Ichthyosis congenita tritt die häufigere *Ichthyosis vulgaris* erst am Ende des 1. Lebensjahres auf, spart Gelenkbeugen, Axillar- und Gesäßfalten aus und bevorzugt die Streckseiten der Extremitäten: ihr Erbgang ist autosomal-dominant.

Therapie

Eine ätiologische Behandlung gibt es nicht. Bei der Gravis-Form werden Kortikosteroide, sonst fettende Salben und Vitamin A eingesetzt. Kinder mit Ichthyosis congenita gravis sterben in den ersten Lebenswochen durch Superinfektion. Bei der Mitis-Form ist die Prognose quoad vitam gut.

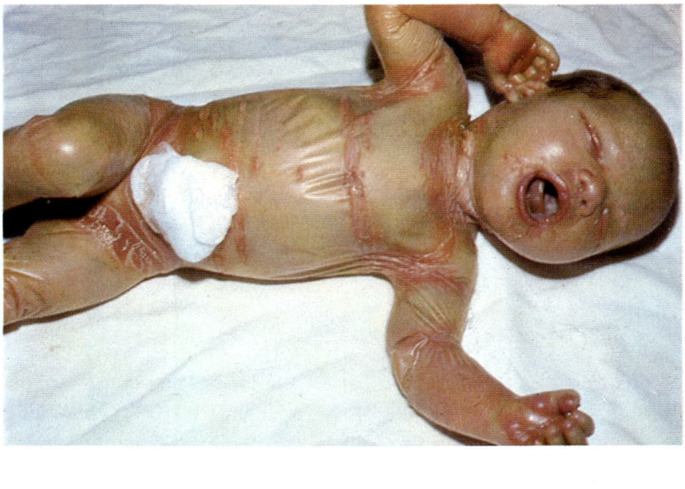

300 Ichthyosis congenita gravis bei einem neugeborenen Mädchen. Faltig-brüchige, in den Gelenkbeugen aufgesprungene Pergamenthaut.

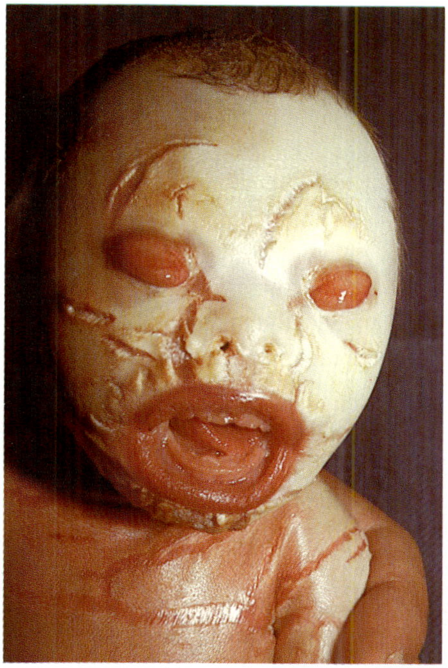

301 Harlekinfetus bei Keratoma malignum, Hornpanzer, Rhagaden, Ektropia. Tod nach 2 Tagen.

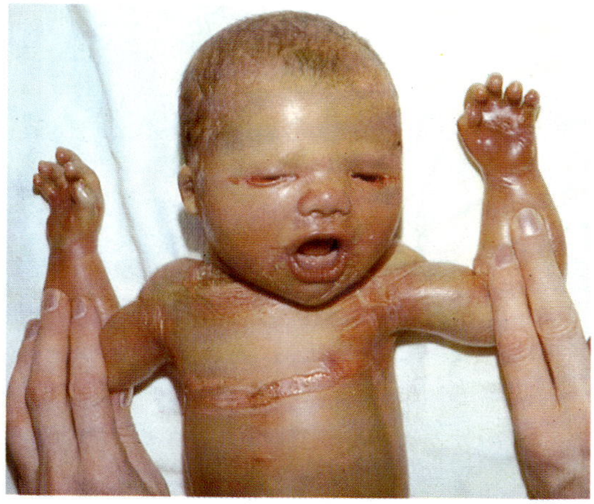

302 Bizarrer Gesichtsausdruck mit ektropionierten Lidern und fischmaulartigem Mund. Fingernägel krallenartig verformt.

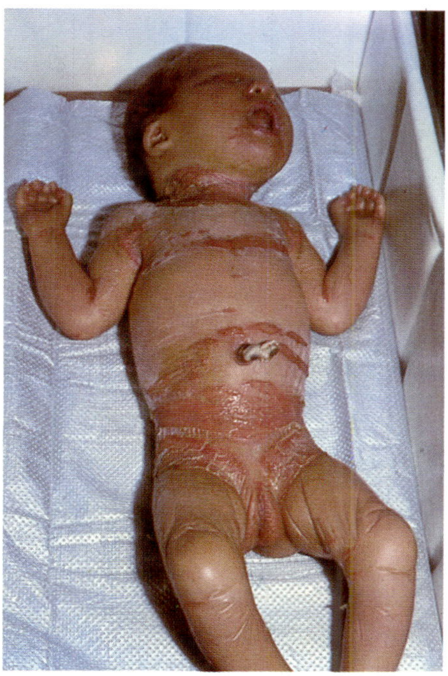

303 2. Lebenstag. Beginn der großflächigen Hautablösung am Bauch.

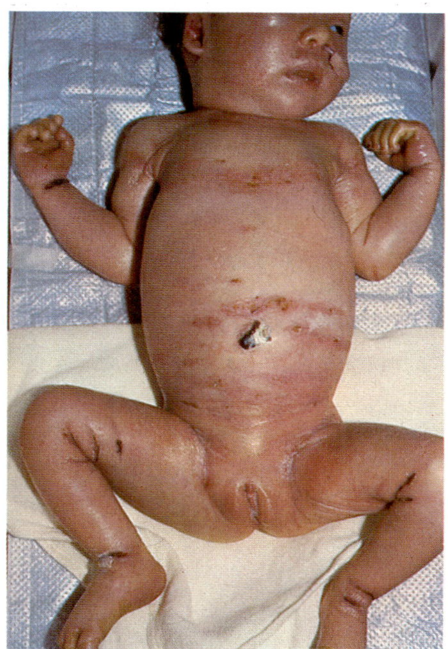

304 11. Lebenstag. Komplette Häutung innerhalb von 10 Tagen. Tod am 13. Lebenstag durch Pneumonie. Von den 12 Kindern der Eltern haben 7 eine Ichthyosis congenita.

Epidermolysis bullosa hereditaria

Definition

Als Epidermolysis bullosa hereditaria wird eine erbliche Dermatose bezeichnet, die durch Neigung zur *Blasenbildung* aufgrund geringfügiger mechanischer Reize charakterisiert ist. Je nach Schwere und Erbgang werden 3 Formen der Erkrankung unterschieden.

Symptome

Die dominant vererbte *Epidermolysis bullosa hereditaria simplex,* die bei 50% der Kinder eines erkrankten Elternteils auftritt und meist schon im Neugeborenenalter beginnt, zeigt subkorneale Blasen, die an tangentialdruckexponierten Hautstellen entstehen und ohne Narbenbildung abheilen. Das Nikolski-Phänomen – Ablösung der Epidermis vom Korium durch leichtes Reiben mit der Nagelplatte – ist meist negativ. Prognostisch besteht eine gewisse Rückbildungsneigung mit zunehmendem Alter.

Bei der ebenfalls dominant vererbten *Epidermolysis bullosa hereditaria dystrophica* treten subepitheliale Blasen auch an nicht druckexponierten Hautstellen auf, die unter Narbenbildung abheilen. Das Nikolski-Phänomen ist meist positiv, die Nägel sind dystroph, in etwa 20% der Fälle sind auch die Schleimhäute beteiligt.

Die rezessiv vererbte *Epidermolysis bullosa hereditaria dystrophica polydysplastica,* die bei 25% der Kinder phänotypisch gesunder, genotypisch kranker Eltern auftritt, ist die schwerste Form des Leidens: Schon das Neugeborene zeigt ubiquitär an Haut und Schleimhäuten subepitheliale Blasen, die unter narbiger Atrophie abheilen. Man findet positives Nikolski-Phänomen, Nageldystrophien und oft weitere Organmißbildungen. Die Prognose ist dubiös.

Therapie

Eine Kausalbehandlung gibt es nicht. Die therapeutischen Bemühungen konzentrieren sich auf Vermeidung mechanischer Irritationen, Verhütung der Superinfektion und Anwendung von Kortikosteroiden und Antibiotika.

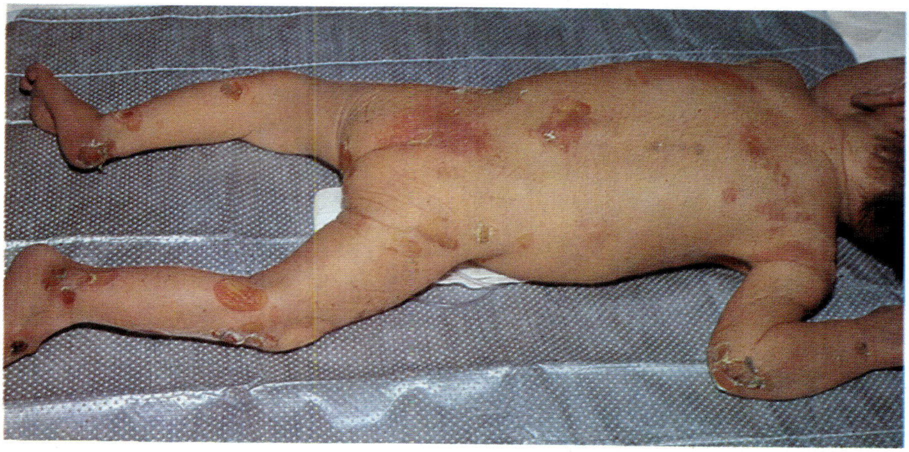

305 Epidermolysis bullosa hereditaria dystrophica. 8. Lebenstag. Bereits bei der Geburt multiple Blasen. Nikolski-Phänomen positiv. Doppelte Konsanguinität der Großeltern.

306 19. Lebenstag. Zunehmende, rasch perforierende Blasen. Blaseninhalt bakteriologisch steril.

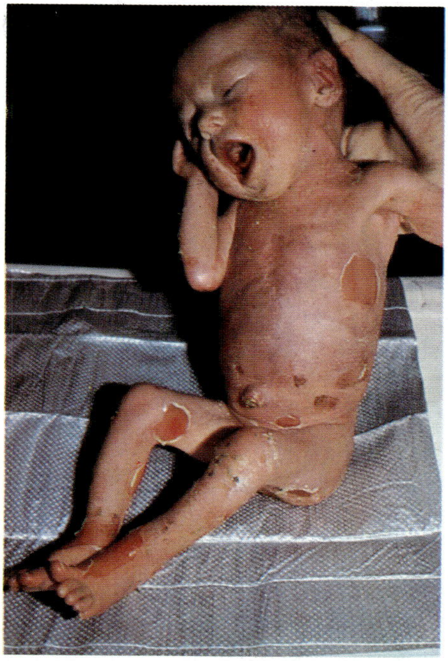

307 20. Lebenstag. Blasen auch am behaarten Kopf. Zusätzlich besteht eine Duodenalatresie. Exitus letalis im Alter von 3 Wochen.

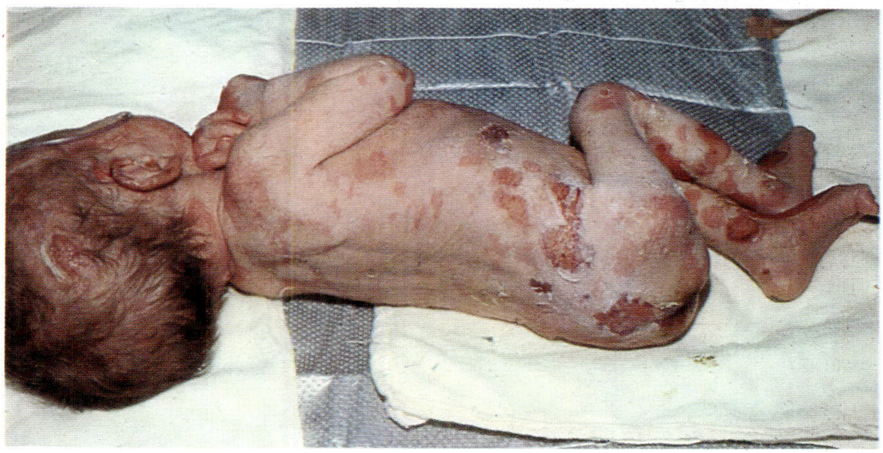

Urticaria pigmentosa

Definition

Urticaria pigmentosa (Nettleship-Syndrom, Urticaria xanthelasmoidea) ist die kutane Manifestation einer seltenen, chronisch verlaufenden, gutartigen, systemischen *Mastzellenretikulose.* Die Ätiologie ist noch nicht klar, genetische Ursachen scheinen beteiligt zu sein. Die kutanen Mastzellinfiltrationen produzieren Histamin, Serotonin und Heparin.

Symptome

Schon im ersten Lebensjahr, oft rezidivierend bis zur Pubertät, treten ubiquitär, unter Bevorzugung des Stammes, juckende makulopapulös-xanthelasmoide, urtikarielle und manchmal bullöse Eruptionen auf. Sie sind von rötlicher bis gelbbrauner Farbe und linsen- bis münzgroß. Die etwas größeren, manchmal initial, manchmal nach mehreren Rezidiven hyperpigmentierten Herde verleihen der Haut ein geschecktes Aussehen. Gesicht, Handteller, Fußsohlen, Schleimhäute werden selten befallen. Es besteht eine *Urticaria factitia:* Durch Reiben kann man außer einem Dermographismus ruber frische, rotgesäumte Quaddeln produzieren; Druck, Schwitzen, heißes Bad und Sonnenbestrahlung haben den gleichen Provokationseffekt.
Die prognostisch ungünstigere Erwachsenenform *(Urticaria pigmentosa adultorum)* geht öfter mit Beteiligung blutbildender Organe einher: Mastzellenproliferationen in Milz, Leber, Lymphknoten und Skelett, die sich röntgenologisch als intraossäre Aufhellungs- oder Verdichtungsherde oder als Unregelmäßigkeiten der Kortikaliskontur an Schädel, Wirbelkörpern, Klavikeln und Röhrenknochen zeigen.

Therapie

Keine wirksame Behandlung bekannt.

Prognose

Spontan remittieren etwa 50% der Fälle bis zur Pubertät, 25% im Laufe des Erwachsenenalters; 25% sind irreversibel.

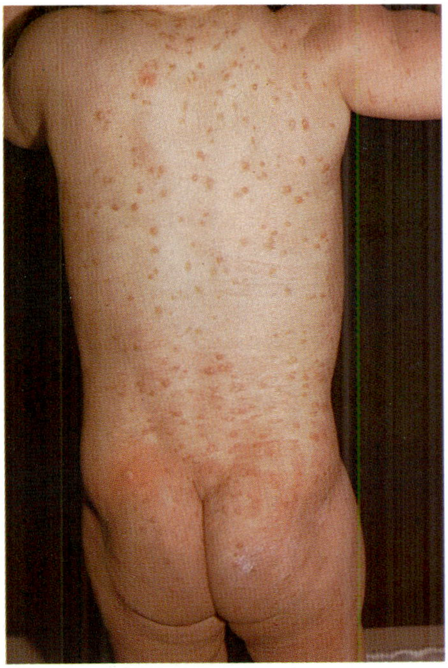

308 Urticaria pigmentosa bei 8 Monate altem Säugling. Seit dem 3. Lebensmonat leicht juckender, therapieresistenter Hautausschlag.

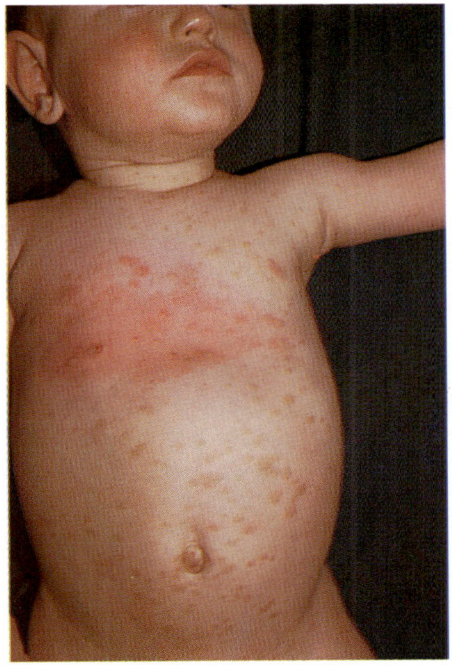

309 Im Bauchbereich geschecktes Aussehen durch ältere hyperpigmentierte Effloreszenzen. Am Thorax frische Eruptionen.

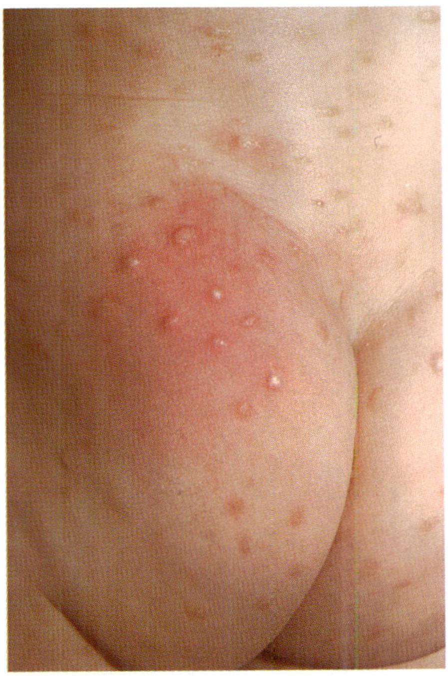

310 Flecken und Papeln, zum Teil von xanthelasmaähnlicher Morphe. Histologisch: Mastzellenpapeln.

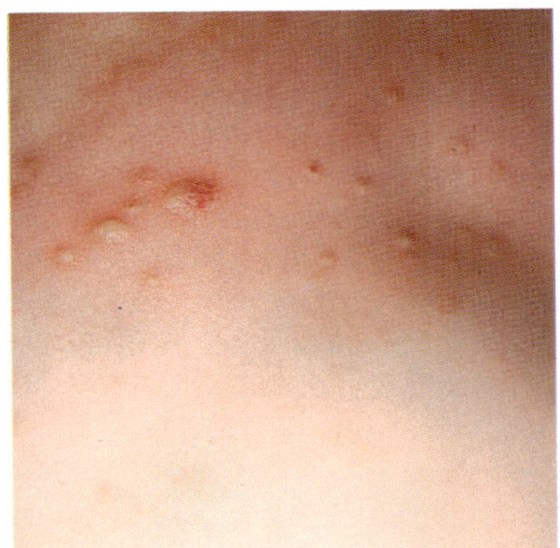

311 Urticaria factitia: roter Dermographismus und frische Effloreszenzen nach mechanischer Reizung.

Pigmentnävus

Definition

Der klinische Begriff Pigmentnävus (pigmentiertes Muttermal als Ausdruck einer anlagemäßigen, umschriebenen Fehlbildung der Haut) subsumiert 3 histopathologisch verschiedene Nävusformen:

1. Melaninanhäufung in zur eigenen Pigmentbildung unfähigen Basalzellen der Epidermis: *Epheliden* und *Naevi spili;*
2. Vermehrung von pigmentbildenden Melanozyten im tiefen Korium: *Mongolenfleck* und *blauer Nävus;*
3. Vermehrung modifizierter Melanozyten (Nävuszellen) an der Grenze von Epidermis zu Korium: *Nävuszellnävus* und *juveniles Melanom* (Spitz).

Symptome

Naevi spili kommen als hellbraune Hyperpigmentierungen (Café-au-lait-Flecke) von variabler Größe und Begrenzung besonders am Rumpf vor. Sie finden sich gehäuft bei der Neurofibromatose von Recklinghausen und beim Albright-Syndrom.

Der *Mongolenfleck,* eine Eigentümlichkeit mongolischer Rassen, tritt als bläulicher Fleck in der Kreuzbeingegend auch bei 1–3% der Neugeborenen europäischer Rassen auf und verschwindet nach einigen Jahren mit dem Dickerwerden der Haut.

Die seltenen *blauen Nävi* sind flache oder erhabene, solitäre Knötchen, deren Farbe von braunschwarz nach blau variiert, je tiefer die Melanozyten im Korium liegen.

Nävuszellnävi, die das Gros kindlicher Pigmentnävi ausmachen, können flach, erhaben, verrukös oder behaart sein und schließlich ganze Körperteile wie ein Fell bedecken (Tierfellnävus). Klinisch vom Nävuszellnävus nicht zu unterscheiden sind die *juvenilen Melanome,* die vom 3. bis 13. Lebensjahr vorkommen und das Gesicht bevorzugen. Nävuszellnävi und juvenile Melanome sind zwar potentiell maligne, entarten aber im Kindesalter praktisch nie und auch beim Erwachsenen im Verhältnis zu ihrer Häufigkeit äußerst selten (etwa 1:1 Millionen).

Therapie

Solitäre Nävuszellnävi und juvenile Melanome können chirurgisch exzidiert werden. Die frühere Sorge, man könne damit die maligne Entartung provozieren, ist unbegründet.

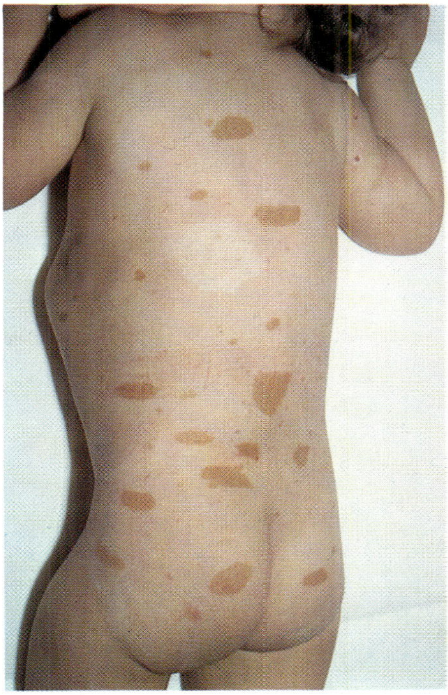

312 Multiple Naevi spili (Café-au-lait-Flekke), außerdem vereinzelte Depigmentierungen. 8 Monate alter Säugling, dessen Mutter die gleichen Hautveränderungen hat.

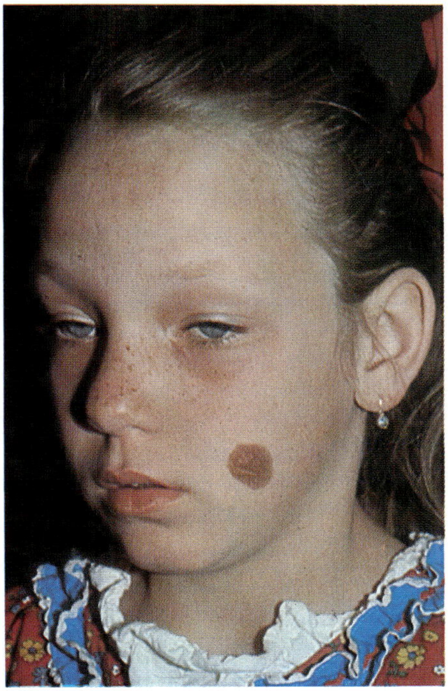

313 Zart behaarter Nävuszellnävus auf der Wange, Epheliden am Nasenrücken. 7jähriges Mädchen.

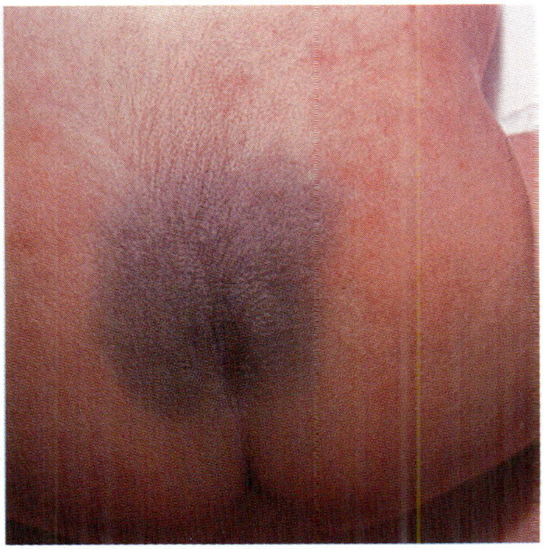

314 Mongolenfleck der Sakralregion. 8 Tage altes Mädchen.

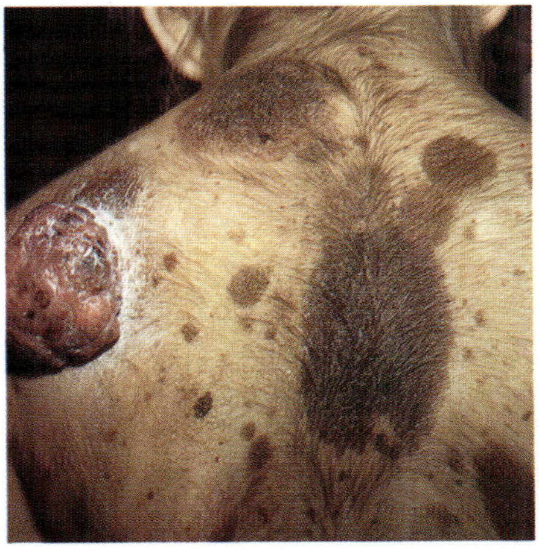

315 Tierfellnävus bei 7jährigem Mädchen. Tiefere, bläulich schimmernde, zum Teil hyperkeratotische, koriale Nävi sind neben oberflächlicheren, rotbraunen Grenzflächennävi zu erkennen.

Naevus flammeus

Definition

Naevi flammei (Feuermale, kapilläre Hämangiome, Naevi vinosi) sind median oder einseitig lokalisierte Teleangiektasien. Fast jedes zweite Neugeborene hat einen medianen Naevus flammeus in der Nacken- oder Stirnregion (Storchenbiß). Ein lateraler Naevus flammeus im Trigeminusbereich kommt beim *Sturge-Weber-Syndrom,* im Extremitätenbereich beim *Klippel-Trenaunay-Syndrom* vor.

Symptome

Feuermale, von blaß- bis flammendroter Farbe und scharfer Begrenzung, liegen im Hautniveau. Die medialen haben eine große, die lateralen, die oft segmental angeordnet sind, eine geringe spontane Rückbildungstendenz.
Beim *Sturge-Weber-Syndrom* finden sich neben dem halbseitigen Gesichtsnävus noch intrakranielle Verkalkungen, Krämpfe und Glaukom infolge angiomatöser Veränderungen der weichen Hirnhaut und der Aderhaut des Auges.
Das *Klippel-Trenaunay-Syndrom* ist durch Weichteil- und Knochenhypertrophie im Bereich der teleangiektatischen Extremität gekennzeichnet.

Therapie

Keine.

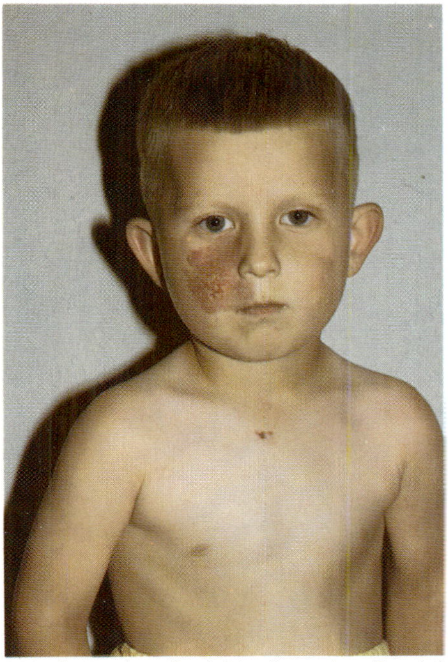

316 Lateraler Gesichtsnävus im Bereich des 2. Trigeminusastes. 4jähriger Junge ohne weitere Symptome eines Sturge-Weber-Syndroms.

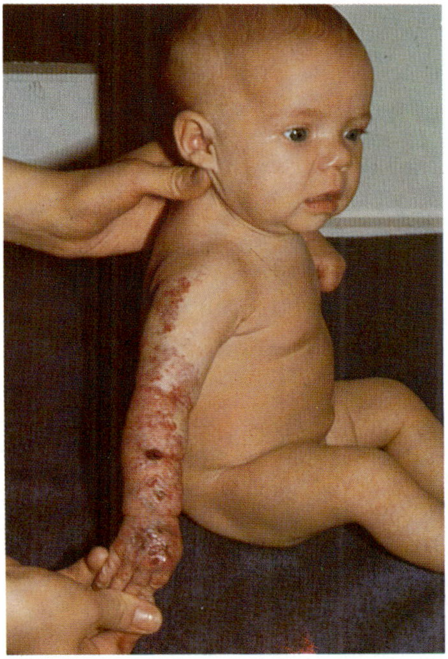

317 Ausgedehnte, seit Geburt bestehende Teleangiektasien und Venektasien am Arm eines 2 Monate alten Säuglings. Ulzerationen an Unterarm und Handrücken.

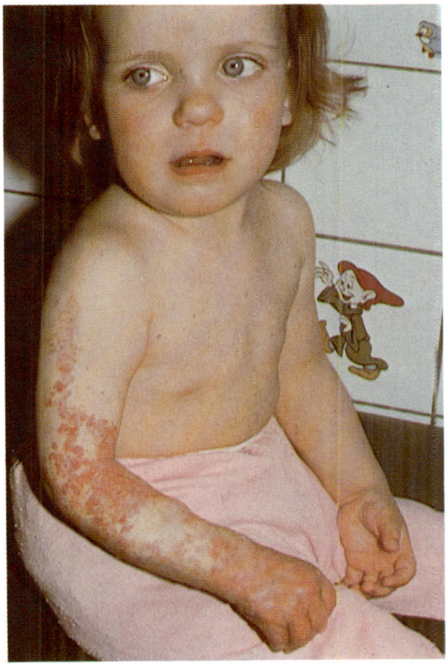

318 Kind der Abb. 317: Im Alter von 2 Jahren teilweise Involution der Angiektasien ohne Behandlung.

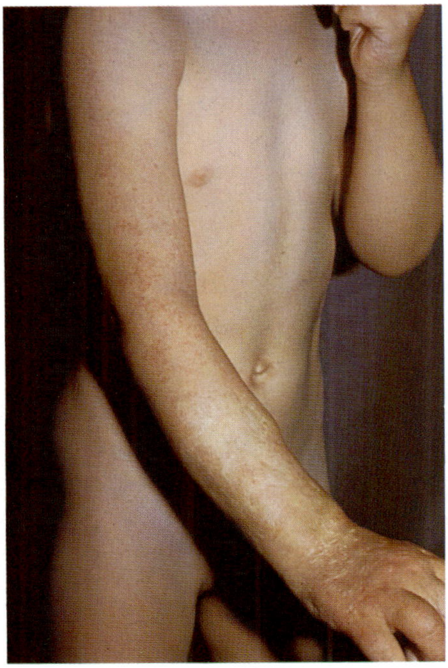

319 Kind der Abb. 317 und 318. 3½ Jahre. Spontane Involution des Gefäßnävus. Klippel-Trenaunay-Syndrom.

Hämangiome

Definition

Hämangiome sind gutartige Blutgefäßgeschwülste, die das Kleinkindesalter bevorzugen und bei Mädchen doppelt so häufig vorkommen wie bei Jungen. In ca. 20% der Fälle treten sie multipel auf.

Symptome

Das *planotuberöse Hämangiom* ist leicht erhaben, feinhöckerig, ausdrückbar und hellrot, das seltenere *tuberonodöse Hämangiom* knotig, großhöckerig und von dunklerem Rot. Das *subkutane Hämangiom* imponiert als weiche, ausdrückbare Vorwölbung der Haut, durch die es nur diskret grau-bläulich durchschimmert. Die Kombination eines angeborenen Riesenhämangioms mit thrombozytopenischer Purpura wird als *Kasabach-Merrit-Syndrom* bezeichnet.
Die meisten Hämangiome entstehen innerhalb der ersten drei Lebensmonate; vom zweiten Lebenshalbjahr ab bis zur Pubertät bilden sich mehr als 90% spontan zurück, 70% schon im Kleinkindesalter, wobei unter zunächst noch peripherer Vergrößerung die Abheilung zentral beginnt.

Therapie

Kosmetisch oder funktionell störende Hämangiome können chirurgisch, radiologisch (Beta-Strahler Yttrium 90) oder medikamentös (Prednisolon 1–3 mg/kg/Tag für 2 Wochen) entfernt werden. Beim Kasabach-Merritt-Syndrom ist die aktive Behandlung vital indiziert. Sonst lohnt sich bei der großen Spontanheilungstendenz eine exspektative Einstellung.

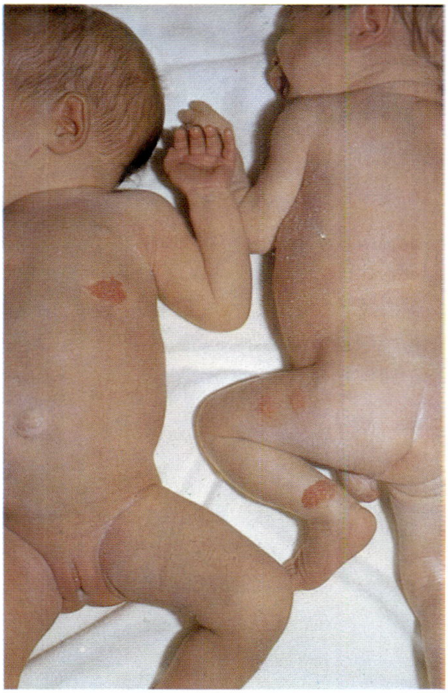

320 Typische planotuberöse Hämangiome bei neugeborenen Zwillingen. Nebenbefund: 2 Impfquaddeln am linken Oberschenkel nach soeben erfolgter BCG-Impfung.

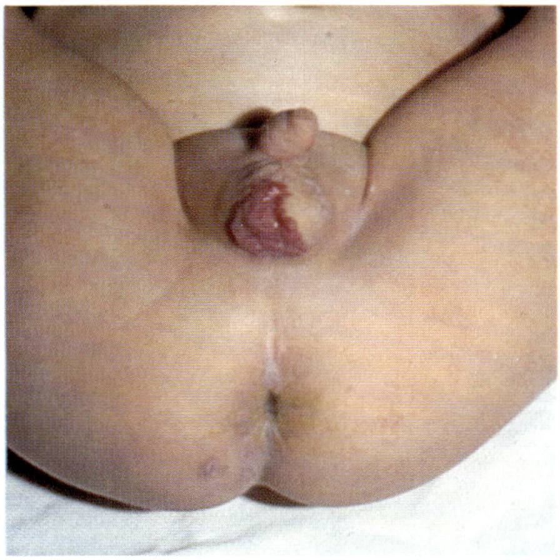

321 Hämangiom der Skrotalhaut. 1jähriger Junge. Jeder aktive Behandlungsversuch an dieser Stelle wäre ein Kunstfehler.

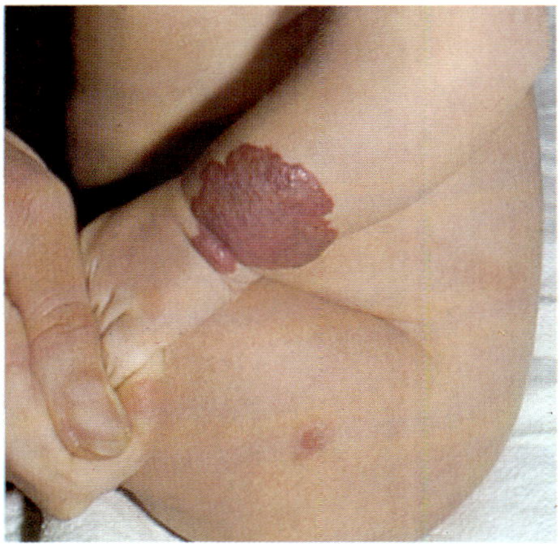

322 Planotuberöses Hämangiom am linken Unterarm eines 2 Monate alten Säuglings. Nebenbefund: BCG-Impfnarbe 7 Wochen nach der intrakutanen Impfung.

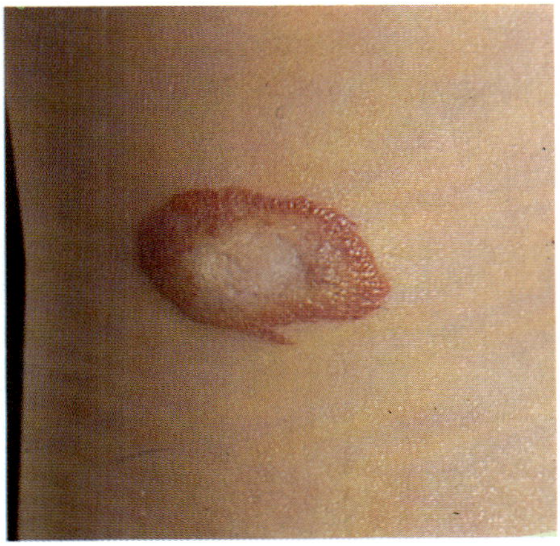

323 Typischer Befund bei spontaner Rückbildung eines planotuberösen Hämangioms. 6 Monate alter Säugling.

Zystisches Lymphangiom

Definition

Das zystische Lymphangiom ist eine angeborene oder im ersten Lebensjahr sich entwickelnde gutartige Geschwulst, die von den Lymphgefäßen abstammt und deren Kammern klar-visköse Flüssigkeit enthalten. Prädilektionsort ist in über 90% die seitliche Halsregion (Lymphangioma colli cysticum), sonst die Gegend von Axilla, Leistenbeuge und Retroperitonealraum.

Symptome

Die bohnen- bis kindskopfgroßen Tumoren, die manchmal bläulich durch die Haut hindurchschimmern, sind von weich-elastischer, wasserkissenartiger Konsistenz, haben eine glatte oder gebuckelte Oberfläche, lassen sich nicht exprimieren und sind, besonders bei größerer Ausdehnung bis in die Zunge oder ins Mediastinum, schlecht gegenüber der Umgebung abgrenzbar.

Differentialdiagnose

Subkutane kavernöse Hämangiome haben eine weichere Konsistenz als das Lymphangiom und sind ausdrückbar.

Laterale Halszysten (Kiemengangszysten) liegen als runde, prall-elastische Gebilde *vor* dem Vorderrand des M. sternocleidomastoideus; kleinere Halslymphangiome dagegen liegen gewöhnlich *hinter* dem Kopfwender, größere erstrecken sich allerdings auch auf das vordere Halsdreieck.

Das *submentale Teratom* liegt medianer und ist von festerer Konsistenz als das Lymphangiom.

Therapie

Da Lymphangiome keine spontane Rückbildungstendenz haben und strahlenunempfindlich sind, ist die Operation im 2. Lebenshalbjahr die Therapie der Wahl. Wenn bei größerer Tumorausdehnung Radikalität nicht erreichbar ist, sind Rezidive möglich.

Prognose

Die Wachstumstendenz ist gering. Spontane Heilungstendenz besteht nicht. Rezidive nach unvollständiger Exstirpation sind häufig.

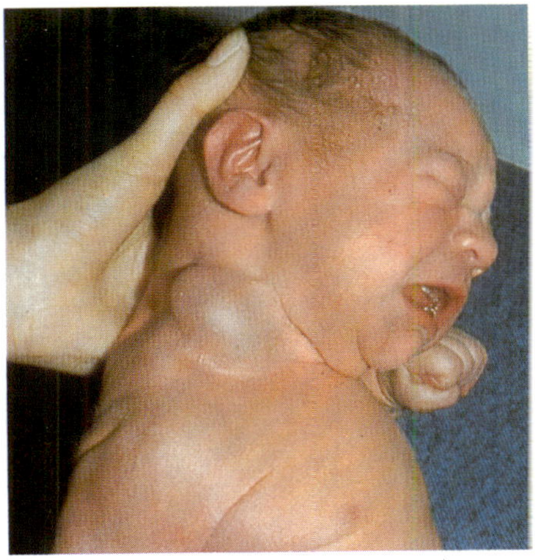

324 Pflaumengroßes, weich-elastisches Lymphangiom hinter dem Sternokleidomastoideus bei einem Neugeborenen. Bläulicher Schimmer im Zentrum des Tumors.

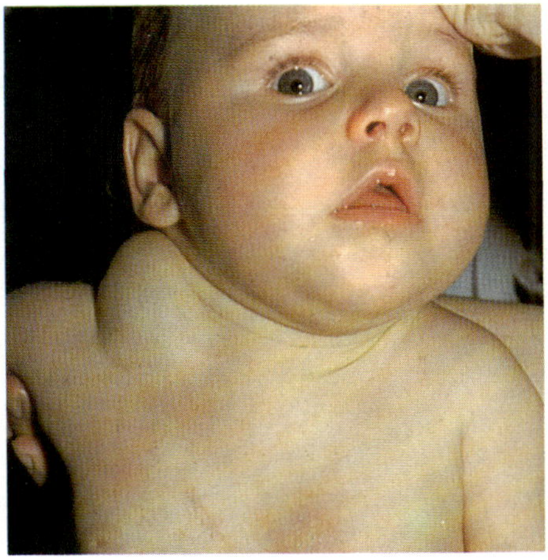

325 Lymphangioma colli cysticum. Bei dem 5 Monate alten Mädchen besteht die Geschwulst seit der Geburt.

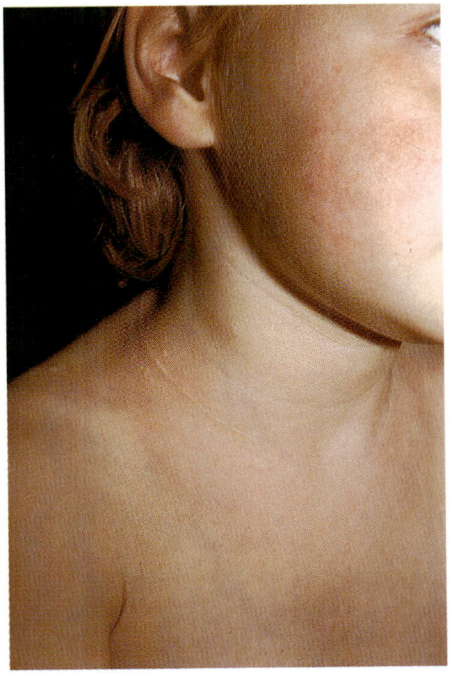

326 Zustand nach Operation. 5½ Jahre alt. Kind der Abb. 325.

Dermatitis glutaealis

Definition

Die Dermatitis glutaealis ist eine entzündliche Hautreizung im Genitoanalbereich des Säuglings, die als Pflegeschaden durch Einwirkung von alkalischem Stuhl und Urin (Ammoniak) zustande kommt. Synonyme sind Windelerythem, Dermatitis ammoniacalis, Erythema glutaeale papulosum, posterosivum oder pseudosyphiliticum, ferner Dermatitis intertriginosa oder Intertrigo, womit überhaupt Wundsein im Bereich großer Hautfalten (genitoanal, axillar, retroaurikular) bezeichnet wird, sei es infolge Pflegeschadens, Ammoniakeinwirkung oder als Ausdruck einer Dermatitis seborrhoides.

Symptome

An Gesäß, Genitale und Innenseite der Oberschenkel zeigen sich Rötung, Papeln, Pusteln, Erosionen und in schweren Fällen Ulzerationen. Eine Dyspepsie begünstigt die Dermatitis glutaealis.

Differentialdiagnose

Soormykose und beginnende *Dermatitis seborrhoides* (S. 216) müssen abgegrenzt werden.

Therapie

Die entscheidenden pflegerischen Maßnahmen sind häufigerer Windelwechsel, Weglassen der Gummihose, die als feuchte Kammer wirkt, und Abdecken der Haut mit Cremes und Pasten.

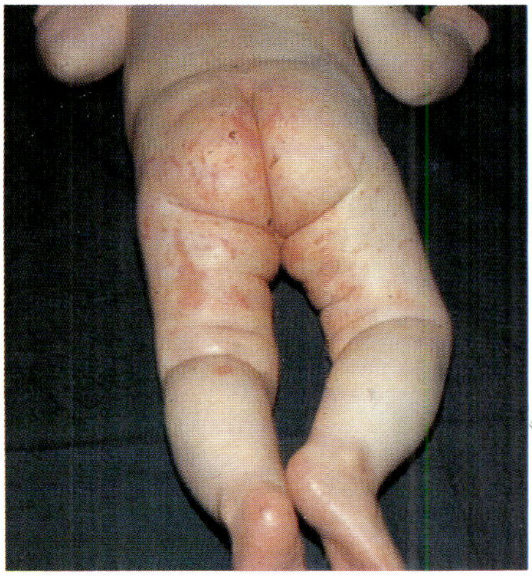

327 Dermatitis glutaealis, Erythemstadium. Aufgetreten im Rahmen einer Dyspepsie. 2 Monate alter Säugling.

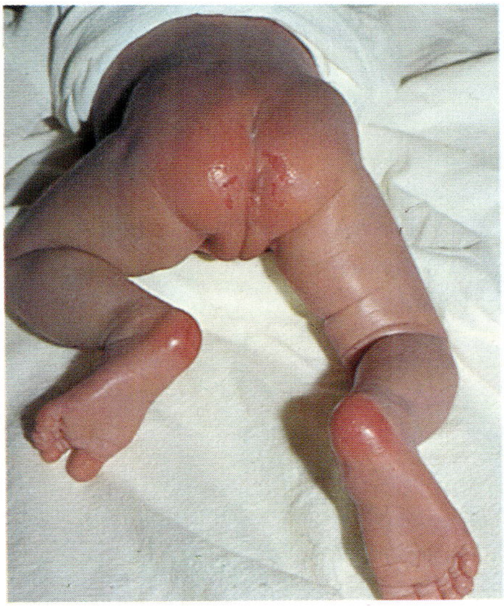

328 Dermatitis glutaealis, Erosivstadium. Allgemeine Hautempfindlichkeit, Intertrigo an den Fersen (Scheuereffekt). 5 Wochen alter Säugling.

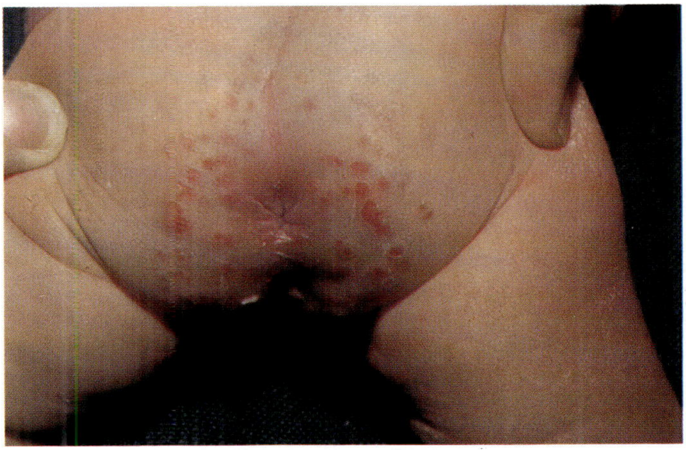

329 Erythema glutaeale posterosivum. 6 Wochen alter, pflegerisch vernachlässigter Säugling.

Dermatitis seborrhoides

Definition

Die Dermatitis seborrhoides (Eczema seborrhoicum) ist eine ätiologisch noch ungeklärte Hauterkrankung des jungen Säuglings, die durch entzündliche Erythrodermie mit Desquamation und Seborrhö charakterisiert ist.

Symptome

Grundeffloreszenz ist ein nicht juckender, fettig schuppender, auf dem Grund geröteter Herd mit peripherem Exsudationsmaximum.
Die Erkrankung manifestiert sich bereits im ersten Trimenon als Gneis auf dem behaarten Kopf und als Intertrigo im Bereich der großen Hautfalten: hinter den Ohren, an Hals, Axillen und besonders im Windelhosenbereich. Sie heilt in der Regel im Laufe des ersten Lebensjahres ab.

Differentialdiagnose

Unterschiede gegenüber dem *endogenen Säuglingsekzem* bestehen in früherem Beginn, fehlendem Juckreiz, häufigerem Vorkommen bei Brustkindern und günstigerer Prognose der seborrhoischen Dermatitis.
Die *Soormykose* der Glutealregion (Candidosis glutaealis, intertriginöse Kandidose) mit lackartig-sattrotem Erythem und schuppendem Rand sowie herdförmiger Aussaat ähnelt der Dermatitis seborrhoides zum Verwechseln; eventuelle Soorkolpitis der Mutter, Mundsoor des Kindes, Fehlen der fettigen Komponente der Hautschuppung, mikroskopischer Pilzfädennachweis, kulturelles Wachstum in Selektivnährböden (Nickerson-Medium) und Ansprechen auf Antimykotika ermöglichen die Differentialdiagnose.

Therapie

Hautschonung durch pflegerische Maßnahmen, Lokalbehandlung mit milden Salben und Verhinderung der Superinfektion sind die Prinzipien der Therapie.

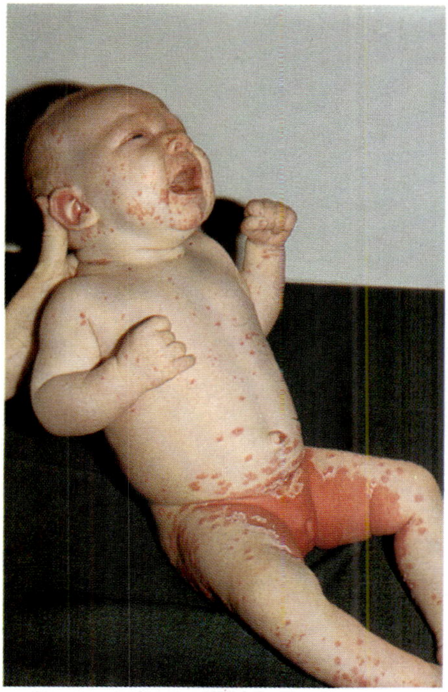

330 Dermatitis seborrhoides bei 6 Wochen altem Säugling. Großflächige Erythembezirke im Genitoanalbereich, kleinfleckige Streuung an Stamm und Extremitäten.

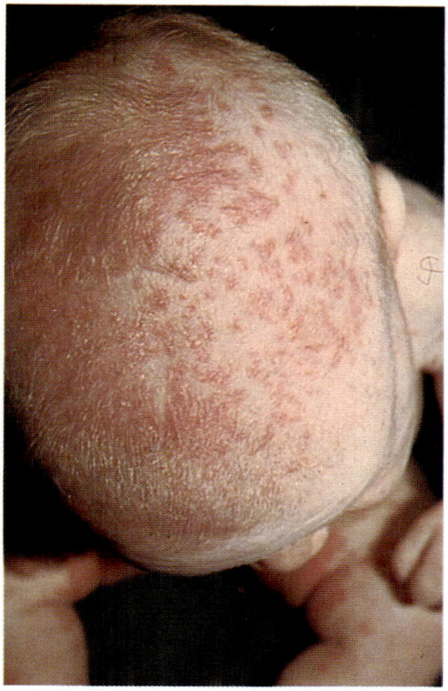

331 Kopfgneis bei Dermatitis seborrhoides. 5 Monate alter Säugling.

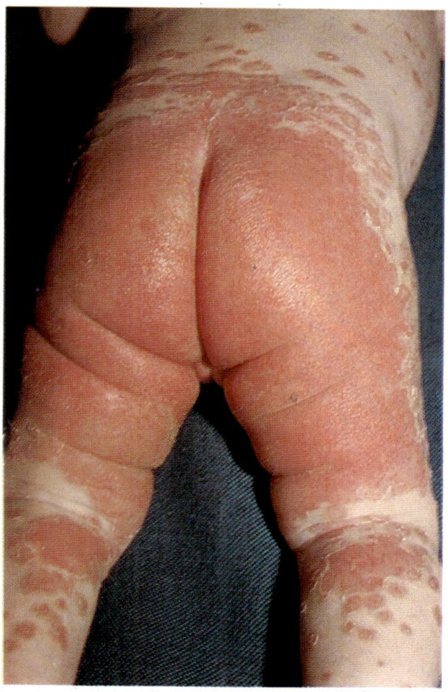

332 Typisches, randwärts schuppendes, flächenhaftes Erythem im Windelhosenbereich.

Erythrodermia desquamativa Leiner

Definition

Die heute nur noch sehr selten vorkommende Leinersche Krankheit, die vor allem Brustkinder im ersten Trimenon befällt, ist die *Maximalvariante der Dermatitis seborrhoides*.

Symptome

Entsprechend der Dermatitis seborrhoides beginnt der Morbus Leiner mit roten, lamellär schuppenden Flecken an Kopf und Rumpf unter Bevorzugung der großen Hautfalten (Hals, Leistenbeugen) und breitet sich dann rasch auf den ganzen Körper aus. Die Schuppung ist fettig und hinterläßt hochrote, trockene Hautflächen. Es besteht kein Juckreiz. Komplizierende Infekte sind häufig.

Therapie

Außer lokaler Behandlung und Infektionsprophylaxe sind Kortikosteroide angezeigt.

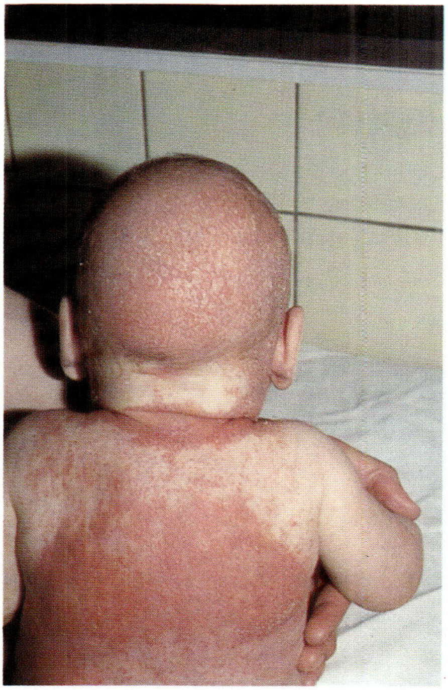

333

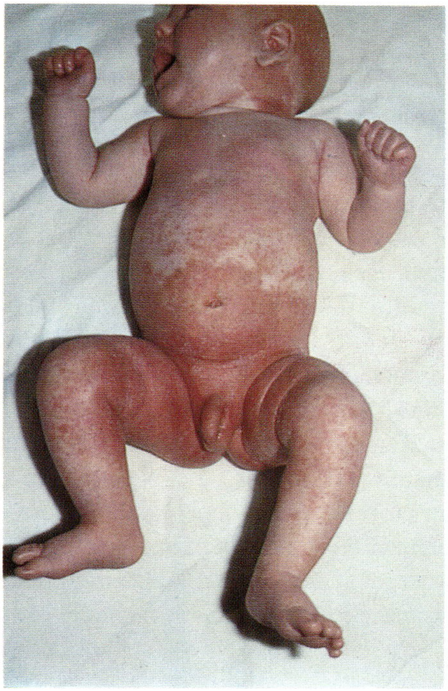

334

333–335 Generalisierte seborrhoische und desquamative Erythrodermie bei einem 3 Monate alten, vollgestillten Kind. Die Veränderungen bestehen seit dem 2. Lebensmonat.

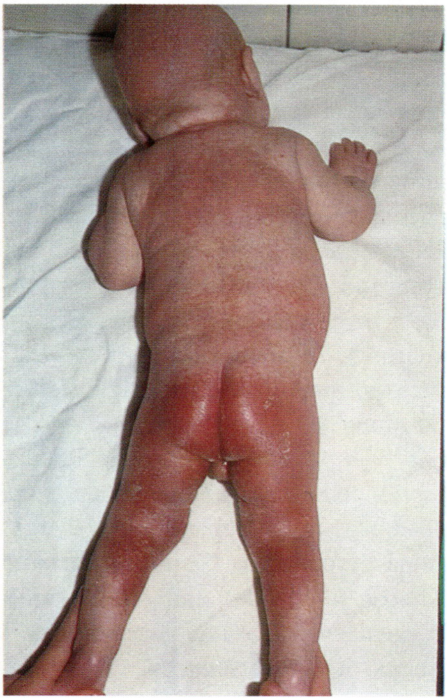

335

Endogenes Ekzem

Definition

Das endogene Ekzem (atopische Dermatitis, konstitutionelles Ekzem, Neurodermitis constitutionalis, Milchschorf) ist die kutane Reaktionsform einer genotypisch-hereditären, *atopisch-allergischen Diathese,* zu deren Manifestationen auch Asthma bronchiale und Rhinitis vasomotorica gehören. Die Morbidität beträgt 1–3 %, charakteristisch ist das Verschontbleiben des ersten Trimenons, die Neigung zu chronisch-rezidivierendem Verlauf, die Verschlechterungstendenz im Winter und das spätere synchrone oder alternierende Vorkommen von Asthma bronchiale.

Symptome

Im Säuglingsalter manifestiert sich vom 3. Lebensmonat ab der Milchschorf mit Erythem, feiner Schuppung, Papel- und Bläschenbildung, Maldeszenz und Krustierung vorwiegend auf den Wangen und auf dem behaarten Kopf.

Im Kleinkind- und Schulalter stehen disseminierte papulöse Einzelherde und flächenhafte Lichenifikationen an Stamm, Extremitäten und Gelenkbeugen im Vordergrund (Neurodermitis, Prurigo Besnier, Lichen chronicus Vidal, Eczema flexuarum). In allen Phasen besteht starker Juckreiz und damit Impetiginisierungsgefährdung.

Als *Komplikationen* können Sekundärinfektionen mit pyogenen Keimen (Impetiginisation), mit Herpes-simplex-Virus (Eczema herpeticum, Pustulosis varioliformis Kaposi; s. S. 106) und mit Vakzinevirus (Eczema vaccinatum, generalisierte Vakzine; s. S. 94) auftreten.

Therapie

In einer umfangreichen Kombinationsbehandlung nehmen Kortikosteroide den wichtigsten Platz ein.

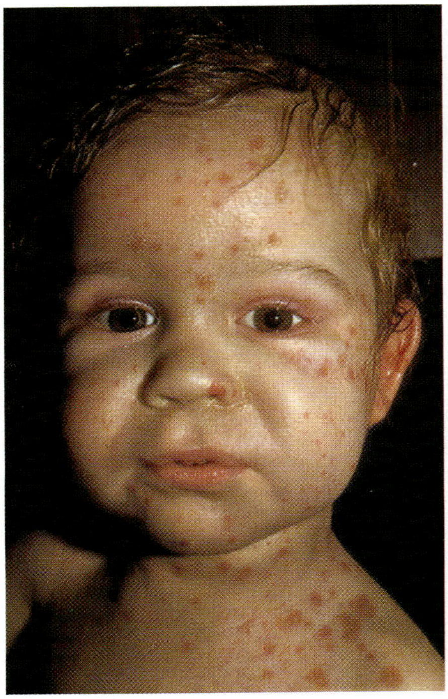

336 Konstitutionelles Kleinkindekzem. $1\frac{5}{12}$jähriger Junge. Juckende, papulöse, vesikulöse und krustöse Einzeleffloreszenzen. Eosinophilie von 12%.

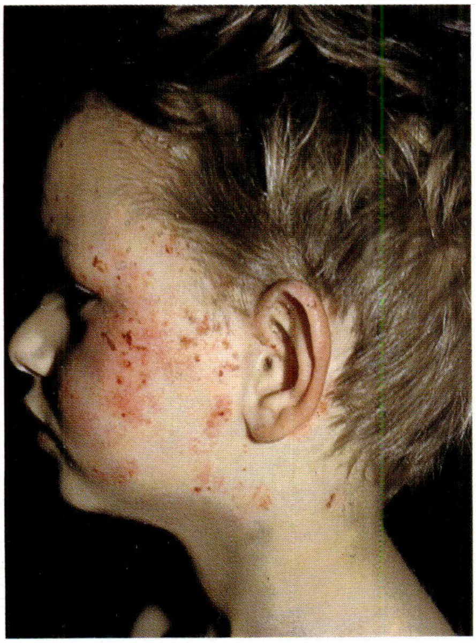

337 Endogenes Ekzem bei $3^{11}/_{12}$jährigem Jungen. Aufgekratzte, nässende, verkrustete und impetiginisierte Herde.

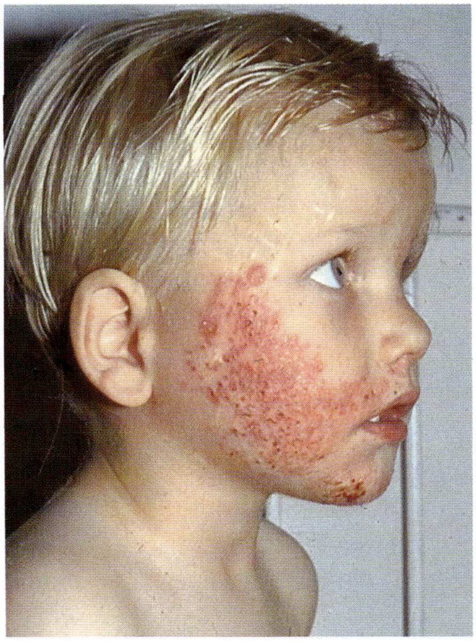

338 Endogenes Ekzem bei einem $1^{7}/_{12}$jährigen Jungen. Trockene, stark juckende, z.T. aufgekratzte Effloreszenzen im Gesicht. Erkrankungsbeginn mit 3 Monaten.

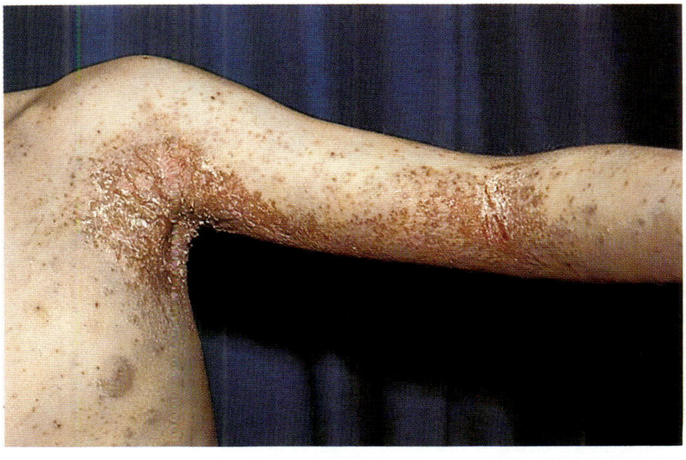

339 Neurodermitis (Eczema flexuarum) unter Kortikoidtherapie. Lichenifizierte, chagrinierte, juckende Hautveränderungen in den Gelenkfalten. 12jähriges Mädchen.

Urtikaria

Definition

Die Nesselsucht ist eine allergische Dermatose, bei der es durch Ödembildung in umschriebenen oder größeren Hautbezirken akut zum Auftreten multipler Quaddeln oder subkutan zum angioneurotischen Ödem (Quincke) kommt.
Pathogenetisch handelt es sich um eine *Immunreaktion vom anaphylaktischen oder Soforttyp* (Typ I nach Coombs und Gell; humorale Sensibilisierung, IgE-Antikörperbildung, Histaminfreisetzung aus Mastzellen), die klinisch auch als anaphylaktischer Schock, Rhinitis allergica und extrinsisches Asthma bronchiale in Erscheinung tritt. Urtikaria und Quincke-Ödeme kommen in jedem Alter vor. Das Allergen (Arzneimittel, Nahrungsmittel, Fremdproteine) ist oft nicht zu eruieren.

Symptome

Das urtikarielle Exanthem tritt schubartig an Stamm und Extremitäten mit rötlichen oder weißen, flüchtigen Quaddeln auf, die in raschem Wechsel auch gyrierte oder anuläre Formen annehmen können (Urticaria gyrata, Erythema anulare centrifugum Darier). Immer besteht Juckreiz, oft Fieber. Das großflächige Quincke-Ödem bevorzugt die Gesichts- und Halsregion, aber auch Hände und Füße.
Die Erscheinungen sind flüchtig, ziehen sich aber auch wechselhaft über Tage hin. Selten kommen Schleimhautbeteiligungen (Glottisödem, Gelenkbeschwerden) vor.

Therapie

Antipruriginosa, Antihistaminika, evtl. Kortikosteroide.

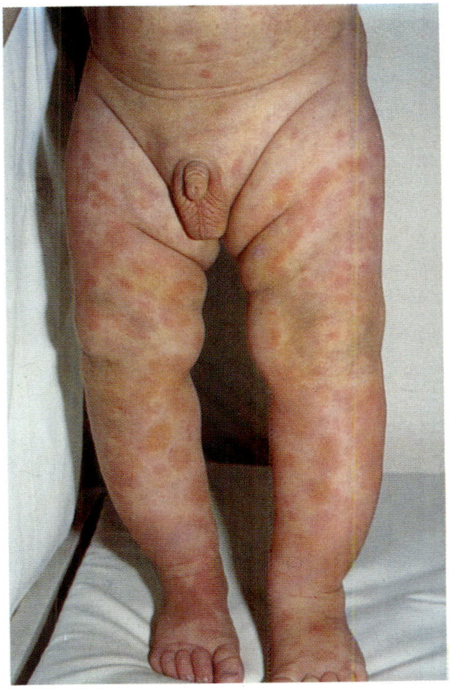

340 Generalisiertes urtikarielles Exanthem bei 8 Monate altem Säugling.

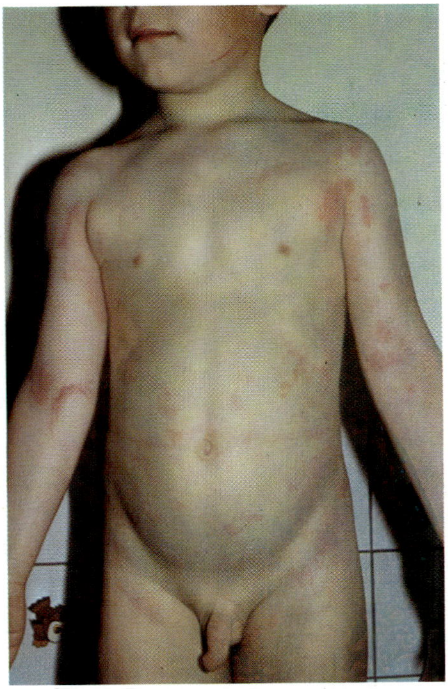

341 Diskrete, aber stark juckende Urtikaria. Quincke-Ödem des Präputiums. 5jähriger Junge.

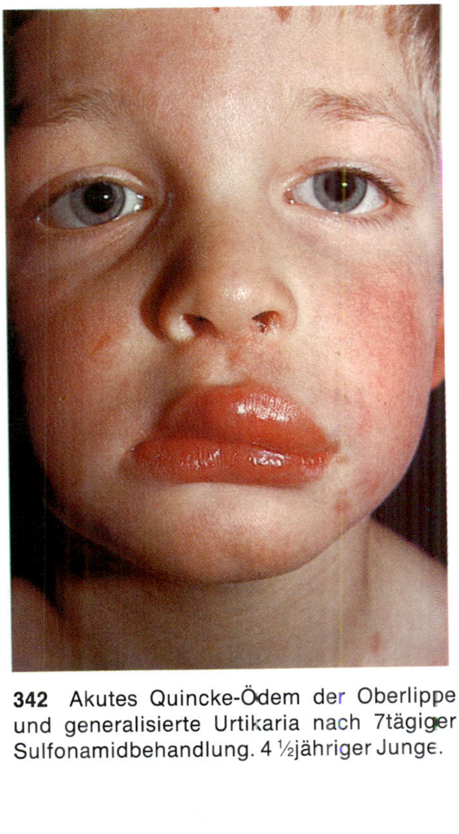

342 Akutes Quincke-Ödem der Oberlippe und generalisierte Urtikaria nach 7tägiger Sulfonamidbehandlung. 4 ½jähriger Junge.

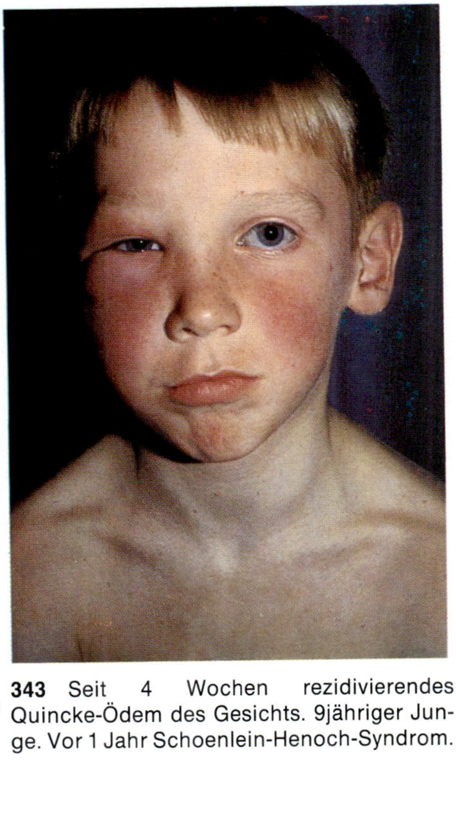

343 Seit 4 Wochen rezidivierendes Quincke-Ödem des Gesichts. 9jähriger Junge. Vor 1 Jahr Schoenlein-Henoch-Syndrom.

Zoster

Definition

Bei älteren Kindern und Erwachsenen, die nach früherer Varizellenerkrankung keine volle Immunität mehr besitzen, kann es entweder durch exogene Reinfektion oder durch endogene Reaktivierung von larviert im Nervensystem persistierenden Varizellenviren zur *Gürtelrose*, einem segmental angeordneten Bläschenausschlag, kommen. Kontagiosität ist gering, Ansteckung führt bei nicht Windpockenimmunen zu Varizellen, die Erkrankung hinterläßt gewöhnlich lebenslängliche humorale Immunität.

Symptome

Das leichtfebrile, mehrtägige Prodromalstadium mit brennenden Parästhesien in den später befallenen Hautpartien wird bei Kindern oft vermißt. Im sensiblen Innervationsgebiet eines Spinal- oder Hirnnervs treten gruppierte vesikuläre Eruptionen auf, die im Verlauf von 2–3 Wochen eintrocknen, verkrusten und abheilen. Oft sind zwei bis vier benachbarte Hautsegmente der gleichen Körperhälfte befallen, sehr selten ist der Zoster doppelseitig ausgebildet. Beim Kind verläuft die Erkrankung im Gegensatz zum Erwachsenenalter weitgehend schmerzfrei. Häufig besteht eine parainfektiöse, klinisch asymptomatische Meningitis.
Besondere Verlaufsformen sind *Zoster ophthalmicus* (erster Trigeminusast, Ganglion Gasseri), *Zoster oticus* (Ganglion geniculi) und *Zoster generalisatus,* der von Varizellen nicht zu unterscheiden ist. Der Zoster oticus mit homolateraler Fazialisparese wird auch als *Hunt-Syndrom* bezeichnet.

Therapie

Die Behandlung kann sich auf austrocknende und kühlende Externa beschränken. Eventuell Analgetika oder bei schweren Verläufen Kortikosteroide.

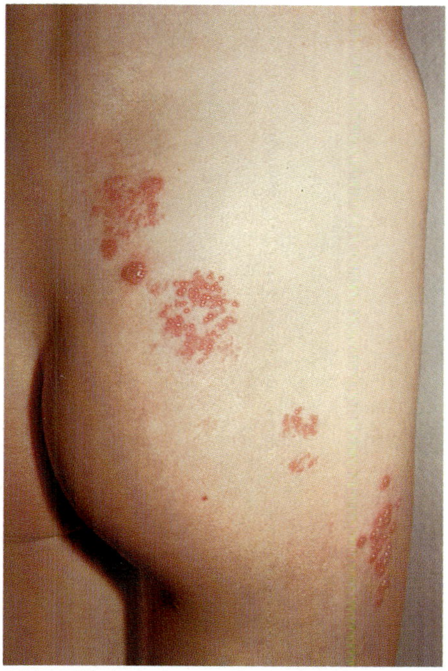

344 7jähriger Junge, Zoster im Segmentbereich von L4. Subfebril. Leichte Schmerzen im Bein mit Gehstörung bereits einen Tag vor Eruption.

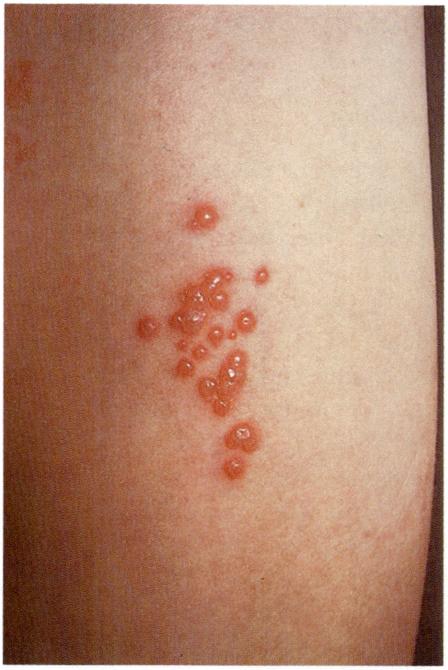

345 Bis porzellanstecknadelkopfgroße gerötete Bläschen im lateralen Glutealbereich, am lateralen Ober- und medialen Unterschenkel.

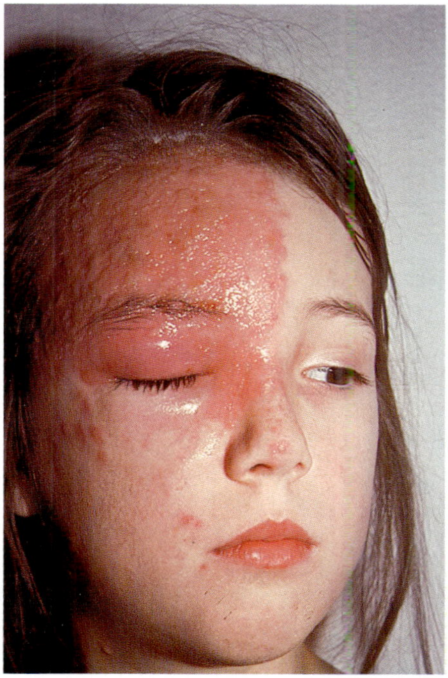

346 Schmerzhafter Zoster ophthalmicus Beginn 2 Tage vorher mit Kopf- und Augenschmerzen sowie Schwellung des Oberlids.

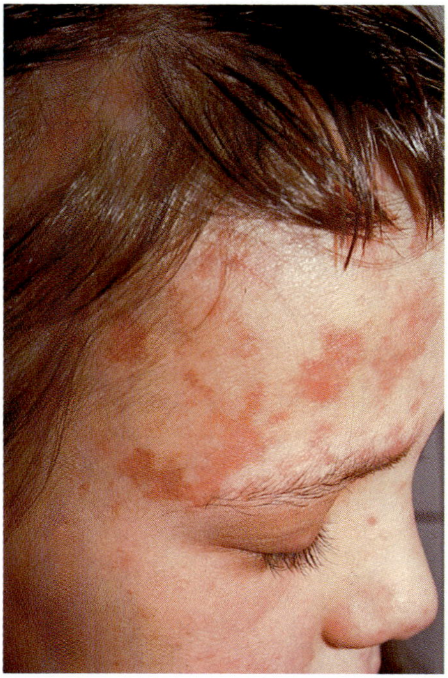

347 5 Wochen später: Abheilung unter Narbenbildung und Depilation der betroffenen Stellen. 10$\frac{5}{12}$jähriges Mädchen.

Impetigo contagiosa

Definition

Die Impetigo contagiosa ist eine durch Streptokokken, seltener durch Staphylokokken hervorgerufene oberflächliche Pyodermie von hoher Kontagiosität, die am häufigsten im Kleinkindesalter vorkommt. Die Säuglingshaut reagiert auf Kokkeninfektionen dagegen vorwiegend bullös (Pemphigoid). Schwere Verlaufsformen von bullösen Staphylodermien (Dermatitis exfoliativa Ritter) wie auch von medikamentös-allergisch bedingten Epidermolysen werden als *Lyell-Syndrom* bezeichnet.

Symptome

Vorzugsweise im Gesicht und am behaarten Kopf entwickeln sich aus kleinen Bläschen rasch charakteristische honiggelbe Krusten auf rotem Grund, die sich polyzyklisch, gyriert oder disseminiert ausbreiten können. Unter ausreichender Behandlung heilt die Impetigo über ein rotfleckiges Stadium narbenlos ab. Eine seltene Komplikation ist die Impetigonephritis. Die *Impetigo staphylogenes* hat Ähnlichkeit mit Brandblasen und verbrühter Haut.

Therapie

Externe antibiotische Behandlung und Unterbindung der Schmierinfektion durch Verhinderung des Kratzens.

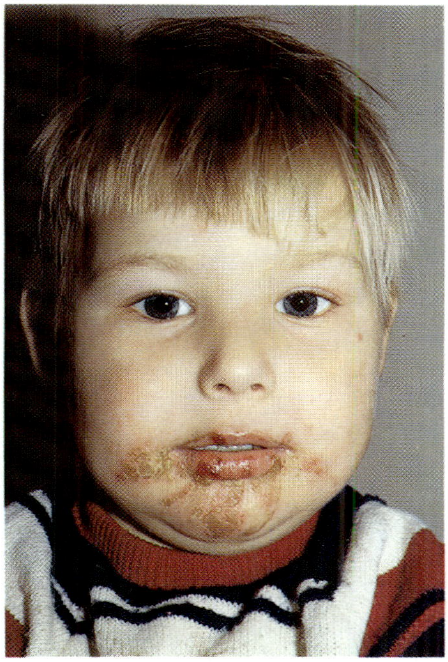

348 Impetigo contagiosa mit Übergreifen auf die Lippenschleimhaut (Cheilitis impetiginosa). 3jähriger Junge.

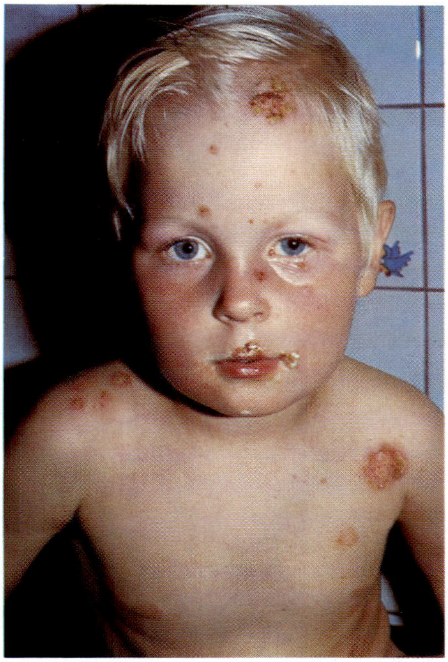

349 Disseminierte Impetigoherde. 4 6/12jähriger Junge.

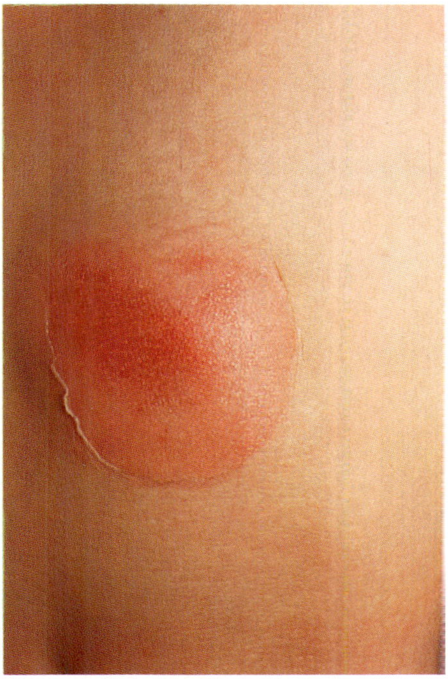

350 Impetigo staphylogenes. Disseminiert brandblasenähnliche und krustöse Hautveränderungen. Nikolski-Phänomen positiv. 2 7/12jähriger Junge.

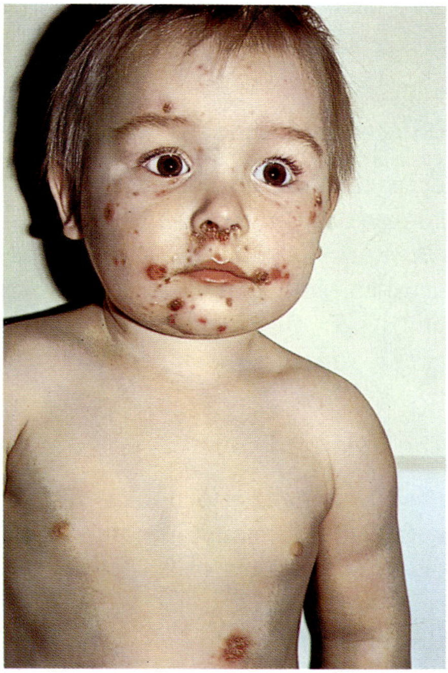

351 Impetigo contagiosa staphylogenes nach schwerer Pneumonie. 2 5/12jähriges Mädchen.

Tinea inguinalis

Definition

Bei der Tinea inguinalis (Epidermophytia inguinalis, Eczema marginatum Hebra) handelt es sich um eine durch Epidermophyton floccosum, Trichophyton mentagrophytes oder rubrum hervorgerufene Dermatomykose, die ihren Sitz im Bereich der Oberschenkelinnenseiten hat. Sie kommt ebenso wie die vesikulösen, intertriginösen oder squamös-hyperkeratotischen Hand- und Fußmykosen bei Kindern im Vergleich zum Erwachsenenalter selten vor.

Symptome

Die rotbräunlichen, rundlichen oder polyzyklischen, scharf begrenzten Plaques nässen nicht, schuppen wenig – am meisten noch im etwas erhabenen Randsaum – und jucken kaum.

Differentialdiagnose

Differentialdiagnostische Schwierigkeiten können das *figurierte seborrhoische Ekzem (Pityriasis marginata),* das von einem Zekkenstich ausgehende *Erythema migrans* und das *Erythema anulare centrifugum Darier (Erythema gyratum perstans)* machen.

Therapie

Die Behandlung erfolgt lokal mit Antimykotika, innerlich mit Griseofulvin, doch ist die Rezidivneigung groß.

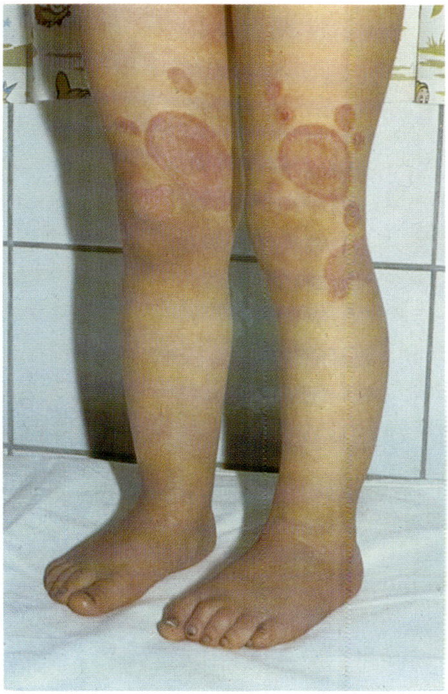

352 Tinea femoralis. Typisch die diskrete periphere Schuppung und der leicht aufgeworfene Randwall. 2jähriges Mädchen.

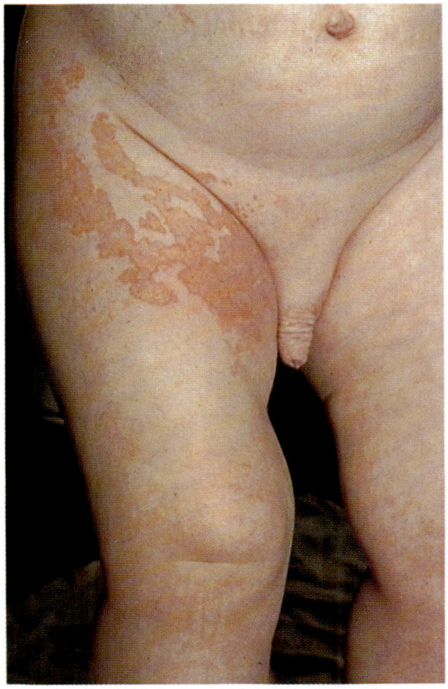

353 Tinea-inguinalis-ähnliche Veränderungen bei 1jährigem Kind. Pilznachweise negativ. Histologisch: Gefäßnävus!

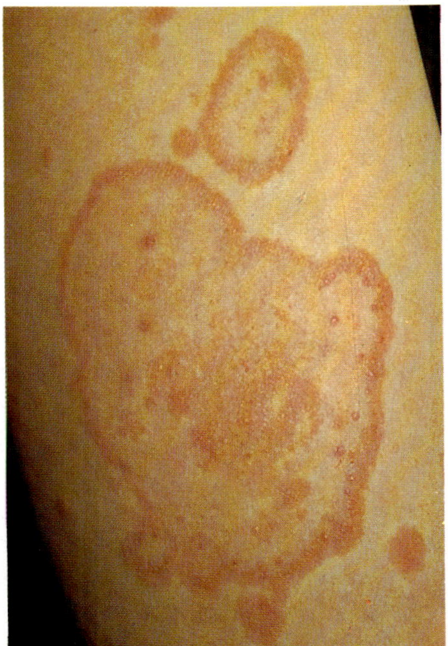

354 Tinea inguinalis. Polyzyklisch begrenzte, zentral bräunlich pigmentierte, peripher feinvesikulöse Herde. 10jähriger Junge.

Kerion Celsi

Definition

Als Kerion Celsi bezeichnet man die tiefe *Trichophytie* des behaarten Kinderkopfes (Trichophytia profunda capilliti): eine durch den Fadenpilz Trichophyton verrucosum verursachte und mit Staphylokokken superinfizierte Dermatomykose (Tinea capitis), bei der die Haare bis in die Tiefe der Follikel befallen sind und außerhalb des Haarbalges, direkt oberhalb der entzündeten Kopfhaut, abbrechen. Diese Mykose gibt es auch bei Tieren (Kälberflechte) und wird von Tier zu Mensch und Mensch zu Mensch übertragen.

Symptome

An der behaarten Kopfhaut bilden sich münzgroße, von Pusteln, tiefen Abszessen und Fisteln durchsetzte, entzündlich-infiltrative Plaques mit wenigen farblosen Haarstümpfen als Reste der unmittelbar oberhalb der verbackenen Schuppen und Krusten abgebrochenen Haare. Auf Druck quillt Eiter und Blut hervor. Es besteht schmerzhafter Juckreiz. An nicht behaarten Körperstellen finden sich auch oberflächliche, rötliche, juckende Herde mit feinem entzündlich-schuppendem Randwall *(Trichophytia superficialis)*. Ferner können, wie bei allen Pilzinfektionen, reaktiv-allergische Exantheme unterschiedlicher Morphe auftreten (Mykide, Trichophytide).
Erregernachweis erfolgt durch Nativpräparat, Gramfärbung und Pilzkultur, die wegen des extrem langsamen Wachstums von Trichophyton verrucosum erst nach 3 Wochen Ergebnisse bringt.

Differentialdiagnose

1. *Mikrosporie:* graugelb-feinschuppende, wie bestäubt aussehende, nichtentzündliche Herde, mit wenige Millimeter über dem Haarboden abgebrochenen Haaren und grüner Fluoreszenz im Wood-Licht.
2. *Favus (Erbgrind):* alopezische Herde pfenniggroßer schwefelgelber Scheibchen (Scutula) von unangenehmem Mäusegeruch.

Für Favus, Mikrosporie und Trichophytie wird, unabhängig von der Ätiologie, die klinische Bezeichnung *Tinea capitis* verwendet.

Therapie

Intern gibt man Griseofulvin, lokal Desinfizienzien, Antimykotika und eventuell Antibiotika. Nach wochenlangem Heilungsprozeß können Narben und alopezische Areale zurückbleiben.

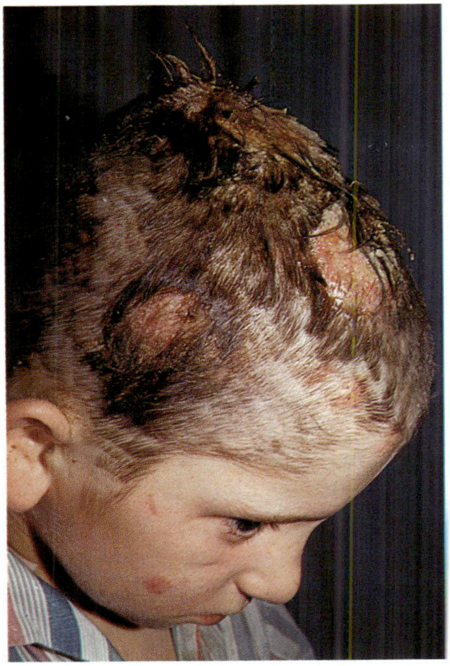

355 Seit Wochen erst schuppende, dann eitrig superinfizierte, schmerzhafte Herde, hier bereits nach erstem Ablösen der Krusten. Auch oberflächliche Gesichtsherde.

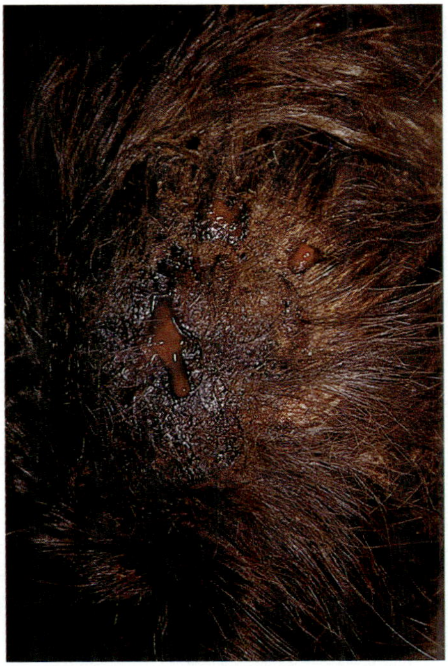

356 Bei Druck auf die krustösen Herde quillt Blut und stinkender Eiter hervor. Regionäre Lymphknotenschwellungen beiderseits zervikal.

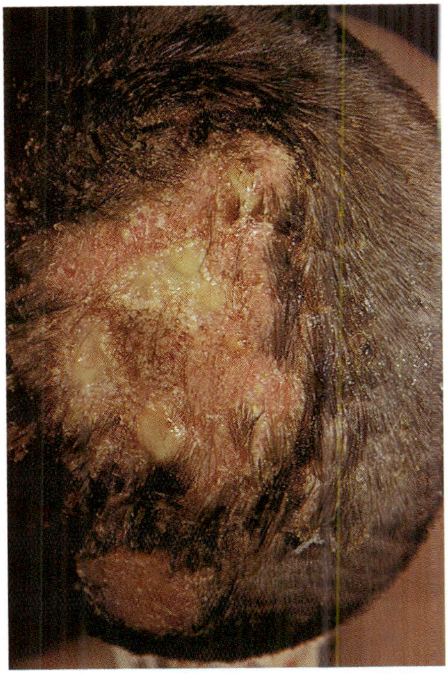

357 Befund 3 Tage später nach Ablösen der krustösen Platten: grundierender Eiter wie Honig in der Wabe (Kerion: Honigwabe).

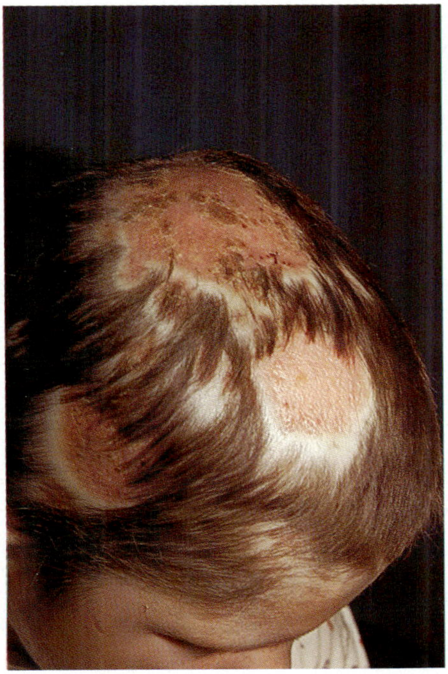

358 Fünf Wochen später nach innerlicher Griseofulvin- und äußerlicher Tolnaftat-Nystatin-Behandlung: alopezische Narben.

Skabies

Definition

Die Krätze ist eine durch Acarus scabiei hervorgerufene und bei schlechten hygienischen Verhältnissen von Mensch zu Mensch übertragene parasitäre Hautkrankheit. Nach einer Inkubationszeit von 3–6 Wochen gräbt die Milbe millimeterlange Gänge im Stratum corneum dicht unterhalb und parallel der Oberfläche.

Symptome

Die *Milbengänge* sind kurz, linear oder geknickt verlaufend, erst weißlich, später dunkel bis schwärzlich aussehend, und finden sich besonders an Händen, Füßen, Genitale, axillar und periumbilikal. Das Gesicht bleibt immer frei. Oft besteht gleichzeitig ein kleinfleckig-papulöses *Exanthem.* Unerträglicher *Juckreiz,* vor allem in der Bettwärme, führt zu diversen Kratzeffekten, zur Impetiginisierung und damit oft zur Verschleierung des Bildes.

Bei guter Körperpflege können die sichtbaren Hautveränderungen diskret bleiben; der Juckreiz ist dann diagnostisch wegweisend (gepflegte Krätze).
Der *mikroskopische Nachweis* von Milben – am verdickten Gangende mit der Stecknadel entfernt oder durch Tesafilm-Klebestreifen gewonnen – oder von Eiern sichert die Diagnose.
Als besondere Verlaufsform kommt, bei Kindern nicht selten, die *Scabies nodosa* vor: stark juckende, braunrote, linsen- bis erbsgroße Knoten an den Prädilektionsorten von Rumpf und Extremitäten; sie können monatelang therapieresistent persistieren, ein Milbennachweis gelingt meist nicht.

Therapie

Hexachlorzyklohexan ist das souveräne Skabiesmittel.

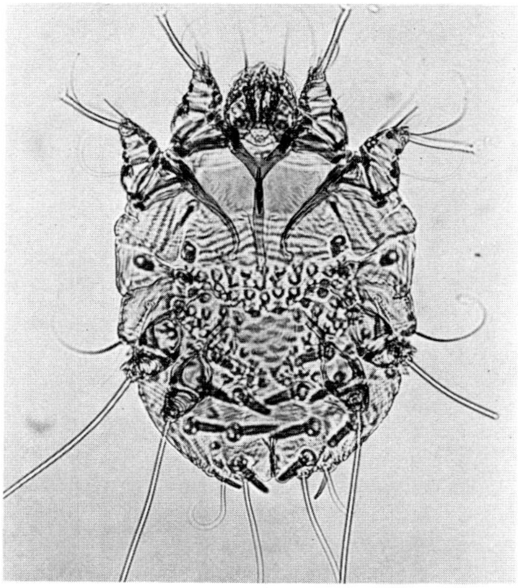

359 Weibliche Skabiesmilbe, Größe 0,4 mm (aus *Korting, G. W.*: Praxis der Dermatologie. Thieme, Stuttgart 1982).

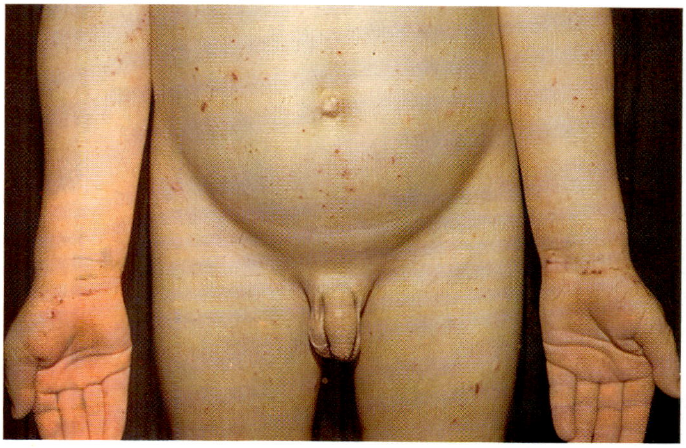

360 Skabies. Multiple, größtenteils zerkratzte Papeln und Milbengänge. Kumulation an Handgelenken und Bauch. 4jähriger Junge. Schlechtes hygienisches Milieu.

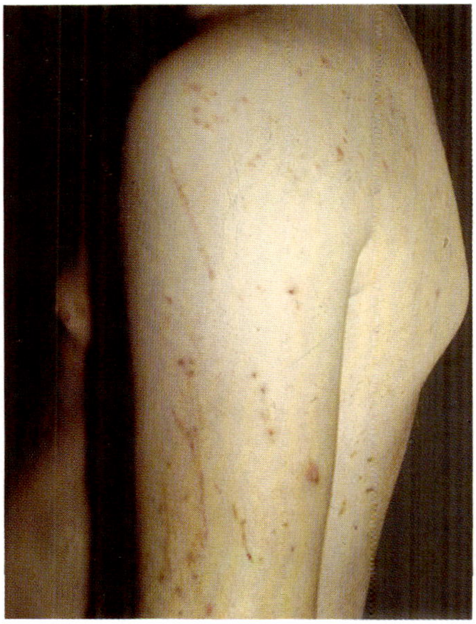

361 Skabiesgänge und Kratzeffekte am Oberarm.

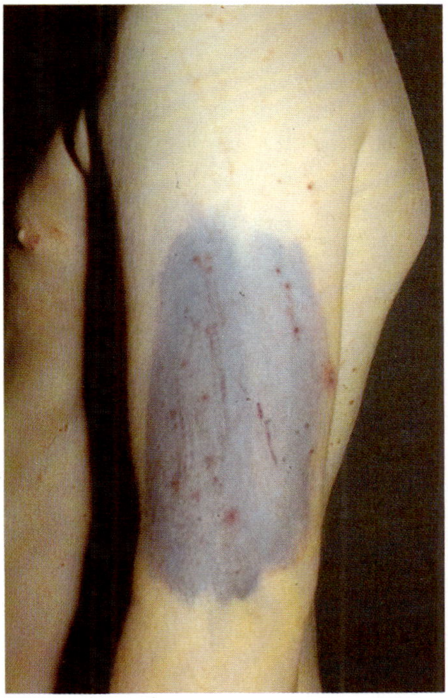

362 Die Milbengänge können durch Auftragen von Tinte deutlicher dargestellt werden.

Erythema exsudativum multiforme

Definition

Das Erythema exsudativum multiforme ist eine idiopathische oder – meistens – toxisch-allergisch bedingte Dermatose mit polymorphem Eruptionsbild. Schwere Verlaufsformen mit stärkerer Schleimhautbeteiligung (Erythema exsudativum multiforme majus) werden auch mit den Syndromennamen Stevens-Johnson, Fiessinger-Rendu (pluriorifizielle Ektodermose), Baader und Fuchs bezeichnet; das Lyell-Syndrom (Epidermolysis acuta toxica) ist die schwerste Manifestationsform dieser Krankheitsgruppe.

Symptome

Akut, schubweise und unter Fieber treten am ganzen Körper, mit Betonung der Extremitätenstreckseiten, rote Flecken verschiedener Größe auf, die sich kokardenförmig und polyzyklisch umwandeln können. Auch Effloreszenzen papulovesikulöser, urtikarieller, bullöser und hämorrhagischer Morphe kommen vor.

Beim *Erythema exsudativum multiforme* majus treten erosive Erscheinungen an den Schleimhäuten und Haut-Schleimhaut-Übergängen in den Vordergrund (Augenlider, Lippen, Anus, Genitale).

Beim *Lyell-Syndrom* sind die Hautveränderungen verbrühungsähnlich: großflächiges Erythem und konfluierende, rasch einreißende Blasen mit sterilem Inhalt. Das Nikolski-Phänomen ist positiv.

Der Verlauf des unkomplizierten Erythema exsudativum multiforme geht über 1–3 Wochen und ist gutartig, doch besteht Rezidivgefahr.

Therapie

Symptomatisch.

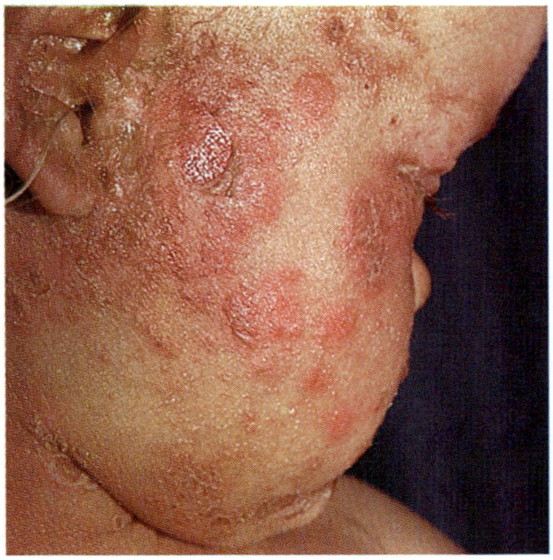

363 Lyell-Syndrom. 2jähriges Mädchen, das im Laufe von 2 Wochen 8 Medikamente bekam. Größtenteils aufgeplatzte Blasen am ganzen Körper.

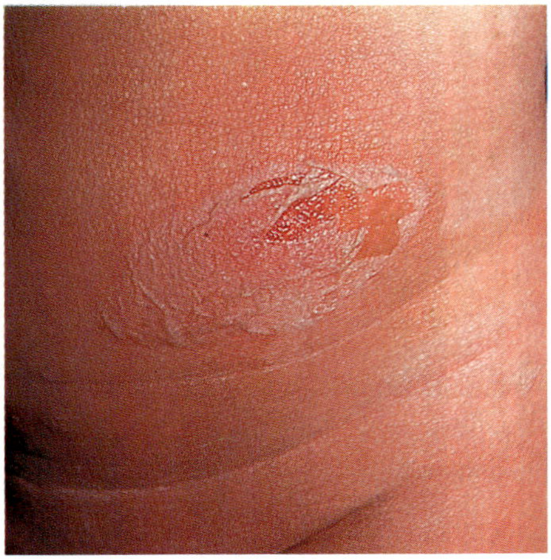

364 Großflächiges Erythem und Blasen wie bei einer Verbrühung I. und II. Grades. Blaseninhalt bakteriologisch steril. Bluteosinophile von 9%.

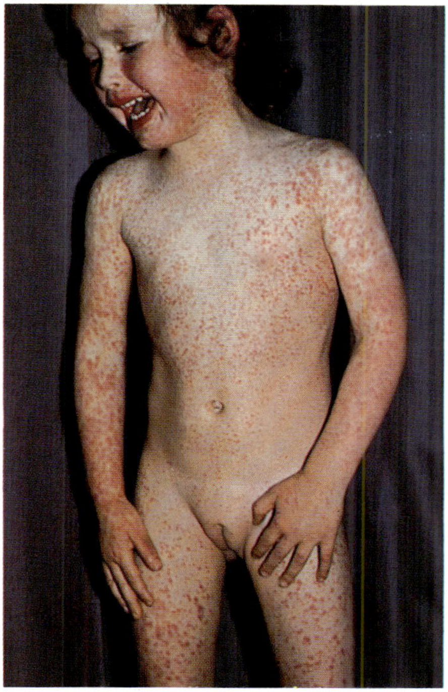

365 Erythema exsudativum multiforme 9 Tage nach Penizillingabe. Grobfleckiges, teils konfluierendes, teils urtikarielles Exanthem. Septisches Fieber.

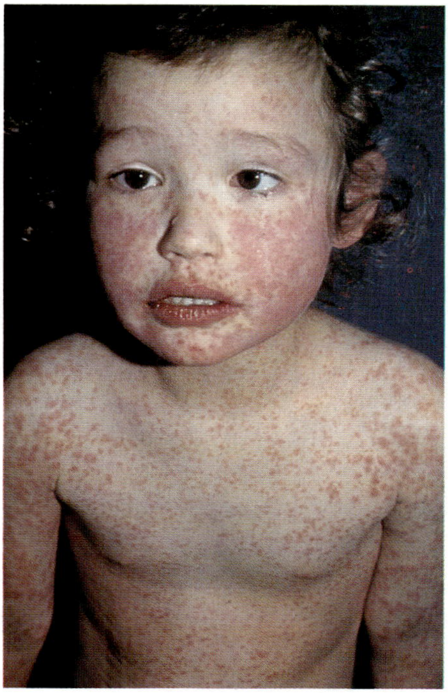

366 Vereinzelt kokardenähnliche Eruptionen am rechten Oberarm und an der linken Schulter. Schleimhautbeteiligung der Lippen. Spontanheilung nach 3 Wochen.

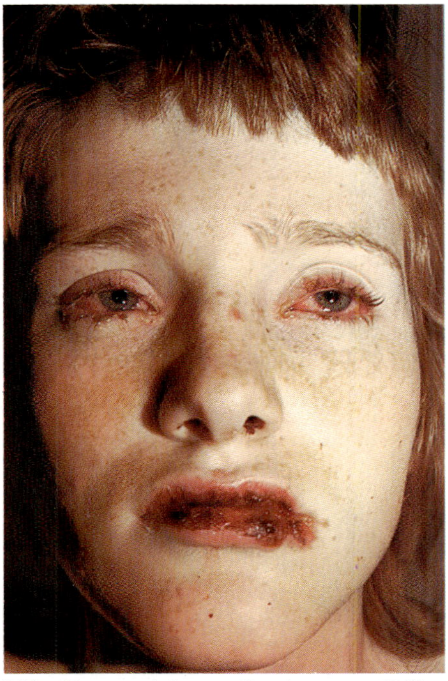

367 Stevens-Johnson-Syndrom. Früher nach Vakzination Erythema exsudativum multiforme minus. Jetzt nach Virusinfekt Pluriorifizielle Ektodermose.

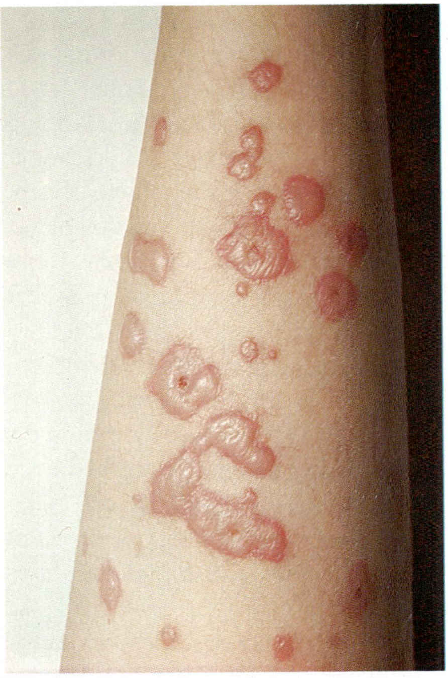

368 Konfluierende und kokardenförmige Blasen. Hohes Fieber. BKS 88/100. Heilung unter Kortikoidtherapie in 4 Wochen.

Psoriasis vulgaris

Definition

Die Schuppenflechte ist eine *erbliche Parakeratose* von chronisch-rezidivierendem Verlauf, die im Kindesalter mit einer Morbidität von 1‰ selten vorkommt gegenüber einer zwanzigfach größeren Häufigkeit beim Erwachsenen.

Die Krankheit wird bei weiblichen Patienten am häufigsten im zweiten, bei männlichen im dritten Lebensjahrzehnt manifest, und zwar, da der Vererbungsmodus multifaktoriell ist, nach Einwirkung externer oder endogener Provokationsfaktoren (Traumen, Sonnendermatitis, Infektionen, endokrine Faktoren). Bei Erkrankung eines Elternteils ist die kindliche Erkrankungswahrscheinlichkeit 20–30 %, bei zwei kranken Eltern doppelt so hoch.

Symptome

Die psoriatische Einzeleffloreszenz zeigt weißliche Schuppen auf rotem Grund. Streicht man über die feinlamellöse Schuppung, wird sie deutlicher (Kerzenfleckphänomen), kratzt man sie ab, erscheinen auf der roten Grundierung feine Blutpunkte (Tautropfenphänomen von Auspitz). Charakteristisch ist der isomorphe Reizeffekt (Köbner-Phänomen): unspezifische Hautreize, zum Beispiel Kratzeffekte oder Impfreaktion, provozieren beim Psoriatiker Psoriasiseffloreszenzen.

Je nach Größe und Konfiguration der erythemosquamösen Eruptionen, die am ganzen Körper einschließlich des behaarten Kopfes auftreten, unterscheidet man *Psoriasis punctata, guttata, nummularis oder geographica.*

Bei Kindern sind akute bis subakute Schübe kleinerer Herde (Psoriasis guttata) mit Lokalisationsbevorzugung des Stammes und guter Heilungstendenz häufiger als chronisch-stationäre Verläufe mit stärker infiltrierten, dick keratotischen und größeren Herden (Psoriasis nummularis), die den behaarten Kopf, die Ellbogen-, Knie-, Sakralregion und Rima ani bevorzugen und therapieresistenter sind.

Juckreiz besteht vor allem bei frischen Schüben.

Nagelveränderungen in Form von Tüpfelnägeln und ölfleckartigen subungualen Parakeratosen kommen in ca. 10 % bei Psoriasis vor.

Bei 2–7 % aller Psoriatiker wird jenseits des Kindesalters eine Psoriasis arthropathica mit Befall der Iliosakral- und anderer Gelenke beobachtet.

Differentialdiagnose

Differentialdiagnostische Schwierigkeiten können *seborrhoische Ekzemformen* (S. 216) *des älteren Kindes und die Tinea* (S. 228) machen.

Therapie

Die Behandlung ist symptomatisch: lokal schuppenlösende Salben und Glukokortikoide, systemisch in schweren Fällen Glukokortikoide und Antimetaboliten (Amethopterin). Die spontane Rückbildungsquote der Psoriasis beträgt 30 %.

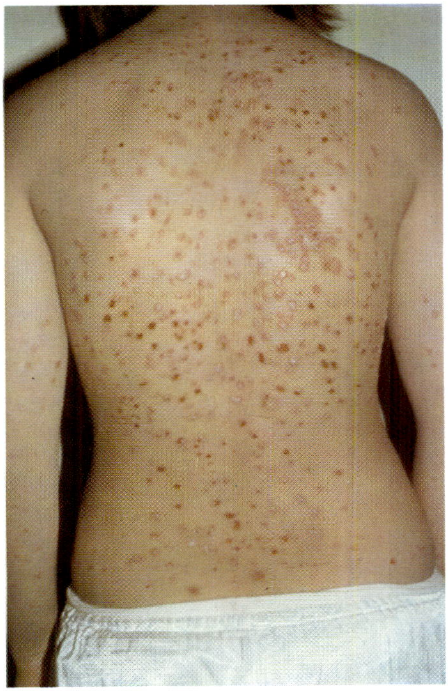

369 Psoriasis guttata, vor 4 Wochen aufgetreten, stark schuppend und juckend. 11jähriges Mädchen.

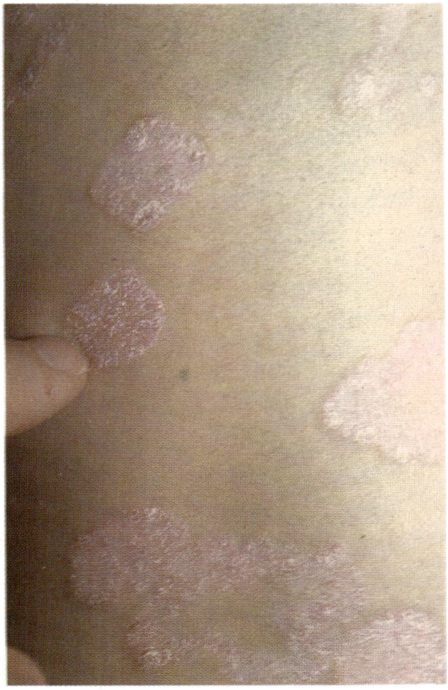

370 Psoriasis nummularis. Akuter Schub bei einem 11jährigen Mädchen, das seit 5 Jahren krank ist.

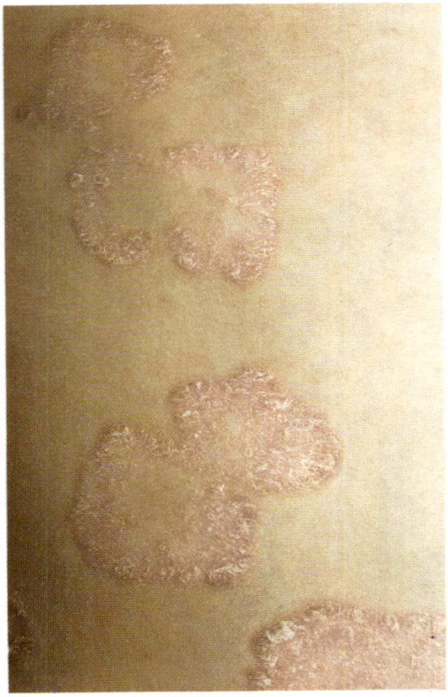

371 Gyrierte und annuläre psoriatische Einzeleffloreszenzen.

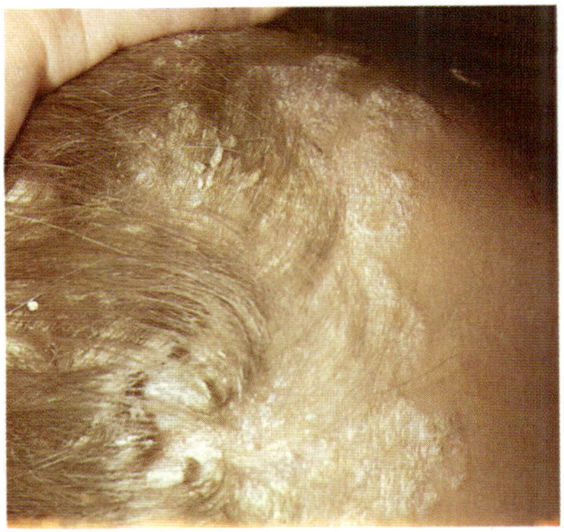

372 Extreme Schuppung am behaarten Kopf.

Dermatitis herpetiformis Duhring

Definition

Die Dermatitis herpetiformis Duhring ist eine bullöse Dermatose unbekannter Ätiologie mit chronisch-schubweisem Verlauf.

Symptome

Bei kaum beeinträchtigtem Allgemeinbefinden entwickeln sich am ganzen Körper gruppenförmig (herpetiform) angeordnete Blasen auf meist unveränderter Haut. Im Gegensatz zur Polymorphie (Vesikel, Bullae, Erytheme, Quaddeln, Prurigoeruptionen) mit juckenden und brennenden Hautempfindungen beim Erwachsenen bevorzugt das Kindesalter die monomorph-bullöse, sensationsfreie Verlaufsform. Gesicht sowie Schleimhäute sind selten beteiligt. Das Nikolski-Phänomen ist negativ. Eosinophilietendenz in Blaseninhalt und Blut.

Differentialdiagnose

Folgende vesikulobullöse Dermatosen müssen abgegrenzt werden:

1. Der im Kindesalter extrem seltene *Pemphigus vulgaris,* von dem eine sichere Unterscheidung nur durch die Histologie möglich ist: beim Pemphigus intraepidermale Blasenbildung mit akantholytischen Epithelzellen, bei der Dermatitis herpetiformis koriale Blasen ohne Akantholyse;
2. Als Genodermatose die *Epidermolysis bullosa hereditaria* (S. 202);
3. Als allergische Dermatosen die *vesikulobullösen Arzneimittelexantheme.*

Therapie

Ätiologische Therapie nicht möglich. Verhinderung der Superinfektion. Symptomatisch Kortikosteroide.

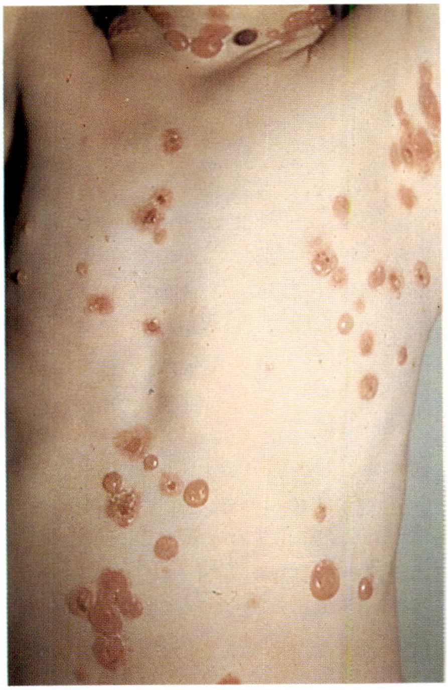

373 Dermatitis herpetiformis bei 4jährigem Jungen (histologisch gesichert). Schmerzlose Eruption von Bläschen und Blasen unter Schonung von Gesicht und Schleimhäuten.

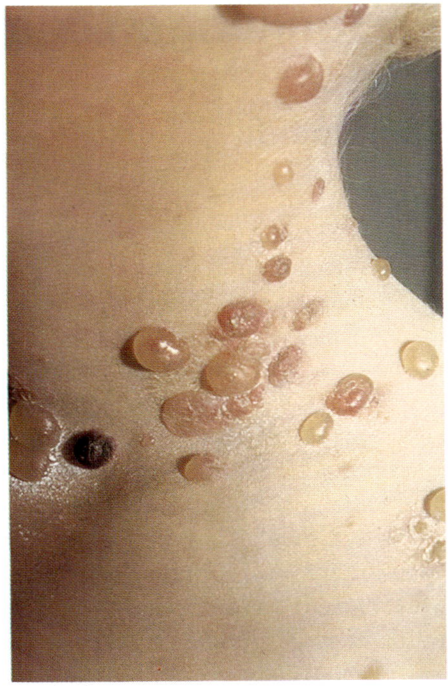

374 Gruppenförmige Anordnung der linsen- bis bohnengroßen Hauteffloreszenzen am Hals. Prall-elastische, eintrocknende und hämorrhagische Blasen.

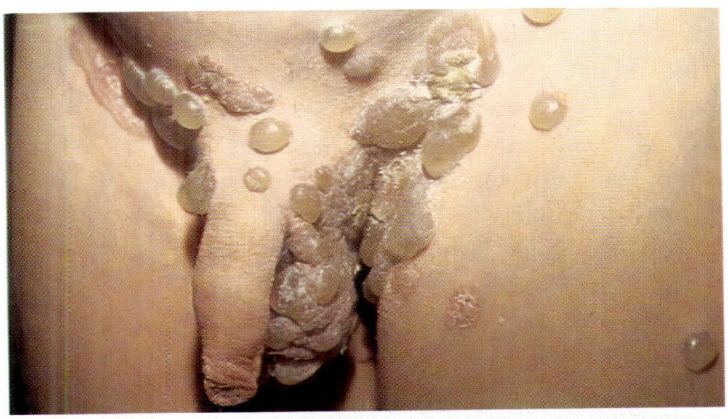

375 Die Primäreffloreszenzen schießen auf völlig reizloser Haut auf. Blaseninhalt zunächst klar, bakteriologisch steril.

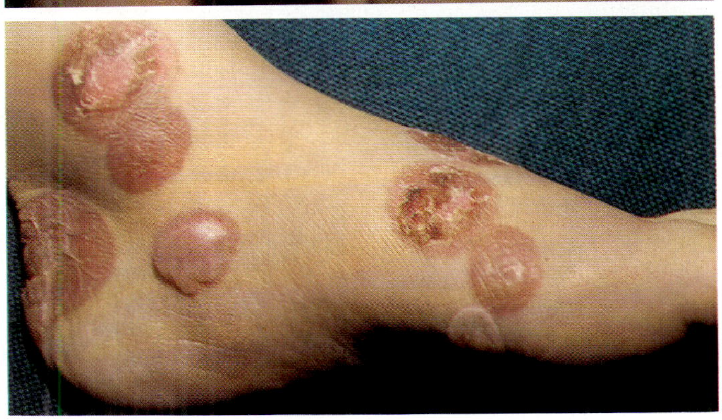

376 Primär- und Sekundäreffloreszenzen (Blasen, Pusteln, Krusten) nach vierwöchigem Krankheitsverlauf.

Erkrankungen des Nervensystems

Spina bifida

Definition

Eine multifaktoriell verursachte Hemmung bei der Neuralrohrbildung in der dritten Embryonalwoche führt zu dorsaler Spaltung der Wirbelsäule (Spina bifida) mit verschieden stark ausgeprägtem Prolaps von Hirnhäuten (Meningozele) und Rückenmark (Meningomyelozele). Die Anomalie kommt mit geographischen und jahreszeitlichen Schwankungen bei 1–2 von tausend Neugeborenen (einschließlich Totgeburten) vor und betrifft Mädchen etwas häufiger als Knaben.

Symptome

Bevorzugte Lokalisation spinaler Dysrhaphien ist die Lumbosakralregion. Bei der *Spina bifida occulta* sind lediglich die Wirbelbögen gespalten; äußerlich kann dies durch Hauteinziehung (Dermalsinus), Hypertrichose, Naevus flammeus oder Lipom gekennzeichnet sein. Bei der *Meningozele* wölbt sich ein liquorgefüllter Sack der Hirnhäute durch die gespaltenen Wirbelbogen vor (Spina bifida cystica); neurologische Ausfälle fehlen, wenn Nerven und Rückenmark nicht beteiligt sind; Druck auf die Zele kann zu Spannung der großen Fontanelle führen. Die *Meningomyelozele* ist durch Vorfall und Spaltbildung auch des Rückenmarks gekennzeichnet; eine dunkelrote Zona medullovasculosa wird von einer graublauen Zona epithelioserosa umgeben, liegt meist offen zutage, kann aber auch überhäutet sein. Es bestehen neurologische Ausfälle in Form schlaffer Paresen der Beine mit Klumpfußstellung, Blasen- und Mastdarmlähmung. Wegen der Arnold-Chiarischen Anomalie am kraniozervikalen Übergang entsteht häufig ein Hydrozephalus. Lückenschädel und Skoliosen kommen vor. Als Komplikation drohen aufsteigende Infektionen der Meningen und der Harnwege.

Therapie

Operativer Verschluß der offenen Meningomyelozele bald nach der Geburt. Bei Hydrozephalus später auch liquorableitende Operation. Die Langzeittherapie ist multidisziplinär: neurochirurgisch, pädiatrisch, urologisch, orthopädisch, pädagogisch und psychologisch.

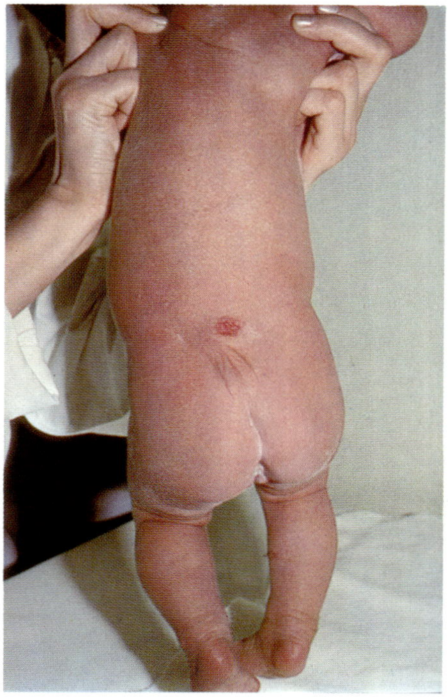

377 Spina bifida occulta mit verdünnter Haut und Hypertrichose. Keine neurologischen Ausfälle. Röntgenologisch offene Wirbelbögen S_1 und S_2.

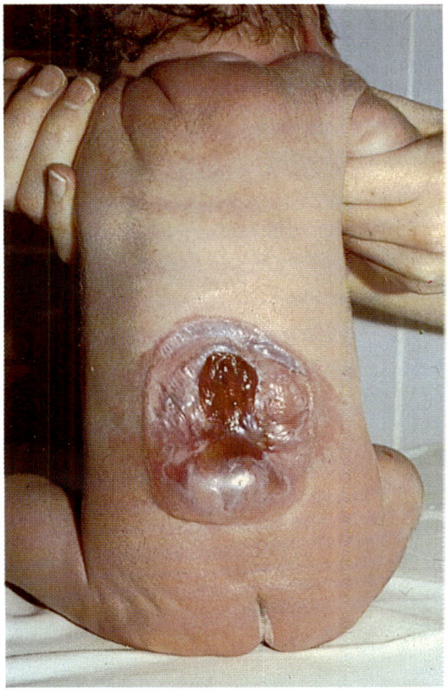

378 Lumbosakrale Myelomeningozele. Zentral offene Medullarplatte (Zona medullovasculosa), in der Peripherie graublau glänzende Pia mater (Zona epithelioserosa).

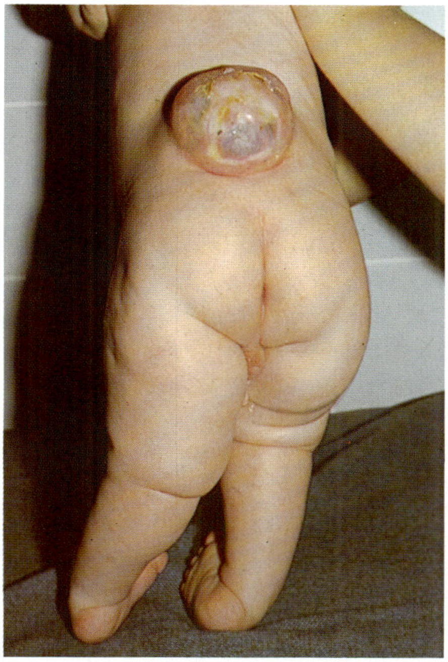

379 Epithelisierte Myelomeningocele lumbosacralis. Beinlähmungen, doppelseitiger neurogener Klumpfuß, permanentes Harnträufeln. 3 Monate altes Zwillingskind.

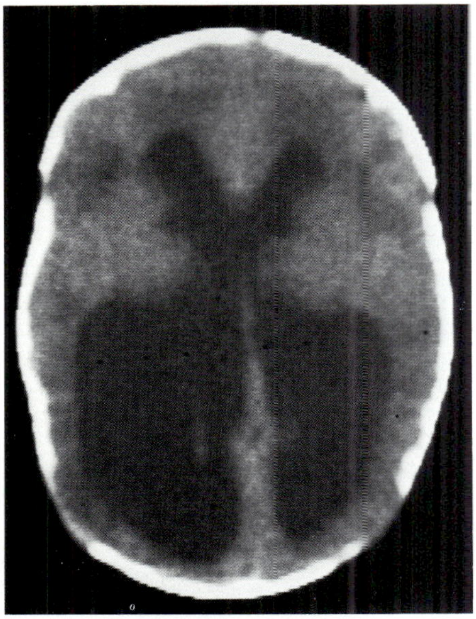

380 Kraniales Computertomogramm eines 6 Tage alten Kindes mit Meningomyelozele. Deutliche Erweiterung des Ventrikelsystems, besonders der Hinterhörner beider Seitenventrikel.

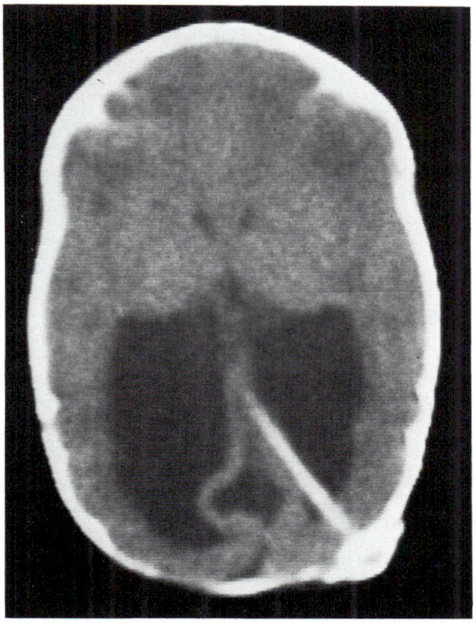

381 Computertomogramm desselben Kindes 2 Wochen später nach Anlegen eines ventrikuloperitonealen Shuntsystems. Abnahme der Ventrikelweite; Cavum Vergae.

Kraniale Dysrhaphien

Definition

Eine Entwicklungshemmung im kranialen Bereich des Neuralrohres, die meist vor der dritten Embryonalwoche einsetzt, führt zu schweren Fehlbildungen von Schädel und Gehirn. Mädchen sind etwa doppelt so oft betroffen wie Knaben. Die Verursachung ist meist multifaktoriell; gelegentlich kommt familiäres Auftreten vor.

Symptome

Am häufigsten sind median-okzipital gelegene Spaltenbildungen mit Meningozele oder Meningoenzephalozele, seltener frontale und nasale Dysrhaphien. Die Ausfallserscheinungen werden vom Umfang der zerebralen Mitbeteiligung bestimmt. Bei der Hemizephalie finden sich nur Reste der Hinterhaupts- und Schläfenschuppe (Hemikranie); die fehlgebildeten Anteile von Hirn und Hirnhäuten liegen als dunkelrote Area cerebrovasculosa offen auf der Schädelbasis. Bei der Anenzephalie fehlen knöchernes Schädeldach und Großhirn völlig; die Kinder sind nur kurze Zeit lebensfähig.

Therapie

Kraniale Meningozelen können operativ beseitigt werden; der Eingriff sollte nach Möglichkeit in den ersten Lebenswochen erfolgen.

Prophylaxe

Bei der genetischen Beratung ist zu berücksichtigen, daß spinale und kraniale Dysrhaphien pathogenetisch verwandt sind. Das Wiederholungsrisiko beträgt 3–5 %, wenn bereits ein Kind mit einer dieser Mißbildungen geboren wurde. Eine pränatale Diagnose ist bei offenen Dysrhaphien durch Bestimmung des Alphafetoproteins in der Amnionflüssigkeit oder im Serum der Schwangeren möglich.

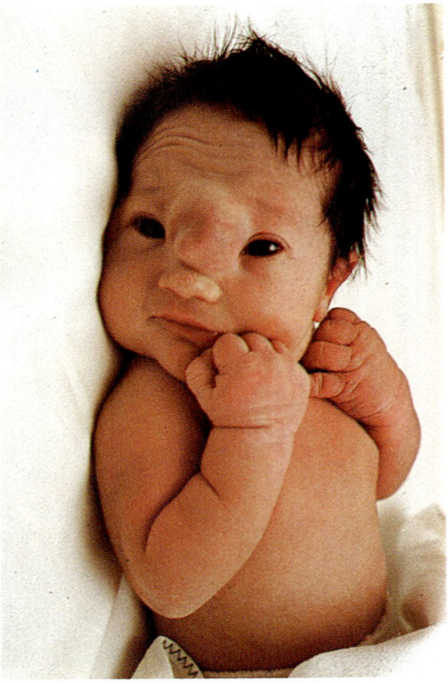

382 Nasale Meningoenzephalozele bei einem Neugeborenen. Stark verbreiterte Nasenwurzel. Ungestörte Entwicklung; später operative Korrektur.

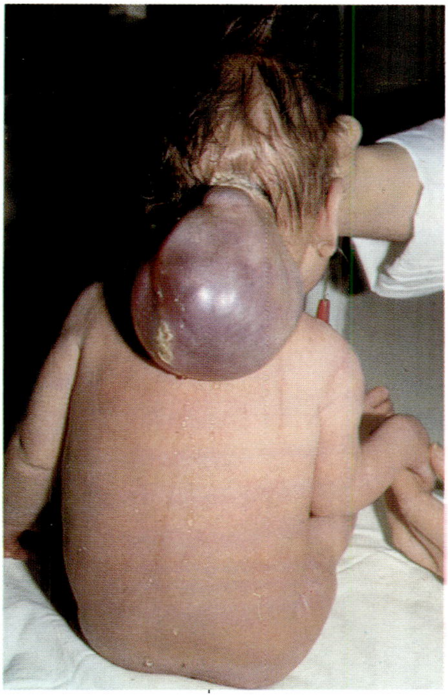

383 Okzipitale Meningozele. Abtropfender Liquor aus 2 spontanen Perforationsöffnungen. Exitus letalis durch Meningitis nach 2 Monaten.

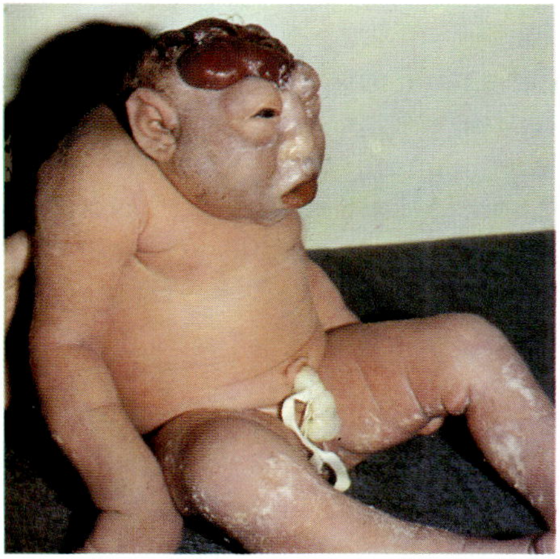

384 Hemizephalie. Froschartiger Gesichtsausdruck durch vorspringende Augenhöhlen, kurzer Hals. Zentrale Atemstörung.

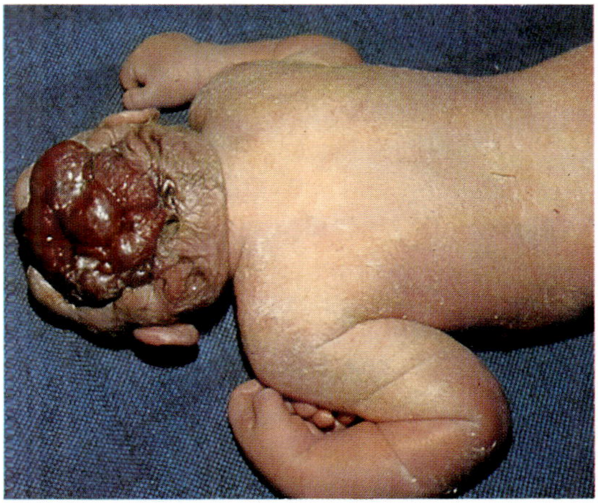

385 Hinterhauptsschuppe, Schläfenbein und undifferenzierbare Hirnreste sind vorhanden. Exitus letalis am 4. Lebenstag.

Moebiussche Kernaplasie

Definition

Als Moebiussche Kernaplasie bezeichnet man kongenitale Lähmungen infolge einer primären Anlagestörung von Hirnnervenkernen.
Es treten Paresen einzelner oder mehrerer Hirnnerven auf; sie sind nicht selten mit Mißbildungen des äußeren und inneren Ohres, Mikrogenie und Hypertelorismus kombiniert. Familiäres Auftreten mit autosomal-dominanter Vererbung kommt vor.

Symptome

Die häufigsten Lähmungen sind:
1. *Kongenitale Ptosis:* Parese des M. levator palpebrae superioris bzw. des N. oculomotorius ohne oder mit Störung der Bulbusmotilität (temporale Abweichung des Augapfels).
2. *Kongenitale Abduzensparese* mit Innenwendung des Augapfels und Enophthalmus.
3. *Kongenitale Fazialisparese,* besonders des unteren Astes (Lippenlähmung), häufig mit anderen Defekten kombiniert (z. B. Poland-Syndrom).

Differentialdiagnose

Bei angeborener Fazialisparese ist auch eine geburtstraumatische Genese möglich. Ähnliche Symptome verursacht die Aplasie perioraler Muskeln (besonders M. triangularis) beim „asymmetrischen Schreigesicht".

Therapie

Ptose und Abduzensparese können operativ behoben werden; gelegentlich sind kosmetische Korrekturen erforderlich.

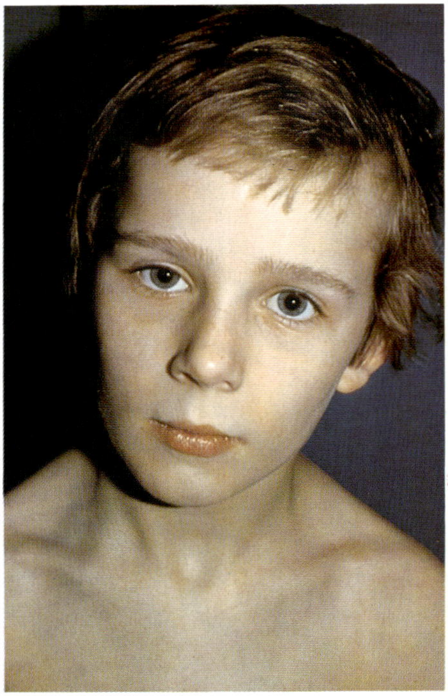

386 Diskrete Ausprägung einer rechtsseitigen angeborenen Ptose (Okulomotoriusparese) mit kompensatorischer Linksneigung des Kopfes. Gleichzeitig besteht eine Legasthenie.

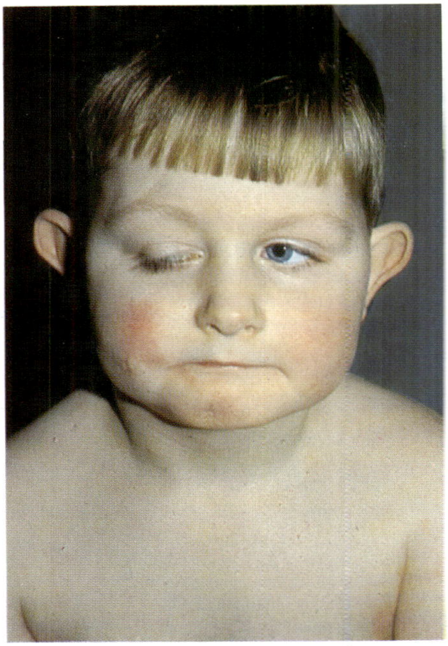

387 Angeborene Ptosis rechts. 5½jähriger Junge. Löffelohren.

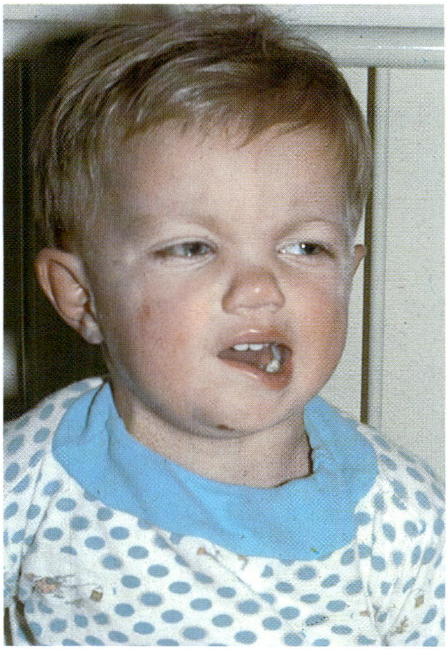

388 Angeborene Fazialisparese des rechten unteren Astes. Rechte Ohrmuschel schlecht modelliert. Keine weiteren Ausfälle.

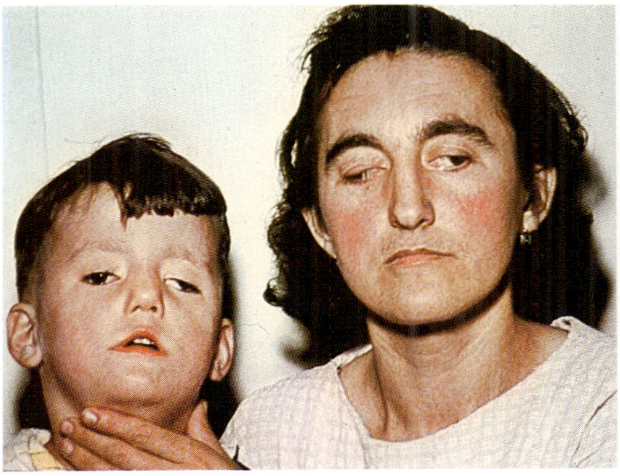

389 Moebius-Syndrom bei Mutter und Sohn. Parese der Gesichtsmuskulatur und der Augenmuskeln (Ptose, Strabismus divergens). Geistige Entwicklung geringfügig beeinträchtigt.

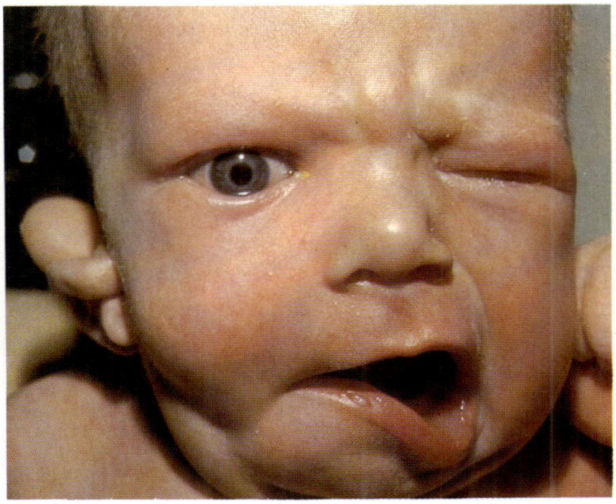

390 Rechtsseitige angeborene Fazialisparese aller 3 Äste. Kein Geburtstrauma. Mißbildung des rechten äußeren Ohres. 4 Wochen alter Säugling.

Melkersson-Rosenthal-Syndrom

Definition

Als Melkersson-Rosenthal-Syndrom wird eine ätiologisch unklare, chronisch-rezidivierend auftretende Gesichtsschwellung mit gelegentlich bilateraler Fazialisparese bezeichnet. Bei monosymptomatischer Abortivform mit isolierter Lippenschwellung spricht man vom Miescher-Syndrom.

Symptome

Neben der Trias Lippenschwellung (Cheilitis granulomatosa, Tapirlippe), periphere Fazialislähmung (33% der Fälle) und Lingua plicata oder scrotalis (20% der Fälle) kommen fakultativ Epiphora (Krokodilstränensyndrom), Hypersalivation, regionäre Lymphknotenschwellung und geistige Retardierung vor.

Differentialdiagnose

Quincke-Ödem, entzündliches Lippenödem, rheumatische Fazialisparese.

Therapie

Keine Möglichkeiten.

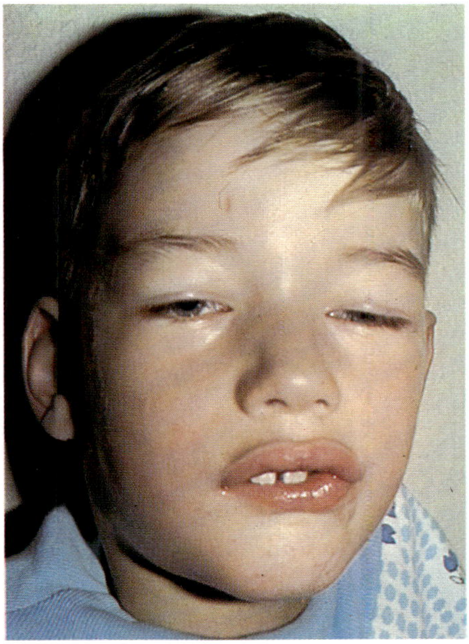

391 Fazies bei Melkersson-Rosenthal-Syndrom. Diskrete Fazialisparese rechts. Halslymphome rechts. 7jähriger Junge mit Krampfleiden.

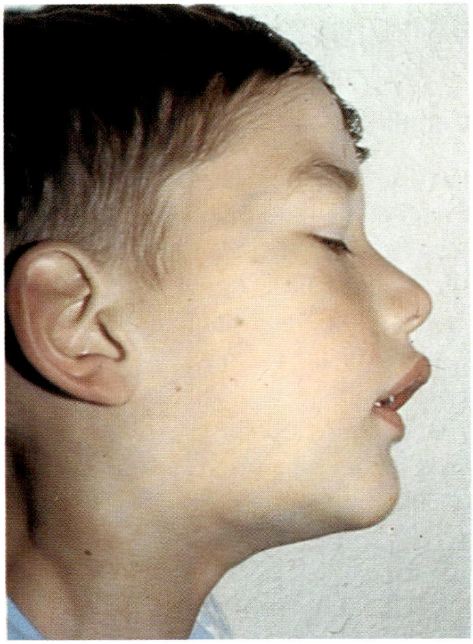

392 Tapirlippe bei Melkersson-Rosenthal-Syndrom.

Meningokokkenmeningitis

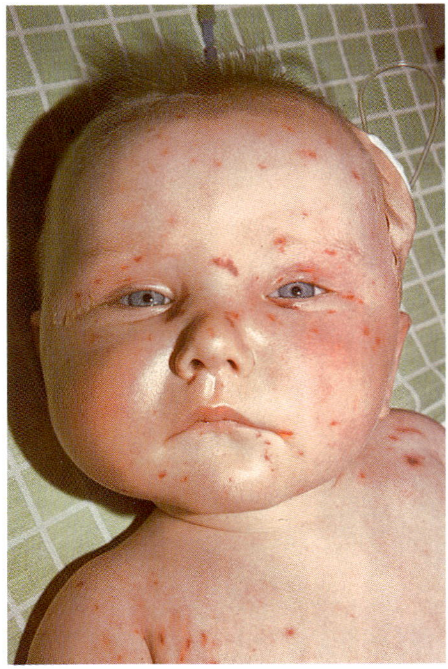

393 Meningokokkenmeningitis bei 9 Monate altem Säugling. Seit 24 Stunden „Arzneimittelexanthem". Liquorzellzahl 5440/3.

Definition

Die durch Neisseria intracellularis (gramnegative Diplokokken) hervorgerufene Meningitis epidemica entsteht im Rahmen einer Septikämie durch hämatogen-metastatische Keimverschleppung in die Hirnhäute. Sie ist gering kontagiös, hat ihre Eintrittspforte im Pharynxbereich und kommt im Widerspruch zu ihrer Bezeichnung nicht epidemisch vor.

Symptome

Typisch ist beim älteren Kind der akute Beginn mit Kopfschmerzen, Fieber, Erbrechen, Nackensteife, Berührungsempfindlichkeit und Benommensein; charakteristisch sind embolisch-metastatische Hautblutungen von Stecknadelkopf- bis Pfenniggröße und Herpes labialis. Bei schwerem Verlauf werden starker Opisthotonus, Auftreten von Krämpfen und Bewußtlosigkeit beobachtet. Im Säuglingsalter ist die Symptomatik oft unvollständig; als wichtiges diagnostisches Kriterium gilt dann die gespannte oder vorgewölbte große Fontanelle. Der Liquor zeigt eine ausgeprägte Pleozytose mit meist mehr als 3000 Zellen/μl; Erregernachweis im Liquor (Ausstrich!) sichert die Diagnose.

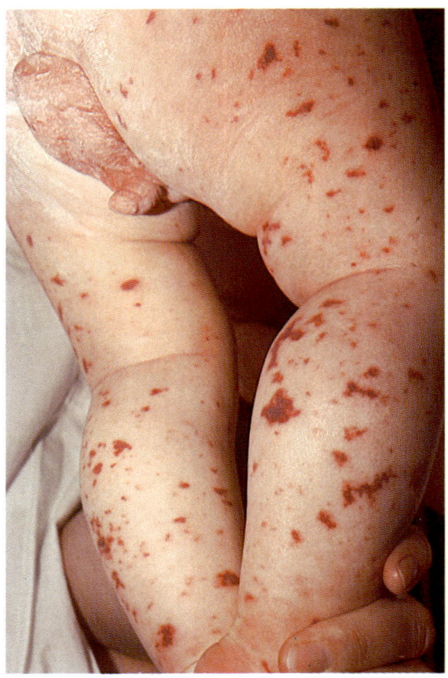

394 Typische Meningokokkenpurpura: embolische Hämorrhagien und kapillartoxische Petechien.

Therapie

Rascher Behandlungsbeginn wird entscheidend für die Prognose. Mit hohen Dosen Penizillin, auch Ampizillin, ist meist Heilung möglich; die Letalität beträgt heute weniger als 5%. Neurologische Defektsyndrome kommen bei etwa 10–15% der Patienten vor; mögliche Komplikation ist die Ausbildung eines subduralen Hygroms.

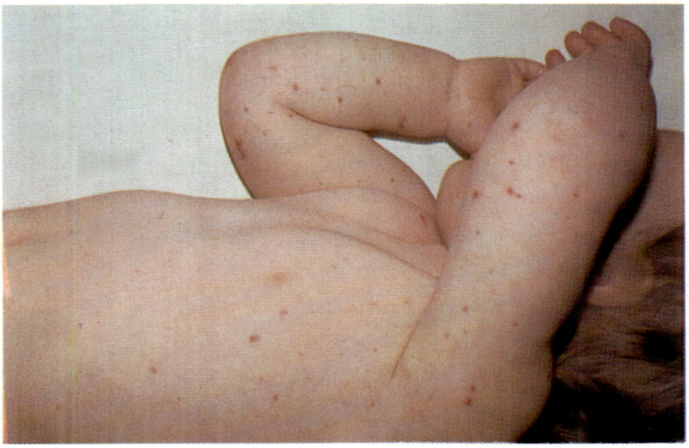

395 Hautblutungen bei 2jährigem Mädchen mit Meningokokkenmeningitis. Erbrechen, Somnolenz, kein Fieber, eitriger Liquor, 42000/3 Zellen.

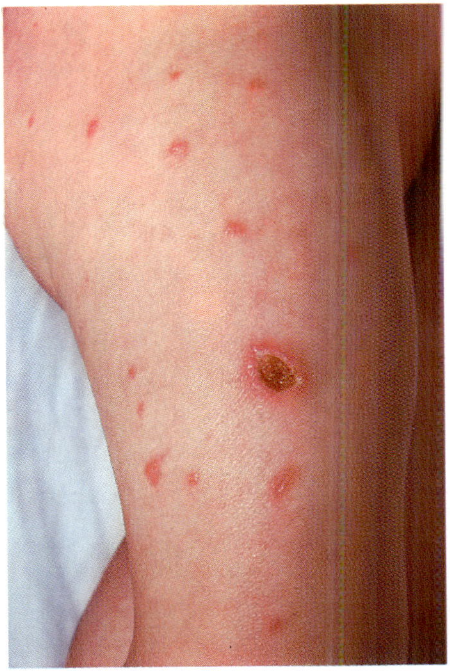

396 Teilweise nekrotisch gewordene Hautblutungen 2 Wochen nach Beginn einer Meningokokkenmeningitis.

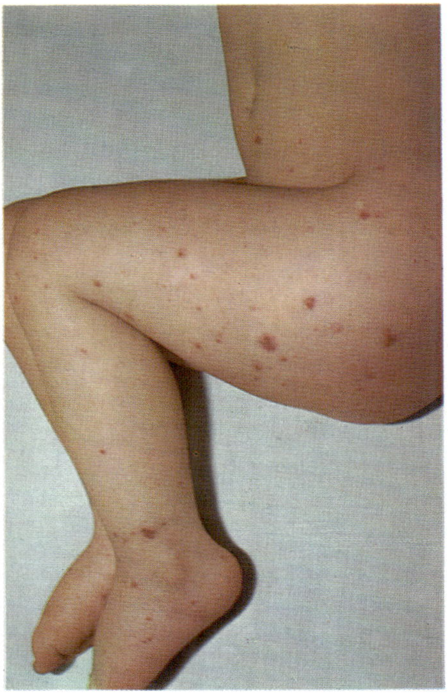

397 Meningokokkenpurpura: größere Hämorrhagien. Petechien, vereinzelt stecknadelkopfgroße blaßrote Flecken (allergisches Exanthem).

Waterhouse-Friderichsen-Syndrom

Definition

Als Waterhouse-Friderichsen-Syndrom bezeichnet man die foudroyant verlaufende Meningokokkensepsis. Endotoxinbedingte Schock- und Blutungssymptome entsprechen einem Shwartzman-Sanarelli-Phänomen mit Mikrothrombosierung und Verbrauchskoagulopathie. Etwa 1% manifester Meningokokkeninfektionen verläuft als perakute Sepsis.

Symptome

Das klinische Bild ist gekennzeichnet durch akut einsetzendes Fieber, Erbrechen, Bewußtseinsverlust, Hautblässe, Kreislaufzentralisation und livide Flecken an den abhängigen Körperpartien (intravitale Leichenflecken) als Ausdruck des schweren Schocks. Innerhalb von Stunden schießen auch zahlreiche Hautblutungen von unterschiedlicher Größe auf.

Der Tod tritt innerhalb von 8–24 Stunden ein, noch ehe meningitische Liquorveränderungen deutlich werden. Aus Liquor und Blut sind Meningokokken zu züchten.

Bei der Obduktion werden Hämorrhagien auch an allen inneren Organen einschließlich der Nebennieren gefunden.

Therapie

Unverzüglich einsetzende Intensivbehandlung mit Kreislauf-, Penizillin-, Kortikoid- und Heparintherapie kann den ungünstigen Ausgang des Syndroms leider nur selten beeinflussen.

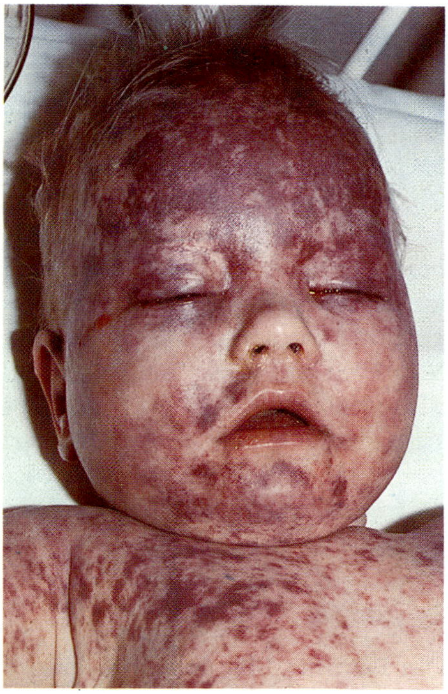

398 Waterhouse-Friderichsen-Syndrom bei 8 Monate altem Mädchen. Tiefe Bewußtlosigkeit, Fieber von 40,5°, multiple, teilweise konfluierende Hautblutungen, blutige Tränen, blutiger Speichel.

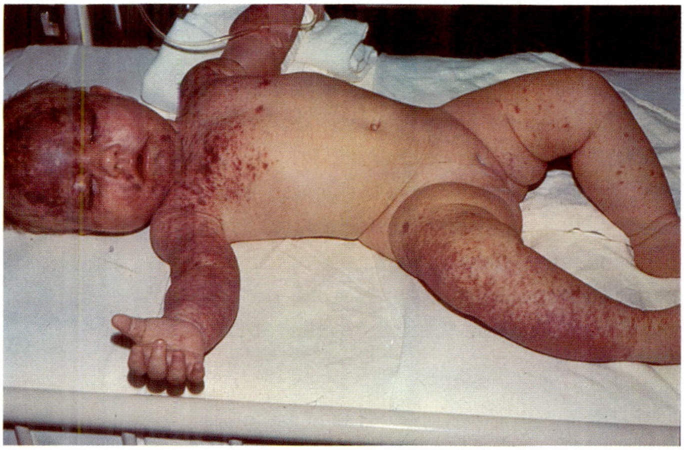

399 Intravitale Leichenflecken an der Außenseite des rechten Unterschenkels. Exitus letalis innerhalb von 18 Stunden nach Erkrankungsbeginn.

Enzephalitis

Definition

Hirnentzündungen sind bei Kindern überwiegend viraler Genese. Sie entstehen primär, z. B. durch Coxsackie-, ECHO-, Arbor-, Herpes- und Tollwutviren, oder sekundär infolge postinfektiöser „neuroallergischer“ Prozesse im Gefolge von Masern, Varizellen, Mumps, Röteln, infektiöser Mononukleose, Pocken- und Tollwutschutzimpfung. Unter den bakteriellen Meningitiden führt besonders die Meningitis tuberculosa zu enzephalitischen Symptomen.

Symptome

Das klinische Bild der im Rahmen einer *akuten Enzephalitis* auftretenden zerebralen Reiz- und Ausfallserscheinungen ist äußerst mannigfaltig. Als wesentliche Symptome gelten Bewußtseinsstörung, Reizerscheinungen in Form von Krämpfen, Hyperpyrexie, Lähmungen und Koordinationsstörungen, Cri encéphalique, gesteigerte Salivation und andere Zeichen der vegetativen Dysregulation. Im Liquor sind Zellen und Eiweiß meist nur wenig, Zucker oft deutlich vermehrt.
Bei *meningitischer Mitbeteiligung* treten auch Zeichen der Hirndrucksteigerung (Erbrechen, Bradykardie, Kopfschmerzen, Fontanellenspannung) und der meningealen Reizung (Opisthotonus) auf.

Therapie

Häufig ist eine kausale Behandlung nicht möglich. Die symptomatischen Maßnahmen richten sich hauptsächlich gegen Hirndrucksteigerung, Fieber und Krampferscheinungen. Nicht selten bleiben nach schweren Enzephalitiden neurologische und psychische Defektsyndrome bestehen mit Lähmungen und Bewegungsstörungen, zerebralen Anfällen und geistiger Behinderung, gelegentlich auch ausgeprägten Verhaltensauffälligkeiten.

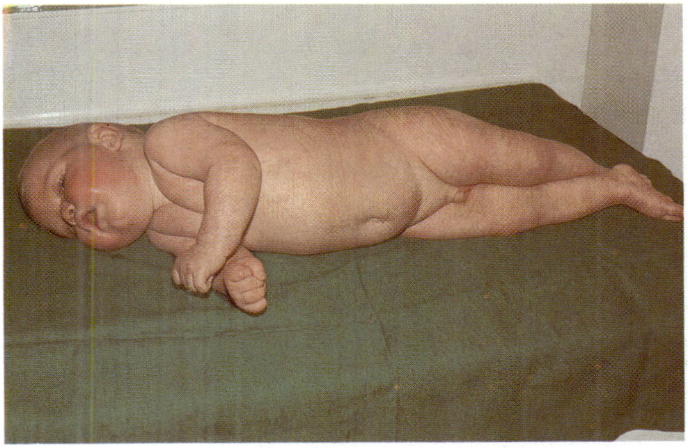

400 Herpesvirusenzephalitis bei einem 7 Monate alten Säugling. Bewußtlosigkeit, Wechsel zwischen Atonie, hypertoner Motorik und tonisch-klonischen Krämpfen. Opisthotonushaltung.

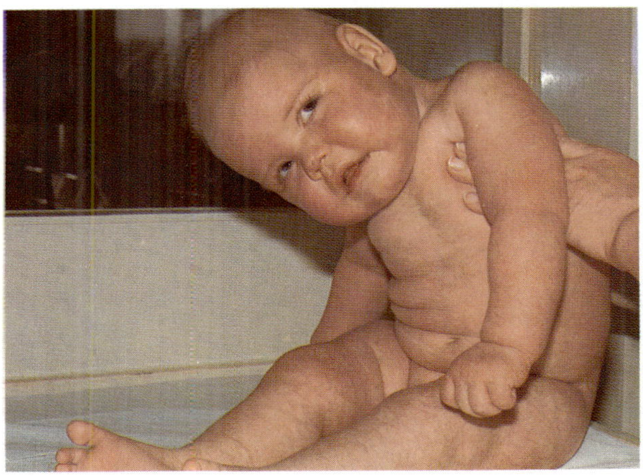

401 Atonie, Bulbusdeviation. Es restierte ein schweres neurologisches und psychisches Defektsyndrom.

Hydrozephalus

Definition

Die als Hydrozephalus bezeichnete Erweiterung der Liquorräume kann durch Behinderung der *Liquorpassage* (Hydrocephalus occlusus) oder gestörte *Liquorresorption* (Hydrocephalus aresorptivus), durch vermehrte *Liquorproduktion* (Hydrocephalus hypersecretorius) oder sekundär infolge *Atrophie von Hirnsubstanz* (Hydrocephalus e vacuo, passiver Hydrozephalus) zustande kommen. Überwiegend handelt es sich beim progredienten (aktiven) Hydrozephalus um okklusive Formen, denen ein durch Mißbildung, Blutung oder Entzündung bedingter Verschluß im Bereich des Aquaeductus Sylvii oder der Foramina Magendii und Luschkae zugrunde liegt. Ein aresorptiver Hydrocephalus communicans wird gelegentlich bei subduralem Hämatom oder Hygrom beobachtet. Die Häufigkeit des konnatalen Hydrozephalus beträgt 1 auf 500–1500 Geburten. Gelegentlich ist die Ursache eine X-chromosomal-rezessiv vererbte Aquäduktstenose, die dann bei 50 % der Söhne einer phänotypisch gesunden Merkmalsträgerin vorkommt.

Symptome

Im *Säuglingsalter* führt die intrakranielle Drucksteigerung zur Vergrößerung des Hirnschädels mit Erweiterung der Nähte, Vergrößerung und Vorwölbung der Fontanellen, verstärkter Venenzeichnung sowie Verdrängung der Bulbi nach unten und außen (Sonnenuntergangsphänomen). Bei *älteren Kindern* mit geschlossenen Schädelnähten äußert sich die Hirndrucksymptomatik durch Kopfschmerzen, Erbrechen, Stauungspapille, Optikusatrophie, Koordinations- und Verhaltensänderungen. Bei Hirnatrophie erweitert sich vorwiegend der Subarachnoidalraum (Hydrocephalus externus); da es nicht zur intrakraniellen Druckerhöhung kommt, bleibt die Vergrößerung des Kopfumfangs aus, entwickelt sich später oft eine Mikrozephalie.

Therapie

Die operative Behandlung des aktiven Hydrozephalus besteht in der Liquorableitung aus den Seitenventrikeln über die V. jugularis in den rechten Vorhof (ventrikuloaurikulärer Shunt mit Spitz-Holter- oder Pudenz-Heyer-Ventil) oder in den Bauchraum (ventrikuloperitonealer Shunt mit Raimondi-Drainage). Die Häufigkeit von Komplikationen (Obstruktion des Ventilsystems, Diskonnektion, Infektionen, Liquorunterdruck) ist relativ groß.

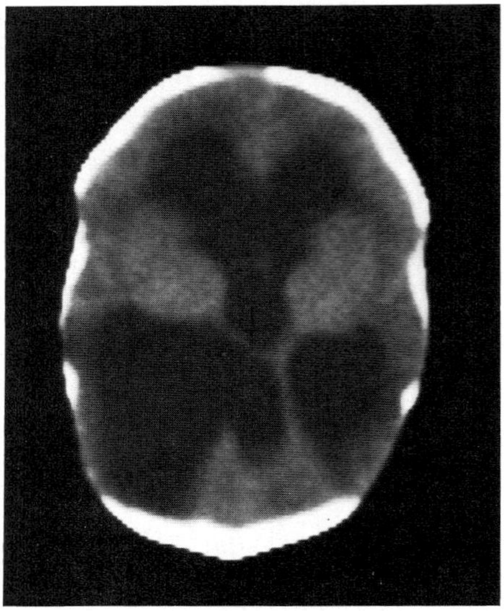

402 Kraniales Computertomogramm bei einem 5 Tage alten Kind mit kongenitalem Hydrozephalus. Erweiterung aller Ventrikelräume. Zusätzliche Anomalie mit Porusbildung im Bereich des rechten Seitenventrikels.

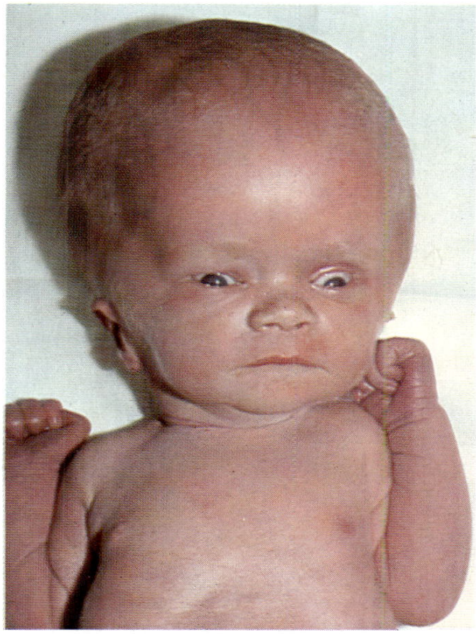

403 Angeborener Hydozephalus unbekannter Ätiologie bei einem Neugeborenen. Kopfumfang 52 cm (normal 34 cm). Sonnenuntergangsblick.

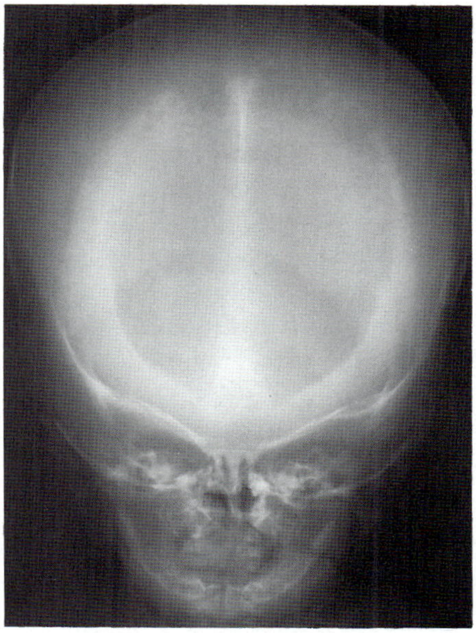

404 Pneumenzephalogramm im Alter von 4 Wochen: hochgradige symmetrische Erweiterung der Seitenventrikel.

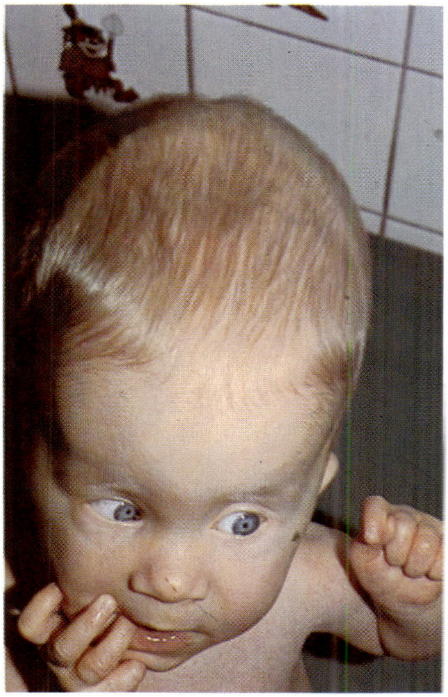

405 Im Alter von 4 Monaten, 2 Monate nach Pudenz-Heyer-Operation, ist der Kopfumfang von 61 cm vor der Operation auf jetzt 53 cm zurückgegangen. Altersgemäßes Verhalten.

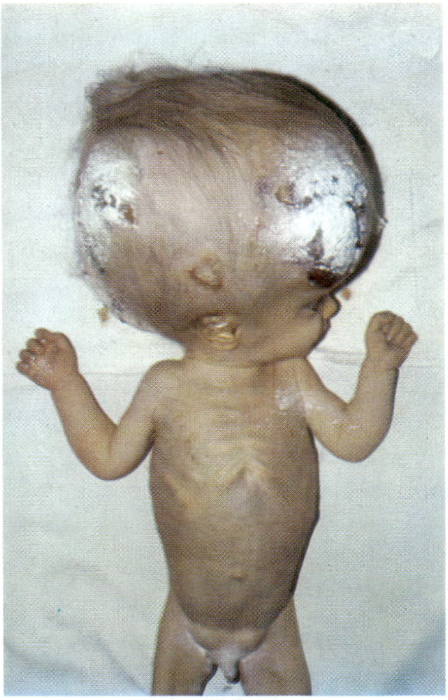

406 Exzessiver Hydrozephalus unbekannter Ursache bei $1^{3}/_{12}$jährigem Zwillingskind. Dekubitalgeschwüre.

Spastische Hemiplegie

Definition

Die Hemiplegia spastica ist ein Syndrom der infantilen Zerebralparesen und wie andere Formen (spastische Diplegie, Tetraplegie, Choreoathetose, Ataxie, Hypotonie und atonisch-astatisches Syndrom) Folge pränataler, perinataler oder postnataler Hirnläsionen des pyramidalen oder extrapyramidalen motorischen Systems durch hypoxische, hämorrhagische oder entzündliche Noxen. Nach postnataler Hirnschädigung, etwa durch Enzephalitis oder Zirkulationsstörung, kommt die spastische Halbseitenlähmung etwas häufiger vor als die anderen Formen.

Symptome

Beim Säugling fallen zuerst verminderte Aktivität eines Armes, vermehrt Fausthaltung mit eingeschlagenem Daumen, auch Hypotonie des betroffenen Armes, erst später spastische Tonuserhöhung mit Hyperreflexie und Pyramidenbahnzeichen auf. Schließlich entstehen Beugekontrakturen im Ellenbogen- und Kniegelenk sowie Spitzfußstellung. Gewöhnlich wird die obere Extremität früher und stärker betroffen als die untere. Oft kommen als assoziierte Symptome Strabismus, Hör- und Sprachstörungen, Hemiatrophie, zerebrale Anfälle und geistige Behinderung vor.

Differentialdiagnose

Im ersten Lebensjahr kann das hypotone Durchgangsstadium mit Bewegungsarmut des Armes zur Fehldiagnose einer Erbschen Plexusparese führen; Steigerung der Eigenreflexe ermöglicht die Unterscheidung.

Therapie

Frühzeitig sollte Krankengymnastik auf neurophysiologischer Grundlage erfolgen (Methode nach Bobath oder Vojta). Später kommen gegebenenfalls orthopädische Maßnahmen in Frage.

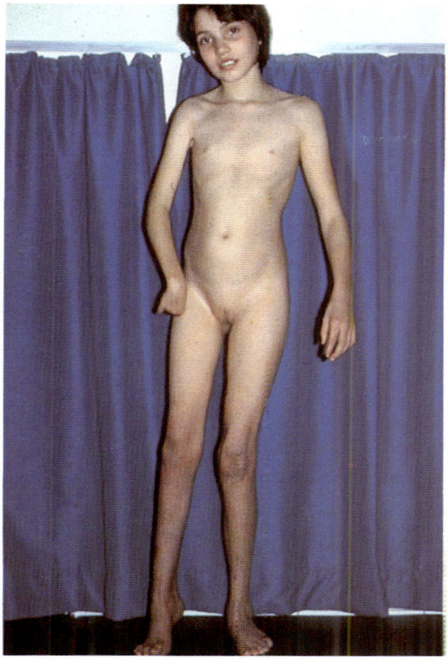

407 12jähriges Mädchen mit rechtsseitiger spastischer Hemiplegie nach Masernenzephalitis im Alter von 2 Jahren. Hemiatrophie, Spitzfuß, typische Kopfneigung zur erkrankten Seite. Außerdem besteht ein Diabetes mellitus.

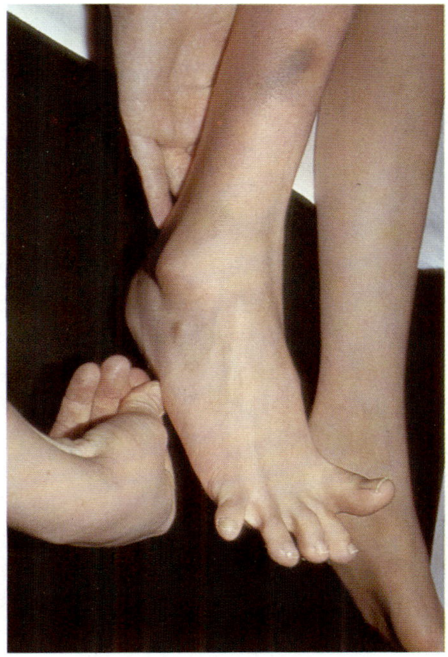

408 Positiver Babinskischer Reflex.

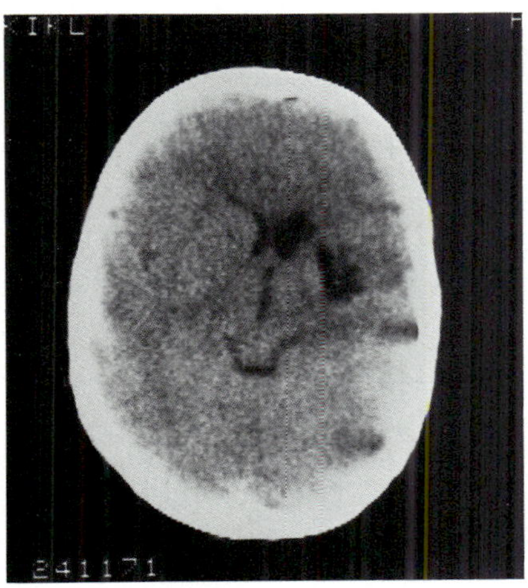

409 Kraniales Computertomogramm eines 9 Jahre alten Jungen mit dyskinetisch-dystoner Hemiparese links nach Zirkulationsstörungen (zerebrale Embolie?). Hypodenser Bezirk im Bereich des Nucleus caudatus rechts. Geringe Erweiterung des rechten Seitenventrikels.

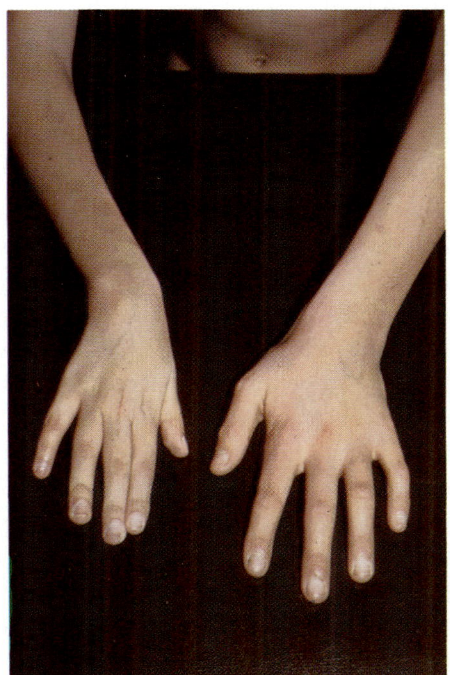

410 Ausgeprägte Atrophie der spastischen Hand.

Tuberöse Hirnsklerose

Definition

Die tuberöse Hirnsklerose (Morbus Bourneville-Pringle, Epiloia) gehört zum Formenkreis der Phakomatosen oder neurokutanen Syndrome, ist Folge einer frühembryonalen Störung der Gewebsdifferenzierung. Später können multilokuläre Geschwulstbildungen auftreten (dysontogenetischer Prozeß mit blastomatösem Einschlag). Beim Bourneville-Syndrom findet man Tumoren im Gehirn (glykogenhaltige Gliawucherungen), in Retina, Haut, Herz und Nieren. Die in ihrem Erscheinungsbild überaus variable Krankheit wird autosomal-dominant vererbt.

Symptome

In unterschiedlicher Kombination und Ausprägung beobachtet man zerebrale Anfälle, geistige Behinderung, Bewegungsstörungen und Hautveränderungen mit multiplen gelb-rötlichen Knötchen im Gesicht (Adenoma sebaceum, Naevus Pringle), gingivalen Wucherungen, periungualen Fibromen (Koenen-Tumoren) und lumbosakralen Pflasterstein- oder Bindegewebsnävi (Chagrinhaut). Als *Frühzeichen* haben umschriebene Hautdepigmentierungen in Form weißer, blattförmiger Flecken zu gelten, die bereits beim Säugling zu erkennen sind, besonders deutlich unter der Woodschen Lampe. *Röntgenologisch* werden intrakraniell verkalkte Gliome nachweisbar; frühzeitig sind Gewebsverdichtungen mittels Computertomographie zu erfassen. Rhabdomyome des Herzens oder Mischtumoren (Angiomyolipome) der Nieren treten meist erst im Erwachsenenalter auf.

Differentialdiagnose

Bei Abortivformen mit nur dermatologischen Symptomen kann die klinische Unterscheidung von der Neurofibromatose schwierig sein. Geschwülste peripherer Nerven kommen jedoch bei der tuberösen Sklerose nicht vor.

Therapie

Eine kausale Behandlungsmöglichkeit ist nicht gegeben. Symptomatisch müssen zerebrale Anfälle antikonvulsiv beeinflußt werden. Gelegentlich ist die Entfernung von Tumoren indiziert.

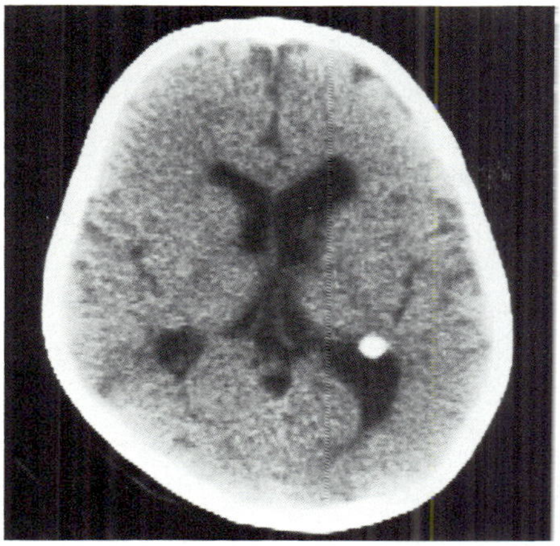

411 Kraniales Computertomogramm eines 5 Jahre alten Jungen mit tuberöser Sklerose. Retardierung der geistigen Entwicklung; zerebrale Anfälle; kein Adenoma sebaceum, depigmentierte Flecken. Periventrikulär deutliche Dichtevermehrung (verkalktes Gliom); lagebedingte Schädelasymmetrie. Weitere Verkalkungsherde an anderen Stellen periventrikulär.

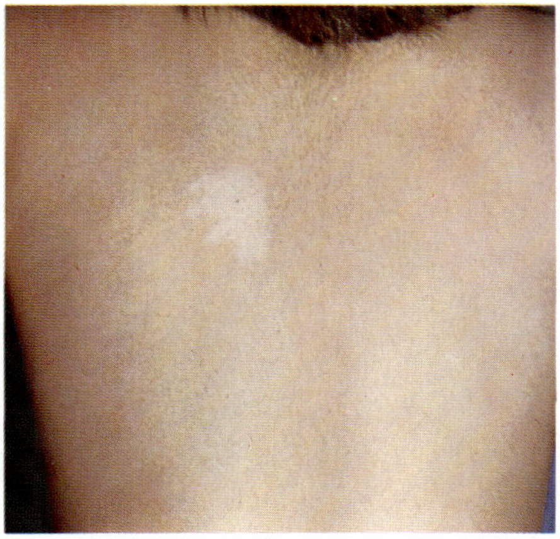

412 Depigmentierungsherde bei tuberöser Sklerose. 4jähriges debiles Mädchen mit BNS-Krämpfen.

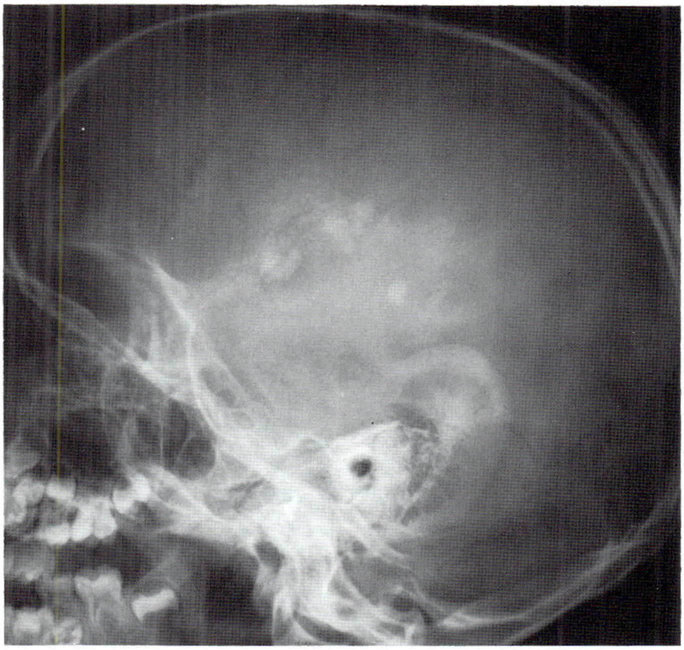

413 Multiple intrakranielle Verkalkungen über der mittleren Schädelgrube.

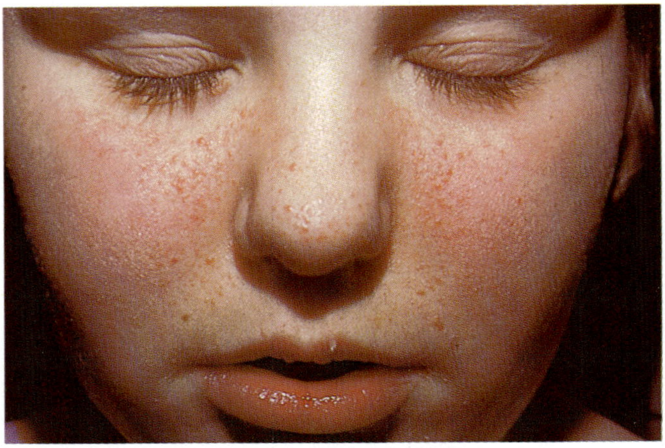

414 Entwicklung eines Pringle-Nävus bei tuberöser Hirnsklerose. Im Alter von 11 Jahren wirken die perinasolabial auftretenden Papeln eher teleangiektatisch.

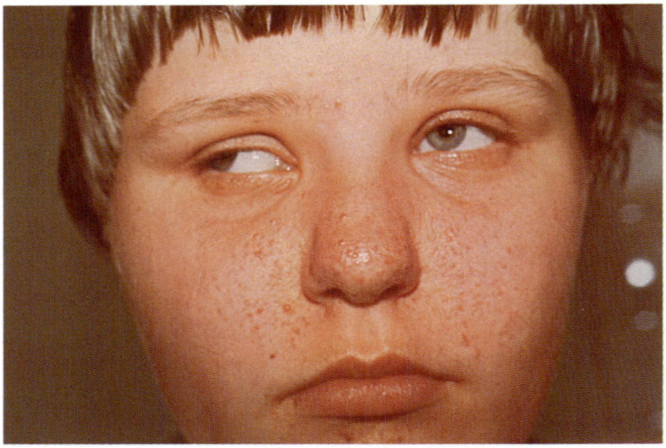

415 Im Alter von 16 Jahren hat der multiple symmetrische Gesichtsnävus fibroadenomatösen Charakter angenommen. Patientin der Abb. 412 bis 414.

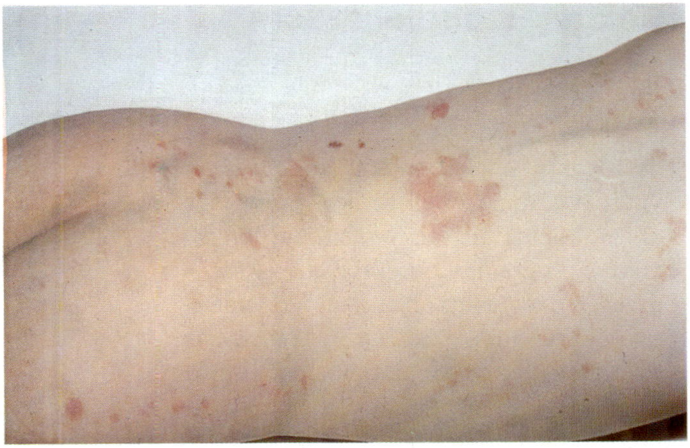

416 Rasenförmige lumbosakrale Bindegewebswucherungen (Pflastersteinnävi) bei tuberöser Sklerose. 9jähriger Junge mit Krampfleiden und Debilität. Unter 5 Geschwistern kommt eine weitere Epilepsie vor. Die Mutter hat ein Pringle-Syndrom.

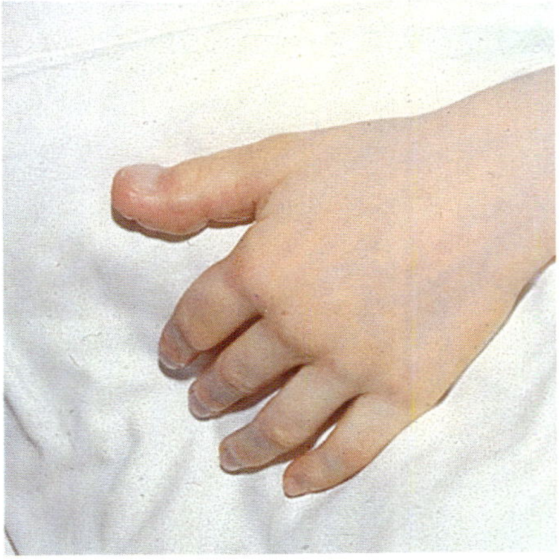

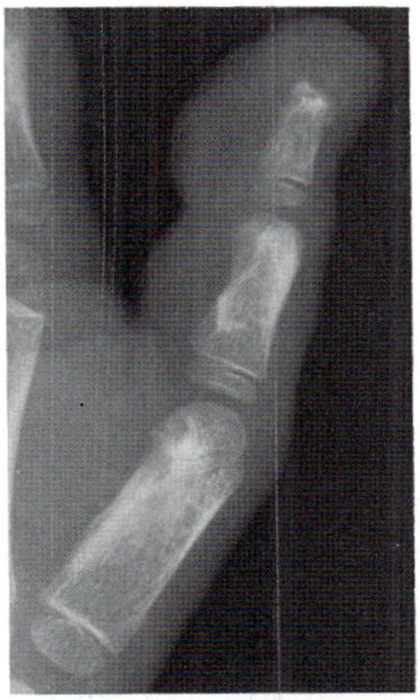

418

417 Periunguale Fibrome am Daumen.

418 Destruktive Knochenprozesse am Daumenendglied, inhomogene Kortikalisverdikkung am Os metacarpale I bei tuberöser Sklerose.

419 Adenoma sebaceum am Nasenflügel und am Hals. Mutter des Kindes der Abb. 416–418.

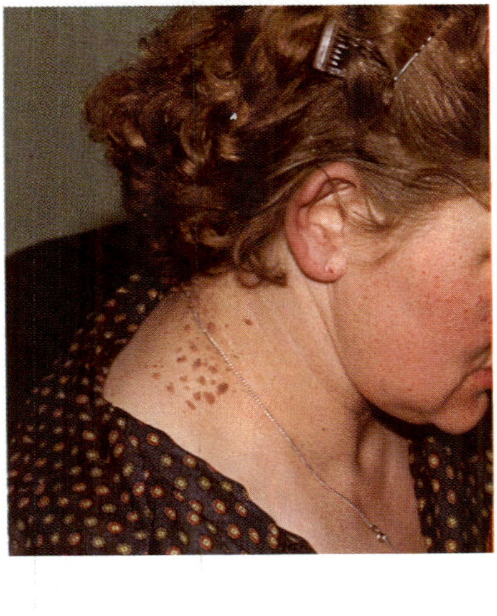

419

Ataxia teleangiectatica

Definition

Die Ataxia teleangiectatica (Louis-Bar-Syndrom) ist gekennzeichnet durch eine sich im Kleinkindesalter langsam entwikkelnde, progrediente zerebellare Ataxie, durch Teleangiektasien, besonders im Bereich der Konjunktiven und Ohrmuscheln sowie Neigung zu sinupulmonalen Infektionen. Bei autosomal-rezessiver Vererbung kommen Geschwistererkrankungen vor. Die Krankheit wird zu den Phakomatosen gerechnet.

Symptome

Erste Krankheitserscheinungen im frühen Kindesalter sind rezidivierende Infektionen meist der Atmungsorgane; später entwickeln sich nicht selten Bronchiektasien. Begünstigend wirkt eine immunologische Störung mit Verminderung vor allem des Immunglobulins A und E, Thymushypoplasie und Leukopenie. Im dritten bis vierten Lebensjahr wird eine progrediente zerebellare Ataxie (Rumpfataxie) deutlich, später treten auch extrapyramidale Bewegungsstörungen und Demenz auf. Die charakteristischen Teleangiektasien der Konjunktiven und der Haut (vor allem an den Ohrmuscheln) werden erst allmählich deutlich; dann ist die Diagnose sicher zu stellen.

Das Louis-Bar-Syndrom gehört zu den Chromosomenbruchkrankheiten; bei zytogenetischer Untersuchung werden vermehrt Chromosomenfragmente gefunden. Diagnostisch hilfreich ist auch der Nachweis von Alphafetoprotein im Serum.

Therapie

Eine kausale Behandlung ist nicht möglich. Symptomatisch wird durch Zufuhr von Immunglobulinen versucht, die Infektgefährdung zu verringern. Wie bei anderen Phakomatosen kann der weitere Verlauf durch das Auftreten bösartiger Tumoren (z. B. Lymphome, Leukämie) kompliziert werden.

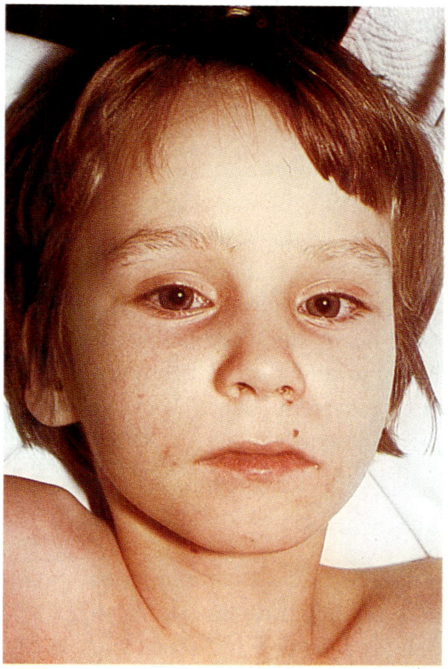

420 Louis-Bar-Syndrom bei einem 6 Jahre alten Mädchen. Im frühen Kindesalter ständig Behandlung wegen Bronchitis und Pneumonie; Nachweis von Bronchiektasen. Mit 5 Jahren beginnende, langsam progrediente zerebellare Ataxie.

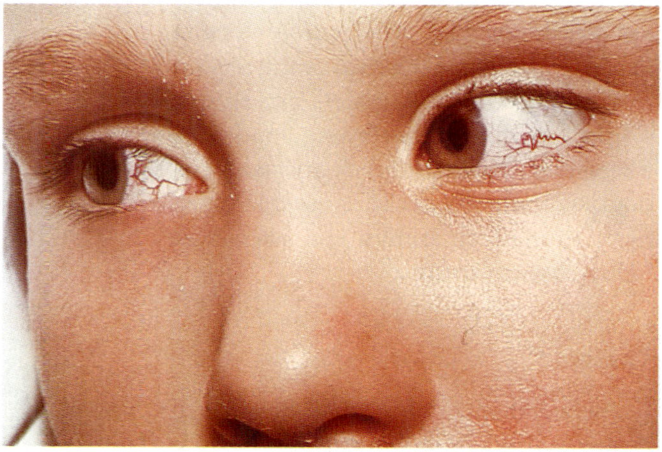

421 Ausbildung der charakteristischen Teleangiektasien im Bereich der Konjunktiven.

Neurofibromatose

Definition

Die Neurofibromatose (Morbus v. Recklinghausen) ist eine autosomal-dominant vererbte dysontogenetische Störung mit blastomatösem Einschlag (Phakomatose), welche Nervensystem und Haut betrifft mit multiplen perineuralen Fibromen, Neurinomen des peripheren und zentralen Nervensystems sowie fleckförmigen Hautpigmentierungen.

Symptome

Die Krankheitserscheinungen entwickeln sich im allgemeinen sehr langsam. Beim Säugling und Kleinkind sind meist nur großfleckige hellbraune Pigmentierungen (Café-au-lait-Flecke) zu sehen; schon mehr als fünf von über 1,5 cm Durchmesser machen die Diagnose wahrscheinlich. Später treten disseminiert weiche, subkutane und intrakutane Neurofibrome hinzu, die sich leicht eindrücken lassen (Klingelknopfphänomen), ferner Tumoren entlang der Nervenstämme der Extremitäten sowie intraspinal und intrakraniell mit entsprechender neurologischer Symptomatik (Optikusgliom, Kleinhirnbrückenwinkelneurinom). Umschriebener Riesenwuchs einzelner Extremitäten kommt vor, ebenso Befall viszeraler Organe.

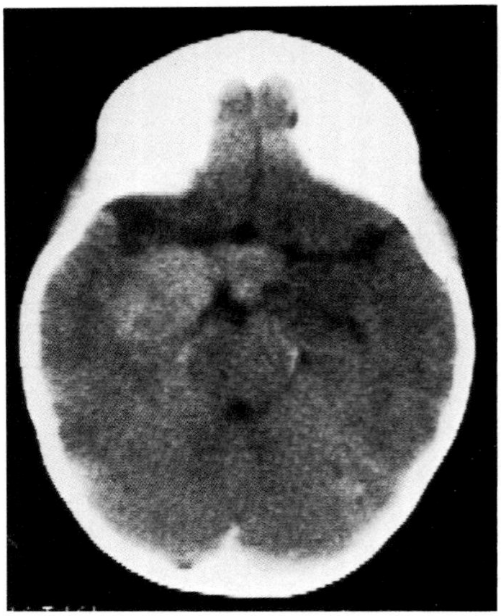

422 Kraniales Computertomogramm eines 3 Jahre alten Kindes mit Neurofibromatose. Allgemeine Retardierung der geistigen und statomotorischen Entwicklung, Muskelhypotonie, Schwachsichtigkeit bei Optikusatrophie beiderseits. Deutliche Dichteverminderung im Bereich des Zwischenhirns; Verdickung des N. opticus (auf dieser Schicht nicht sichtbar).

Therapie

Kausale Behandlung ist nicht möglich. Es besteht ein Wiederholungsrisiko von 50 %, wenn Vater oder Mutter eines betroffenen Kindes Symptome zeigt.

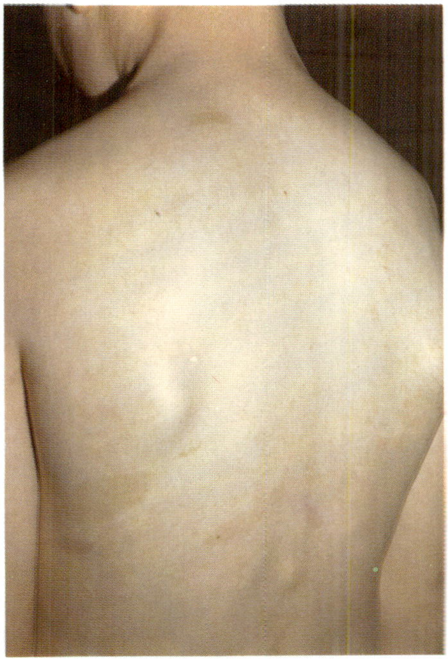

423 Café-au-lait-Flecken bei Neurofibromatose. 12jähriger Junge mit Krampfleiden. Auch der Zwillingsbruder hat eine Neurofibromatose v. Recklinghausen.

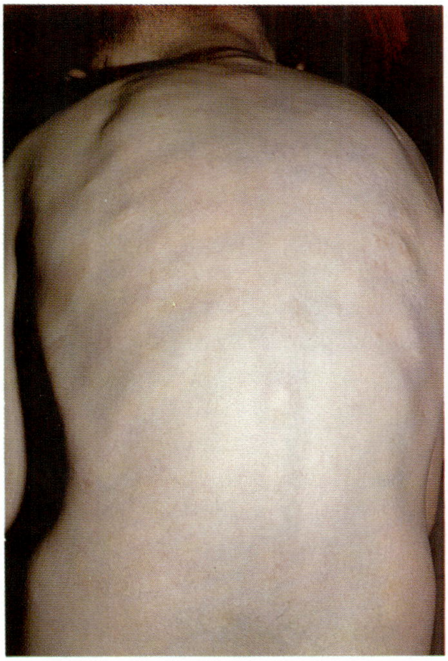

424 Multiple, eben sichtbare, gut tastbare subkutane neurofibromatöse Knötchen. Histologisch: Neurofibrom.

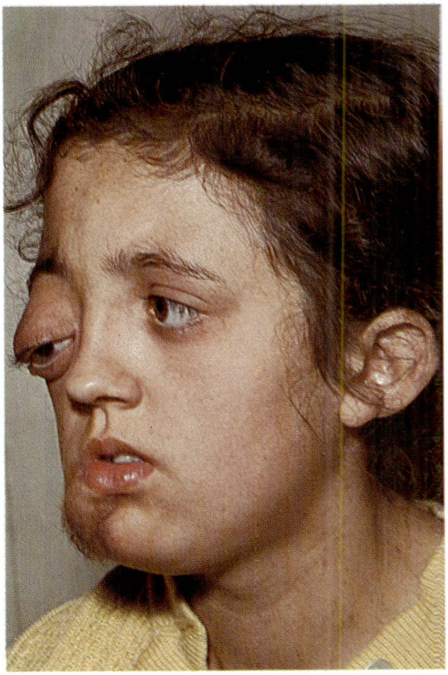

425 Optikusgliom mit Exophthalmus bei Neurofibromatose. Hauthypertrophie mit Hypertrichose über dem rechten Unterkiefer.

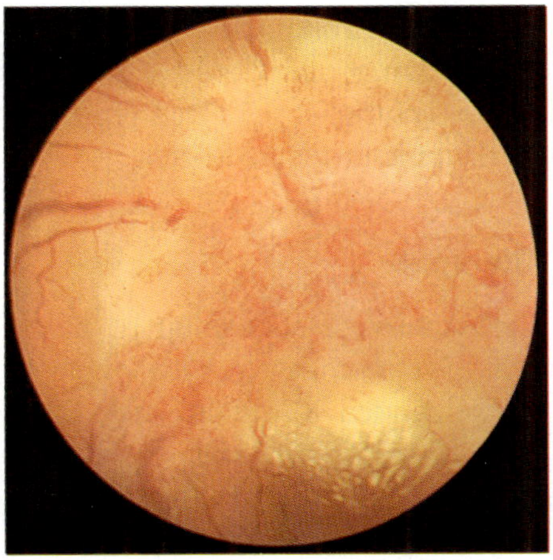

426 Augenhintergrund mit Netzhauttumoren bei einem 9jährigen Mädchen mit Neurofibromatose v. Recklinghausen.

Spinale Muskelatrophie (Werdnig-Hoffmann-Syndrom)

Definition

Als Werdnig-Hoffmannsche Krankheit wird die infantile Verlaufsform der spinalen progressiven Muskelatrophie bezeichnet. Ihr liegt eine autosomal-rezessiv erbliche Degeneration der Vorderhornzellen im Rückenmark zugrunde, die Paresen und Schwund der Skelettmuskulatur zur Folge hat.
Eine günstiger verlaufende Form der spinalen Muskelatrophie ist der Typ Kugelberg-Welander oder der im Erwachsenenalter auftretende Typ Duchenne-Aran.

Symptome

Auffallend sind im Säuglingsalter, mitunter schon pränatal, Bewegungsarmut, oft auch Trink- und Schreischwäche. Man findet generalisiert Muskelhypotonie, bald auch Areflexie und symmetrisch schlaffe Paresen. Die statische Entwicklung bleibt aus, das Kind klappt beim Aufsetzen wie ein Taschenmesser zusammen. Ausfall der thorakalen Atemmuskeln führt zu kielbrustartiger Thoraxdeformität, die Atmung wird abdominell und schaukelnd. An der Zunge sind fibrilläre Zuckungen zu sehen. Häufig ist bei rasch progredientem Verlauf die Prognose infaust.

Therapie

Eine kausale Behandlung ist nicht möglich. Symptomatisch wird versucht, die verbleibenden Muskeln durch Physiotherapie zu kräftigen. Bei der genetischen Beratung ist zu berücksichtigen, daß die Eltern Träger des Gens sind, also ein Wiederholungsrisiko von 25 % besteht. Eine pränatale Diagnose gelingt bisher nicht.

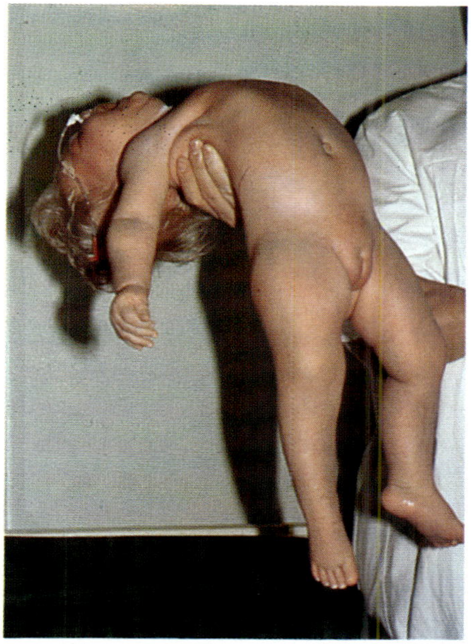

427 Spinale progressive Muskelatrophie. 4 Monate alter Säugling. Generalisierte schwere Muskelhypotonie. Atrophie der Muskulatur durch vermehrtes Unterhautfettgewebe verdeckt. Von 7 Kindern der Eltern sind 3 erkrankt.

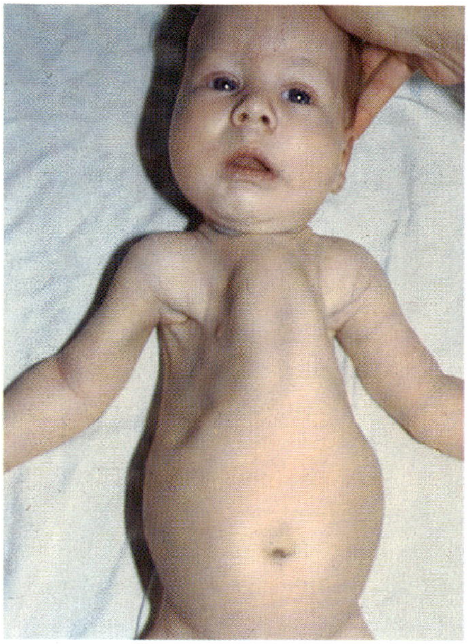

428 Reine Zwerchfellatmung mit paradoxen Atembewegungen. Brustkorbverformung durch Lähmung der thorakalen Atemmuskulatur. Tod im Alter von 8 Wochen.

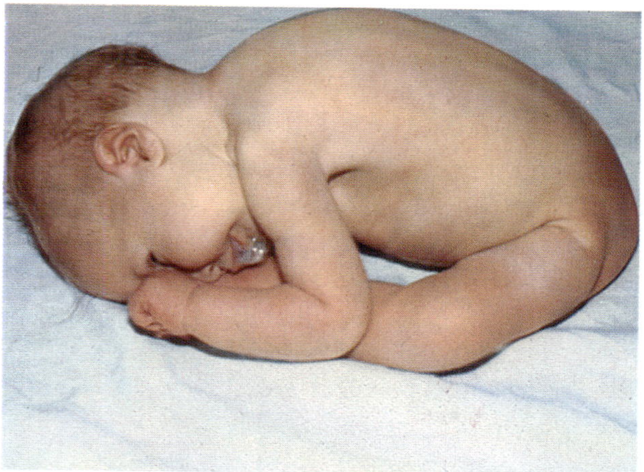

429 Werdnig-Hoffmann-Syndrom. Bruder des Kindes von Abb. 427, Alter 7 Wochen. Taschenmesserphänomen.

Erkrankungen der Augen

Angeborenes Glaukom

Definition

Das als Buphthalmus oder Hydrophthalmus bezeichnete angeborene Glaukom ist entweder verursacht durch eine rezessiv vererbte Rückbildungshemmung von Embryonalgewebe im Kammerwinkel (Barkansche Membran): *primärer Buphthalmus;* oder es begleitet andere Augen- oder Systemerkrankungen (zum Beispiel Retinoblastom, Marfan-Syndrom, Lowe-Syndrom): *sekundärer Buphthalmus.* Der Kammerwasserabfluß ist behindert, der Augeninnendruck (bei Kindern normalerweise 10–15 mm Hg) steigt an, die kindliche Bulbus vergrößert sich. In zwei Dritteln der Fälle ist das angeborene Glaukom doppelseitig. Jungen sind doppelt so häufig betroffen wie Mädchen.

Symptome

Das ganze Auge erscheint vergrößert, insbesondere aber der Hornhautdurchmesser. Es bestehen *Rötung, Lichtscheu, Tränenträufeln* (Epiphora) und *Blepharospasmus.* Der erhöhte Intraokulardruck verursacht *Hornhauttrübungen,* die beim Säuglingsglaukom oft zuerst auffallen.

Differentialdiagnose

Bei der angeborenen, nicht progredienten, gutartigen Megalokornea (Makrokornea) fehlt die Erhöhung des Intraokulardrucks. Dasselbe gilt für die abnorme Vergrößerung des ganzen Auges (Gigantophthalmus).

Therapie

Zur Durchtrennung der Barkanschen Membran wird entweder eine Trabeculotomia ab externo oder Trabeculotomia ab interno (Goniotomie) vorgenommen.

Prognose

Je früher die Therapie einsetzt, um so erfolgversprechender ist sie. Frühestmögliche fachophthalmologische Konsultation ist notwendig. Trotzdem ist das frühkindliche Glaukom für einen Großteil kindlicher Erblindungen verantwortlich.

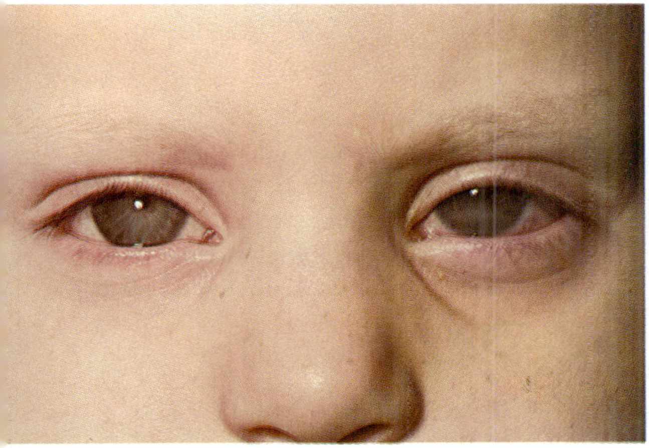

430 Doppelseitiger Buphthalmus bei 5jährigem Mädchen. Augenrötung. Photophobie. Hornhautdurchmesser vergrößert (13,5 cm).

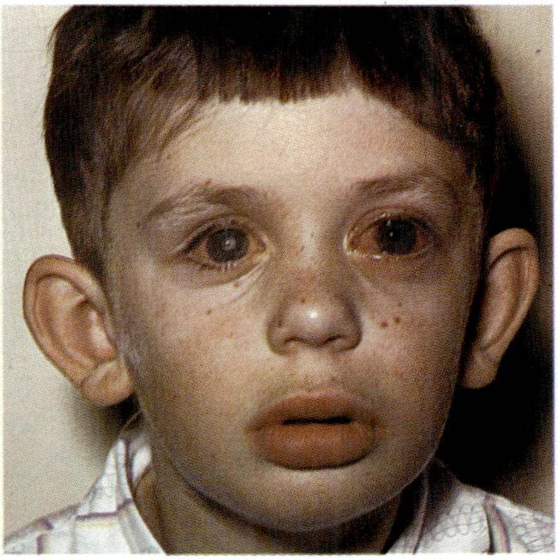

431 Buphthalmus beiderseits mit Erblindung des linken Auges bei 7jährigem Jungen. Epiphora.

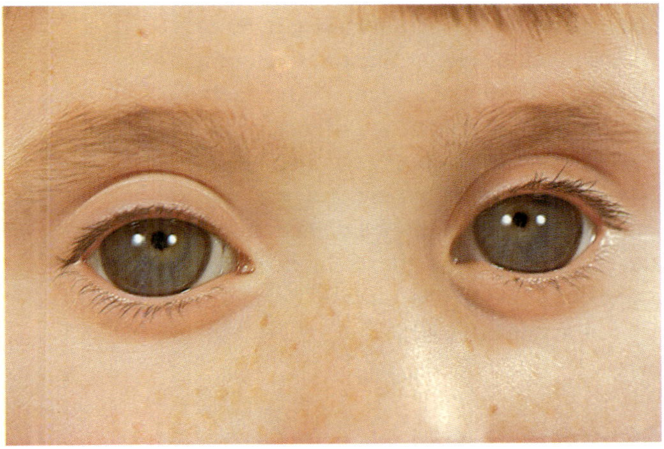

432 Gigantophthalmus anterior. Augeninnendruck normal. Keine Beeinträchtigung der Sehkraft. 12jähriger Junge.

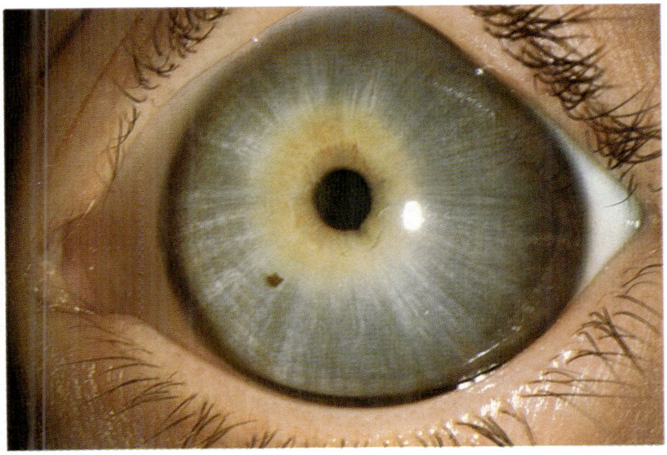

433 Gigantophthalmus anterior, Kind der Abb. 432. Isolierte Vergrößerung des vorderen Augenabschnittes.

Strabismus

Definition

Strabismus liegt vor, wenn die Sehachsen beider Augen beim gemeinsamen Sehen nicht auf den gleichen fixierten Punkt gerichtet sind. Zu unterscheiden ist das *Lähmungsschielen* (Strabismus paralyticus) und das *Begleitschielen* (Strabismus concomitans, Heterotropie), bei dem ein etwa gleichbleibender Schielwinkel alle Augenbewegungen begleitet. Die weitaus häufigste Form des kindlichen Begleitschielens, das latent (Heterophorie), intermittierend oder manifest sein kann, ist mit 90% entweder uniokulares oder alternierendes *Einwärtsschielen* (Strabismus convergens) aufgrund einer Hyperopie oder einer angeborenen Fusionsschwäche. Der seltene *Strabismus divergens* auf der Grundlage von Exophorie, Konvergenzschwäche, Fusionsmangel oder Myopie tritt gewöhnlich erst Anfang des zweiten Lebensjahrzehnts auf. Die Häufigkeit aller Schielformen beträgt etwa 4–8%, hereditäre Belastungen finden sich in etwa 40%.

Symptome

Beim *einäugigen Schielen* ist das schielende Auge meist sekundär oder primär schwachsichtig. Beim *Strabismus convergens alternans* sind beide Augen sehtüchtig und übernehmen abwechselnd die Führung. Im Säuglingsalter sind unkoordinierte Augenbewegungen bedeutungslos (physiologisches Schielen); wenn aber der Schielwinkel konstant bleibt, ist kongenitales – prognostisch ungünstiges – Begleitschielen zu diagnostizieren. Auf Kopfzwangshaltungen ist zu achten.

Begleitschielen kann Ausdruck und Hinweis ernsthafter Erkrankungen des Auges sein, wie Retinoblastom, Netzhautablösung, Hornhauttrübung oder Katarakt.

An eine *Heterophorie* (latentes Schielen) muß gedacht werden, wenn im Schulalter über asthenopische Beschwerden (Kopf- und Augenschmerzen beim Lesen) geklagt wird.

Therapie

Augenerkrankungen, die sich hinter dem Schielen verbergen, müssen so früh wie möglich fachophthalmologisch geklärt und behandelt werden. Okklusive, refraktionskorrigierende, orthoptische und operative Therapiemaßnahmen schließen sich an.

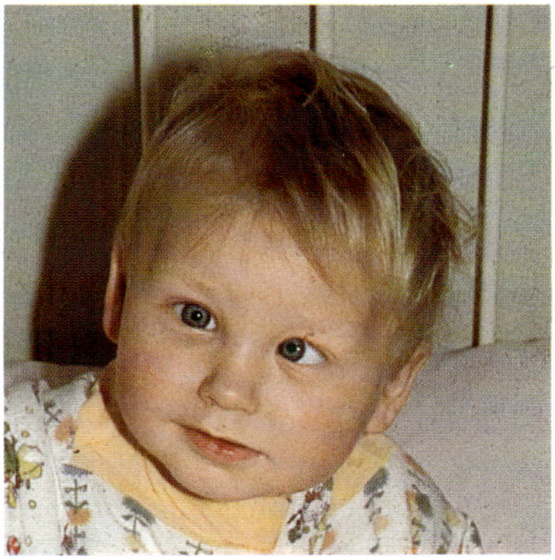

434 Strabismus convergens links bei 1 5/12 jährigem Jungen.

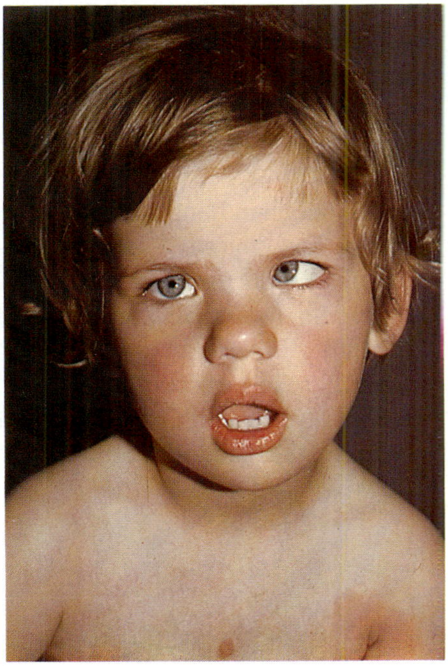

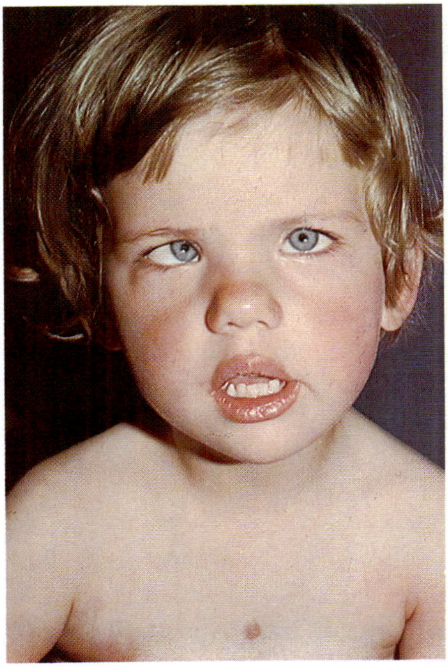

435 und **436** Strabismus convergens alternans bei 2 1/12 jährigem Mädchen. Familiäre Schielbelastung.

Konjunktivitis

Definition

Bindehautentzündungen können exogener, allergischer oder infektiöser Genese sein und werden im Kindesalter am häufigsten durch Fremdkörper, ferner durch Pneumokokken, Staphylokokken, Streptokokken, Haemophilus influenzae und Viren hervorgerufen. Besondere Erkrankungsformen des Neugeborenenalters sind der Silberkatarrh (chemische Reizkonjunktivitis nach Credéscher Prophylaxe mit 1%iger Argentum-nitricum-Lösung), die Einschlußkörperchen-Blennorrhö (Chlamydia oculogenitalis) und die Gonoblennorrhö (Neisseria gonorrhoeae). Chlamydien (Bedsonien) sind auch Erreger der Schwimmbadkonjunktivitis und des Trachoms.

Symptome

Das klinische Bild der *akuten Konjunktivitis* ist gekennzeichnet durch vermehrten Tränenfluß, reflektorischen Lidschluß, Ödem der Bindehaut (Chemosis) und seröse, hämorrhagische oder eitrige Sekretion.

Der *Silberkatarrh* des Neugeborenen beginnt 6–12 Stunden nach der Geburt und klingt nach 24–48 Stunden ab; Sekundärinfektion mit Eitererregern verlängert den Verlauf.

Die *Gonoblennorrhö* tritt 1–4 Tage nach der Geburt mit starker Eiterbildung und Chemose auf, so daß die Lider spontan nicht geöffnet werden; im Eiterabstrich sieht man gramnegative, intrazelluläre, semmelförmige Diplokokken (Gonokokken).

Die *Einschlußblennorrhö* ist nach einer Inkubationszeit von 1–2 Wochen durch hämorrhagisch-eitriges Sekret gekennzeichnet; im giemsagefärbten Konjunktivalabstrich findet man keine Bakterien, sondern halbmondförmige Einschlußkörperchen im Zellplasma der Bindehautepithelien. Die Mutter hat oft eine chlamydienbedingte Urethritis.

Die nur in nichtgechlortem Wasser übertragbare *Schwimmbadkonjunktivitis* entspricht ätiologisch der Einschlußblennorrhö und ist eine wenig sezernierende, follikuläre Bindehautentzündung mit präaurikulärer Lymphknotenschwellung.

Das *Trachom* ist durch Chronizität, Kornealbeteiligung und Pannusbildung charakterisiert.

Therapie

Die Lokalbehandlung – Fremdkörperentfernung, Dekongestiva, Antibiotika – richtet sich nach der Ätiologie. Bei der Gonoblennorrhö ist anfängliches stündliches Öffnen der Lider mit Applikation antibiotischer Tropfen erforderlich, um Eiterretention zu vermeiden. Schutz des Therapeuten vor Selbstinfektion!

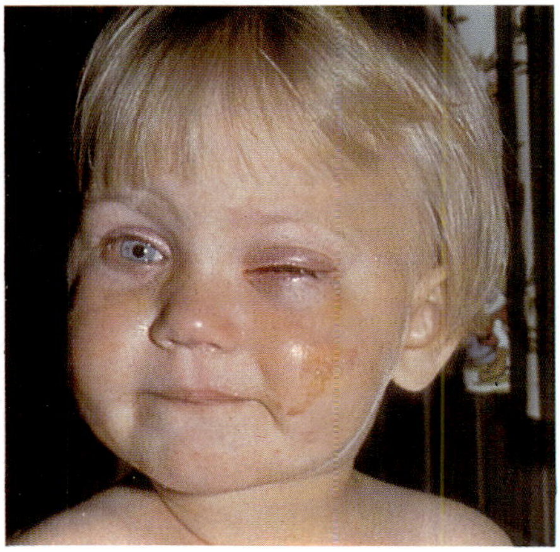

437 Hämorrhagisch-eitrige Konjunktivitis mit entzündlicher Schwellung der Lider bei 1jährigem Mädchen. Erregernachweis nach antibiotischer Anbehandlung negativ.

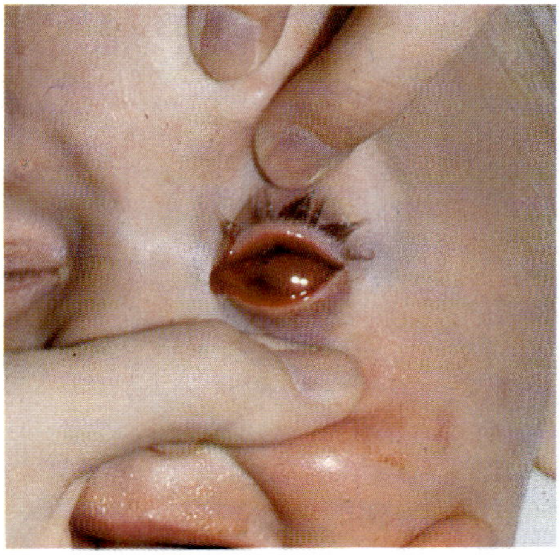

438 Nach Ektropionieren wird das starke hämorrhagische Ödem der Bindehaut sichtbar (Chemosis).

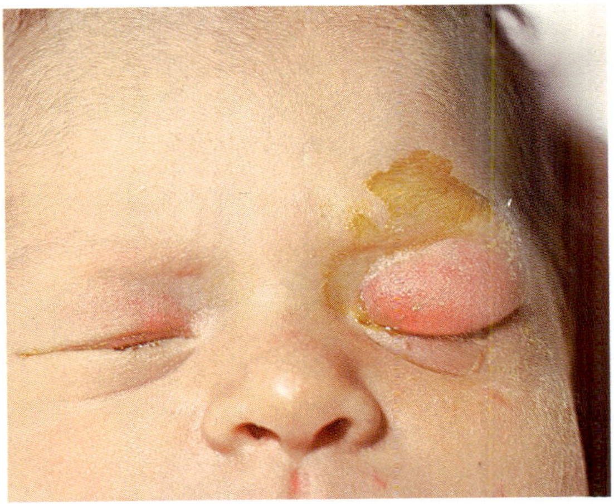

439 Neugeborenes mit Reizkonjunktivitis und Lidödem nach Gonnorrhöprophylaxe.

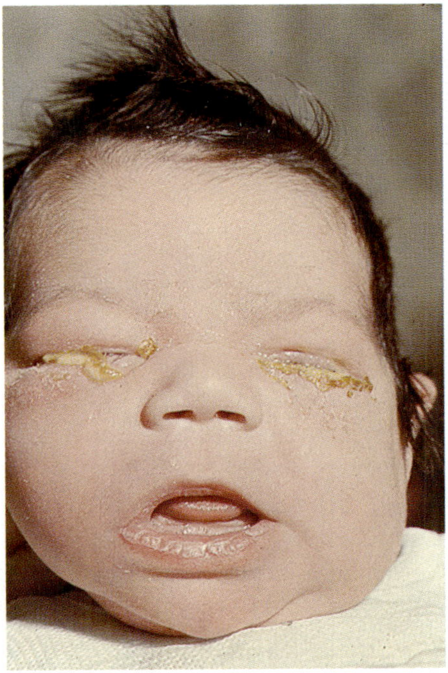

440 Gonoblennorrhö eines Neugeborenen. Abundante Eitersekretion, Lider können nicht spontan geöffnet werden.

Entzündliche Lidaffektionen

Definition

Durch lokale oder hämatogene Infektion mit Eitererregern kann es zur abszedierenden oder phlegmonösen *Entzündung* im lockeren Gewebe der Augenlider und der umgebenden Gesichtsweichteile kommen (Lidabszeß, Lidphlegmone, Orbitalphlegmone, Gesichtsphlegmone). Konjunktivitis, Hordeolum, Chalazion oder Dakryozystitis infolge Tränennasengangstenose können vorausgehen.

Auch entzündliche *Prozesse des knöchernen Gesichtsschädels* gehen mit einem Begleitödem der Augenlider einher, das dann auf eine Oberkieferosteomyelitis (odontogen, Sinusitis maxillaris), eine eitrige Ethmoiditis oder eine Sinusitis frontalis hinweist.

Eine akute *Dakryoadenitis* entsteht, oft bilateral, bei oder nach Infektionskrankheiten (Mumps, Masern, Scharlach) oder, meist einseitig, als hämatogene Staphylokokkeninfektion.

Symptome

Leitsymptom ist das zugeschwollene Auge. Bei Primärentzündungen im Lidbereich imponieren außerdem Rötung, Überwärmung, Schmerz und Eitersekretion aus dem Lidspalt. Die perifokal-kollaterale Mitreaktion bei tieferliegenden Prozessen zeigt dagegen meist nur diskretes Ödem und Lidspaltverengung. Eine akute Tränendrüsenentzündung, die eine Lidaffektion vortäuschen kann, ist durch Paragraphenform und Pseudoptose des Oberlides gekennzeichnet.

Therapie

Innerliche und lokale antibiotische Therapie und gegebenenfalls Inzision sind die Prinzipien der Behandlung.

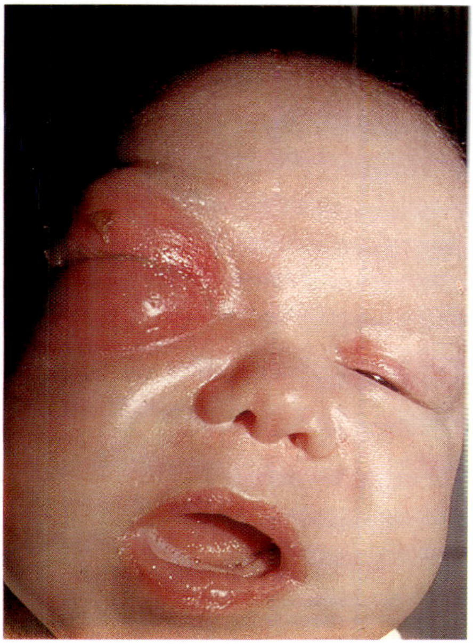

441 5 Wochen alter Säugling mit Oberlidabszeß. Spontanperforation. Bakteriologisch Staphylococcus aureus haemolyticus. Komplikationslose Heilung unter Oxazillin-Ampizillin-Therapie.

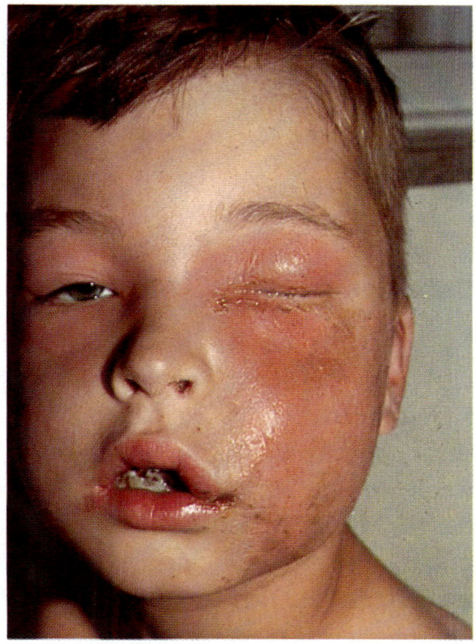

442 7jähriger Junge mit linksseitiger Gesichtsphlegmone, Beteiligung der orbitalen Weichteile, Chemosis, im Lidspalteiter Staphylokokken. 20450 Leukozyten. Heilung unter Propizillinbehandlung.

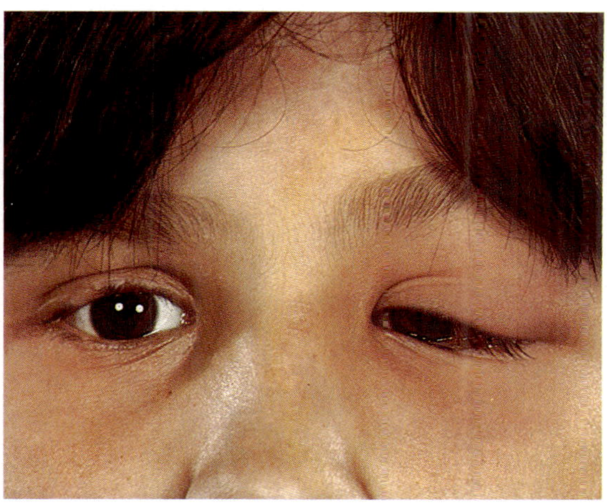

443 Paragraphenlid und Pseudoptose bei akuter Dakryoadenitis eines 12jährigen Mädchens.

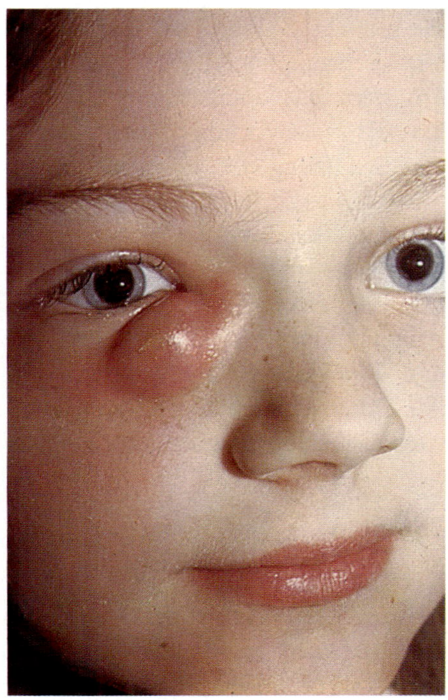

444 9jähriges Mädchen mit staphylokokkenbedingter Tränensackeiterung. Spontanperforation am 6. Krankheitstag. Heilung unter Chloramphenikolbehandlung.

Erkrankungen durch äußere Einwirkungen

Verbrühung

Definition

Verbrennung durch heiße Flüssigkeiten ist die häufigste thermische Schädigung im Kleinkindesalter. Außer der lokalen Läsion verursacht sie Schocksymptome, wenn die Verbrennungsausdehnung 10% der Körperoberfläche überschreitet (primärer Verbrennungsschock, Verbrennungskrankheit).

Symptome

Die Verbrennung 1. Grades weist ein *Erythem,* die zweitgradige *Blasenbildung* auf; sie braucht 2–3 Wochen zur Abheilung. Die Verbrennung III. Grades ist durch *Nekrotisierung* gekennzeichnet, deren Abheilung oft viele Wochen dauert.

Zur Schätzung der Verbrennungsausdehnung dient die Faustregel, daß die flache Hand des Kindes etwa 1% seiner Körperoberfläche ausmacht.

Der *Verbrennungsschock* äußert sich in Apathie, Unruhe, Blässe mit Akrozyanose und Tachykardie; Nierenversagen droht. Als Dauerschaden kann eine postkombustionelle Enzephalopathie zurückbleiben.

Therapie

Die Lokaltherapie erfolgt nach den Regeln der offenen Wundbehandlung, die Allgemeintherapie entspricht der Schockbehandlung.

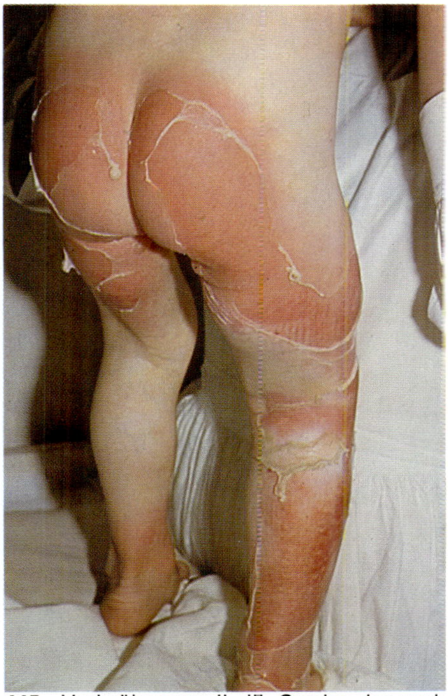

445 Verbrühungen II.–III. Grades des rechten Beines und des Gesäßes (Gesamtfläche 20–25% der Körperoberfläche) nach Sturz in kochende Waschlauge. 2jähriger Junge im Schockzustand.

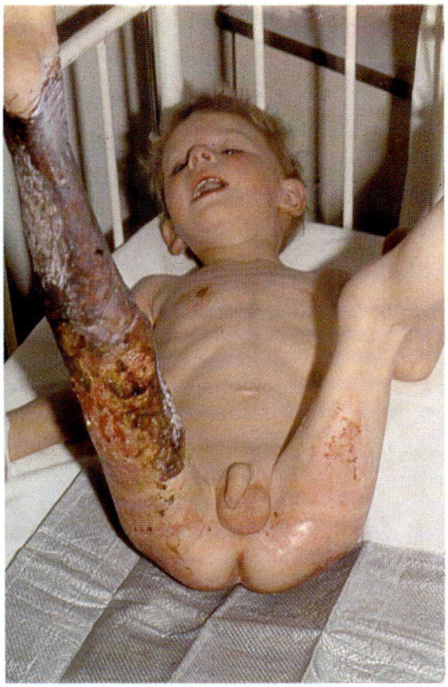

446 Nach 3 Wochen sind die zweitgradigen Verbrennungswunden epithelisiert, die drittgradigen Wunden zeigen Granulationsgewebe. Offene Wundbehandlung mit Antibiotikasprays.

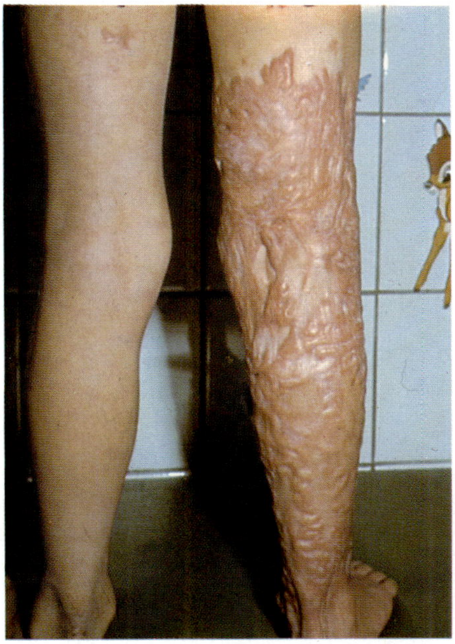

447 Nach $1\frac{6}{12}$ Jahren starke Keloidbildung. Beugekontraktur des Kniegelenks durch krankengymnastische Übungsbehandlung beseitigt, volle Gelenkbeweglichkeit.

Verbrennung

Definition

Verbrennungen kommen im Säuglingsalter am häufigsten durch Wärmflaschen zustande, wenn die Temperatur des eingefüllten Wasser über 50° C liegt, die Flasche nicht umhüllt ist oder ein bewußtloses oder bewegungsloses Kind auf die Wärmflasche gelegt wird. Auch die unsorgfältige Anwendung von elektrischen Heizkissen und Wärmestrahlungslampen kann zu Verbrennungen führen.

Symptome

Es können Verbrennungen aller drei Schweregrade vorkommen.

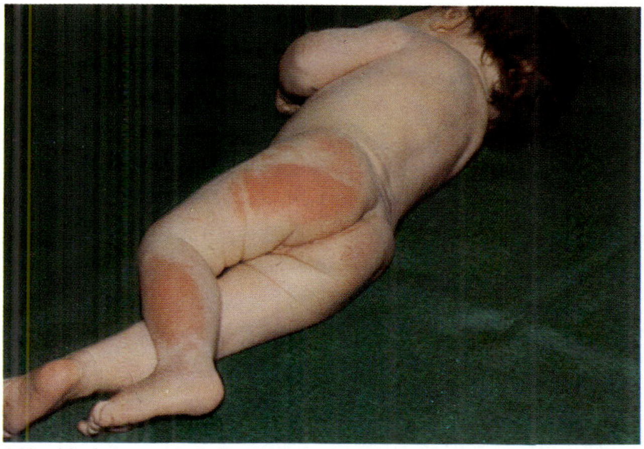

448 Verbrennung I. Grades durch Wärmflasche bei einem Neugeborenen, das bei geburtstraumatischer Hirnblutung unterkühlt und bewegungsarm war.

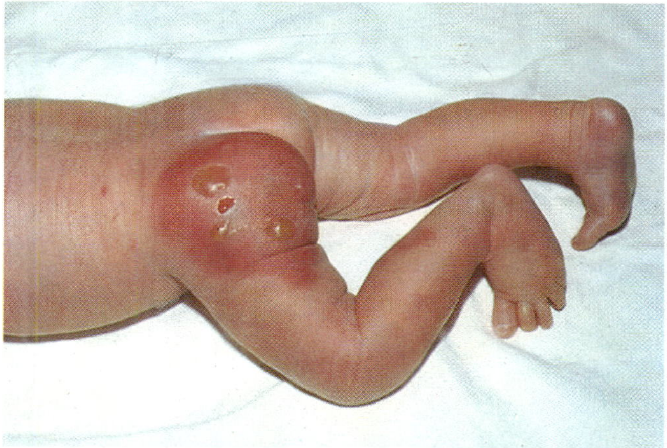

449 Neugeborenes mit Verbrennung II. Grades durch Wärmflasche, auf die das Kind gelegt worden war.

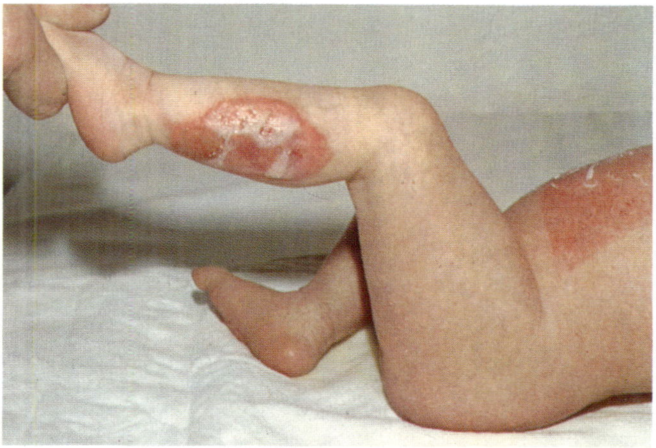

450 Wärmflaschenverbrennung II.–III. Grades bei 5 Wochen altem Säugling.

Insektenstiche

Definition

Das neurotoxische Gift von Bienen, Wespen und Ameisen kann in lockeren Geweben zu erheblicher Ödembildung, in der Blutbahn – nach Stich dieser Hymenopteren in eine Vene – zu zentralem Atem- und Kreislaufversagen führen.

Symptome

Stiche im Gesichtsbereich verursachen ein Quincke-Ödem. Bei Anschwellungen im Hals- und Pharynxbereich kann es zur Erstickungsgefahr kommen.

Therapie

Entfernung des Stachels, lokale und intravenöse Kortikoidapplikation.

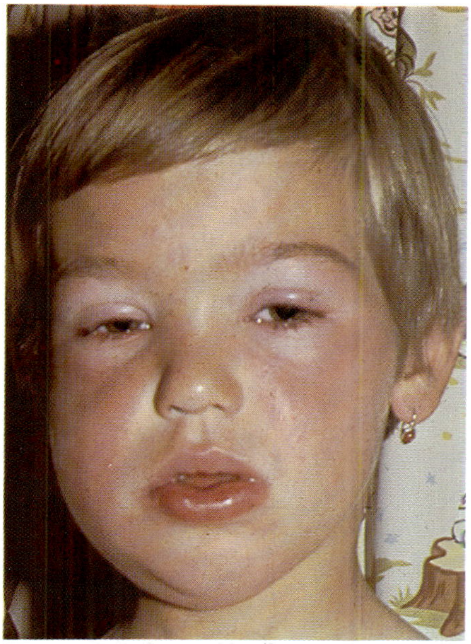

451 Quincke-Ödem 15 Minuten nach Wespenstich in die rechte Unterlippe. 6jähriges Mädchen.

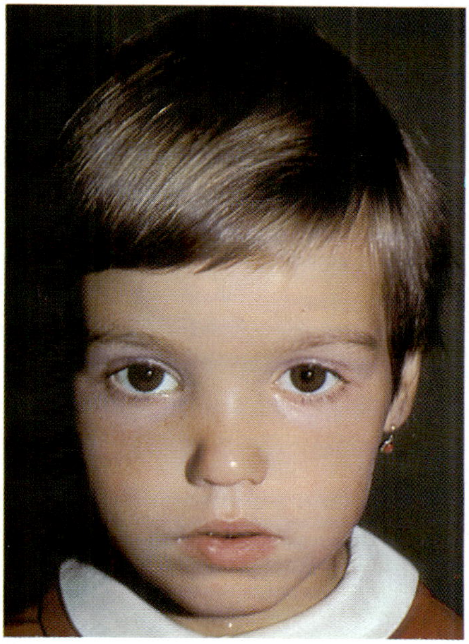

452 Normalisierung nach 2 Tagen unter innerlicher Prednisolonbehandlung.

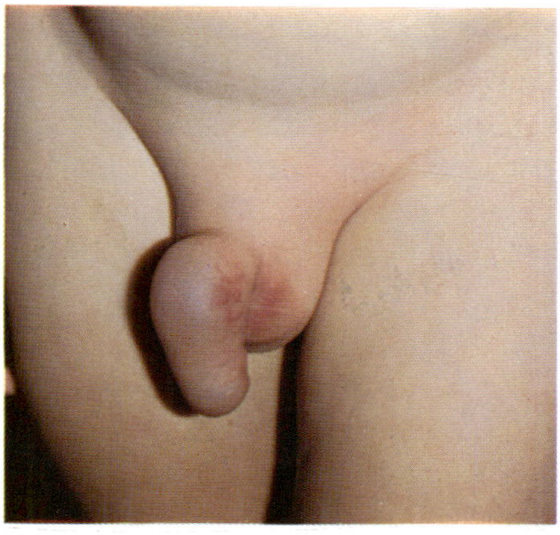

453 Penisödem mit Hautblutungen nach Bremsenstich. Unter Lokalbehandlung mit Kortisonsalbe nach 2 Tagen abgeklungen. 3jähriger Junge.

Schädel-Hirn-Trauma

Definition

Von den häufigen kindlichen Kopfverletzungen sind etwa 50 % Weichteiltraumen, 30 % Frakturen mit oder ohne Hirnbeteiligung und 20 % reine Hirntraumen, bei denen es sich je nach Schweregrad um eine Kommotio oder Kontusion handelt.

Symptome

Die *Kommotio* ist durch Bewußtseinsstörung und zentral-vegetative Symptome (Erbrechen) gekennzeichnet; bei der *Kontusion* kommen neurologische Herdsymptome (Krampf, Lähmung, Pyramidenzeichen) hinzu, die sich in leichten Fällen innerhalb von 3 Wochen zurückbilden, in schweren länger anhalten und Dauerschäden hinterlassen.
Ein *Brillen- oder Monokelhämatom* kann Ausdruck einer harmlosen Lidkontusion sein oder als Fernhämatom Zeichen einer Schädelbasisfraktur, die allerdings im Kindesalter gegenüber den Konvexitätsfrakturen selten ist (etwa 10% aller Schädelfrakturen).

Therapie

Bei Kommotio ist Bettruhe bis zur Spontanbelastung des Kindes ausreichend, bei Kontusion sind zusätzlich Schockbehandlung und Sedierung erforderlich.

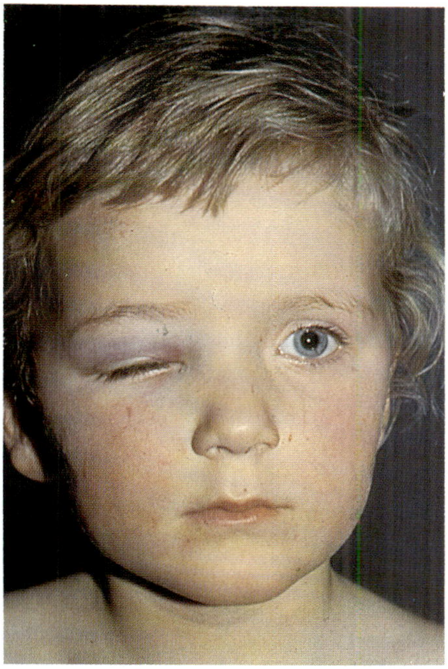

454 Lidkontusion und Commotio cerebri nach Treppensturz bei einem 4jährigen Mädchen.

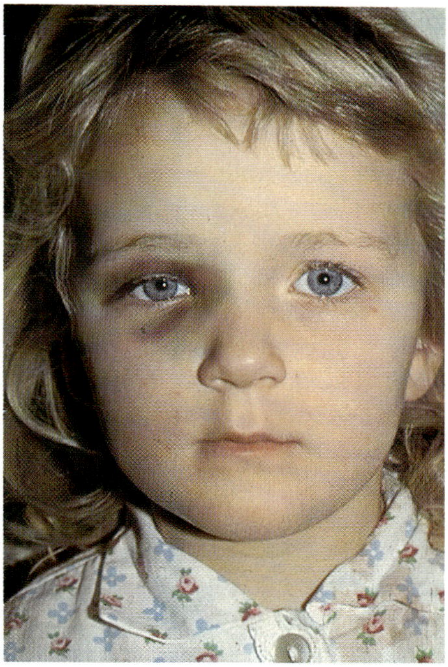

455 Nach 2 Tagen ist die Oberlidschwellung abgeklungen. Das Monokelhämatom ist hier nicht Ausdruck einer Schädelbasisfraktur, sondern der Lidkontusion.

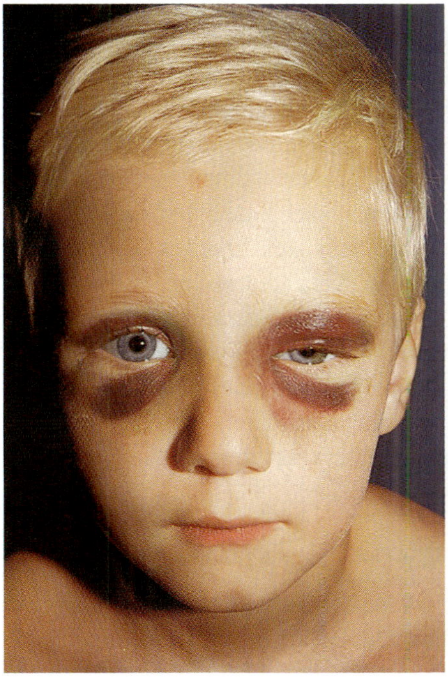

456 Brillenhämatom 3 Tage nach einem Sturz auf das Gesicht. Leichte Commotio. Linksseitig Ptose durch Oberlidhämatom.

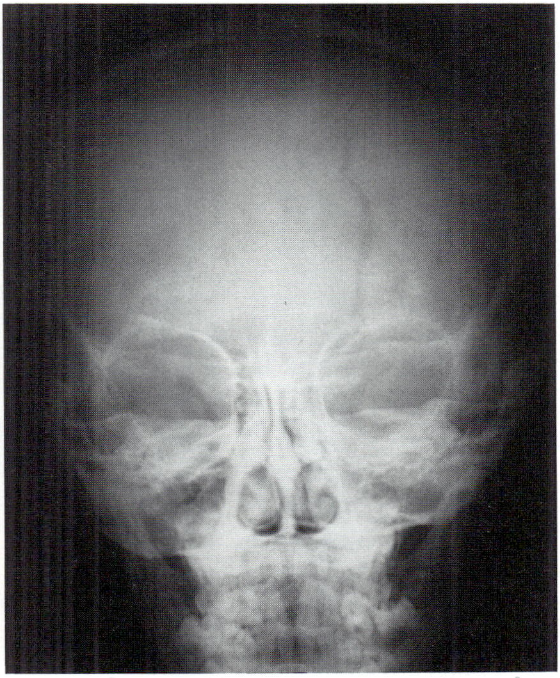

457 Röntgenbefund des 4jährigen Jungen der Abb. 456. Frakturlinie im Bereich des linken Stirnbeins.

Kindesmißhandlung

Definition

Mißhandlungssyndrom als klinischer Begriff umfaßt alle Schädigungssymptome bei Kindern, die auf körperliche Mißhandlung durch Eltern oder Pflegepersonen zurückzuführen sind. Strafrechtlich ist Kindesmißhandlung definiert als Quälen, rohe Mißhandlung oder Vernachlässigung eines Pflegebefohlenen, worunter das Erregen erheblicher Schmerzen und Leiden verstanden wird, wenn es aus gefühlloser Gesinnung geschieht. Juristisch ergeben sich aus dieser Definition Schwierigkeiten bei der Einordnung von Rechtmäßigkeit und Verhältnismäßigkeit körperlicher Züchtigung im Rahmen elterlicher Erziehungsgewalt.

Symptome

Äußerlich sichtbare Folgen multipler Gewalteinwirkungen sind oberflächliche und tiefe *Blutungen* im Bereich der Haut (Prellmarken, gelegentlich Abdrücke des Schlaginstrumentes), ferner parallellaufende *Striemen* (Riemen, Peitsche, Elektrokabel); *Schürfungen* und *Brandwunden,* vorzugsweise im Gesichts- und Gesäßbereich (Ausdrücken brennender Zigaretten, Setzen des Kindes auf eine heiße Herdplatte); äußerlich sichtbare oder röntgenologisch nachzuweisende Folgen von *Frakturen,* die in Fehlstellung verheilt sind, Abrisse in Gelenknähe, Periostreaktionen, Parierfrakturen, Nasenbeinbrüche, Verformung des Ohrknorpels nach „Abdrehen" der Ohrmuschel als Körperstrafe.
Diese Merkmale sind oft, aber keineswegs obligat vergesellschaftet mit Zeichen der *Vernachlässigung* (Unterernährung, schlechter Pflegezustand).

Differentialdiagnose

Da als Schutzbehauptung meist angegeben wird, das Kind bekomme bei jeder Gelegenheit blaue Flecken, ist der *Ausschluß eines Blutungsübels* erforderlich. Es bedarf auch der Klärung, ob das behauptete Trauma zu den bestehenden – und am besten sogleich fotodokumentierten – äußeren Verletzungen in ursächliche Übereinstimmung gebracht werden kann. Wichtig ist es, nach zurückliegenden Vulnerationen zu fahnden: Kindesmißhandlung ist ein *Wiederholungsdelikt.*

Therapie

Neben der ärztlich-pflegerischen, chirurgischen, eventuell neurochirurgischen Versorgung (subdurales Hämatom) muß versucht werden, den entstandenen psychischen Schaden zu verkleinern und das Wiederholungsrisiko auszuschalten. Mißhandelnde Erwachsene sind meist selbst als Kinder geschunden worden (Verminderung des Unrechtsbewußtseins). Jugendamt und nachgehende Fürsorge sind einzuschalten. Bei gefährlicher Körperverletzung muß Anzeige bei der Kriminalpolizei erfolgen, obwohl Strafverfolgung von allen Therapiemaßnahmen am wenigsten effektiv ist. In Wahrung des höheren Rechtsgutes ist der ärztlichen Schweigepflicht die Anzeigepflicht übergeordnet.

Prognose

Sie ist meist nicht günstig und wegen der hohen Dunkelziffer, die auch für das Wiederholungsrisiko gilt, schwer abzuschätzen. In schwerwiegenden Fällen ist Sorgerechtsentziehung anzustreben.

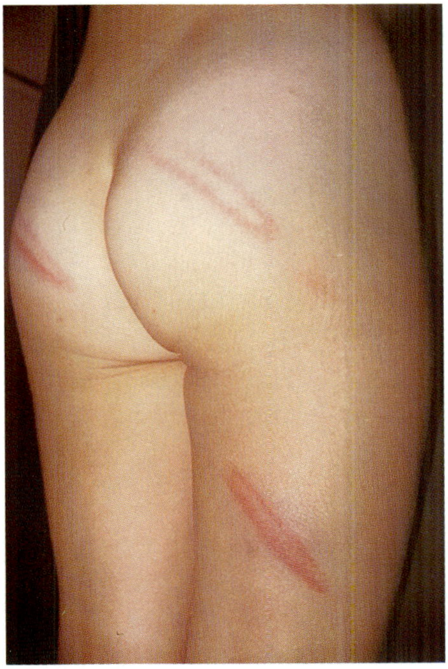

458 Doppelkonturierte, parallele Schlagmarken. Am rechten Oberschenkel in der Tiefe ovaläres, berührungsschmerzhaftes Hämatom. 5jähriger Knabe, vom Vater mit dem Stock gezüchtigt, weil er seine Jacke nicht ordentlich angezogen hatte.

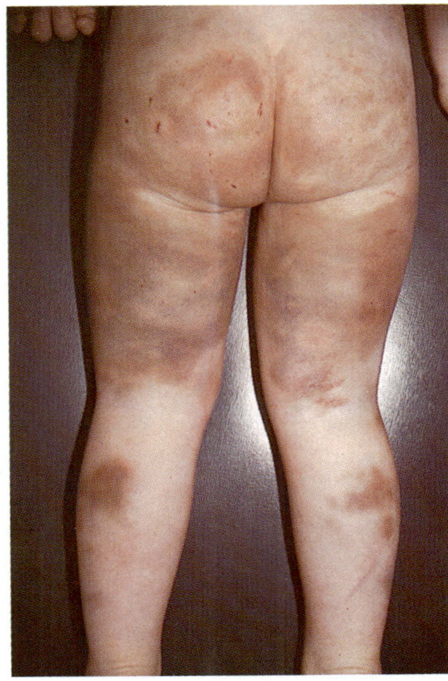

459 $2^{10}/_{12}$jähriger Knabe, von der Mutter fortgesetzt geschlagen. Falschangaben: Gestürzt, danach bewußtlos geworden. Ausgedehnte Hämatome an Gesäß und Beinen, Striemen, Schlagmarken.

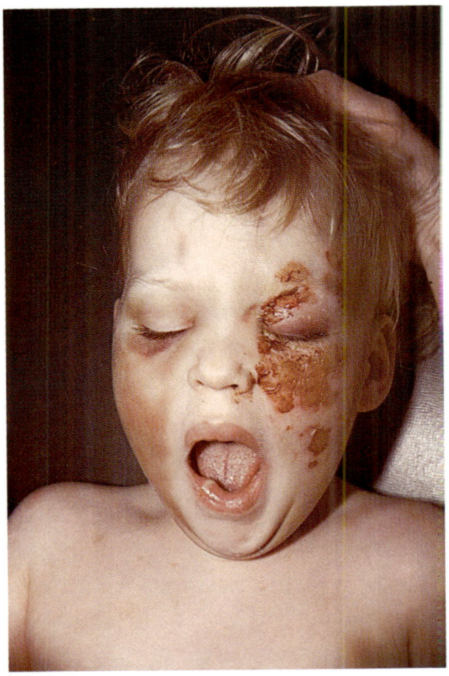

460 Blutergüsse im Bereich der linken Gesichtshälfte mit inselartigen Hautabschürfungen. Herdbetonte Krämpfe, blutiger Liquor.

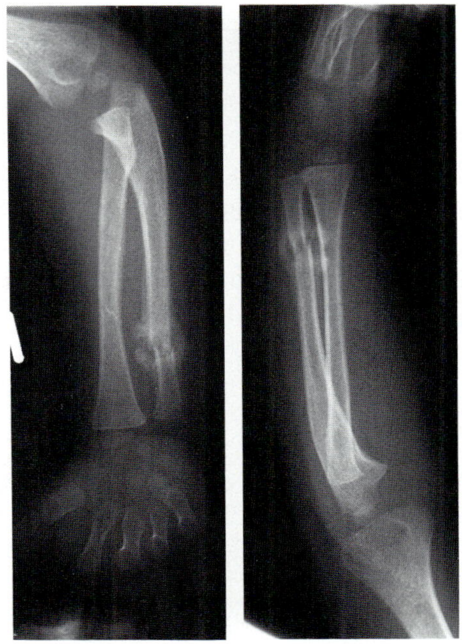

461 Ältere ulnare Parierfraktur der rechten Ulna des Kindes der Abb. 459 und 460.

Pathologie der Therapie

Gesichtspetechien nach Magenspülung

Definition

Wenn ein Kind bei einer Magenspülung stark abwehrt und preßt, kann es zu einer oberen Einflußstauung mit venöser Hyperämie und kapillaren Diapedesisblutungen im Gesichtsbereich kommen, die einem Rumpel-Leede-Phänomen entsprechen.

Symptome

Petechiale Hämorrhagien der Gesichtshaut und der Konjunktiven.

Atropinvergiftung

Definition

Atropin und die analogen Alkaloide Hyoscyamin und Scopolamin in Tollkirsche, Stechapfel und Bilsenkraut wirken peripher anticholinerg-parasympatholytisch und zentralnervös erregend-halluzinatorisch. Interindividuelle Empfindlichkeitsunterschiede sind groß. Kinder vergiften sich seltener durch Ingestion von Tollkirschen als durch atropinhaltige Arzneimittel (Spasmolytika, Mydriatika).

Symptome

Atropinvergiftete sind rot, trocken, heiß und verwirrt; ihre Pupillen sind weit. Mit steigender Giftdosis entwickelt sich folgende Symptomatik: Mundtrockenheit, Tachykardie, Mydriasis, Hauttrockenheit, Erythem, Hyperpyrexie; Agitiertheit, Ataxie, Halluzinationen, Delirien, Koma, Krämpfe.

Therapie

Magenentleerung (Ipecac oder gut eingefetteter Magenschlauch). Physostigminsalizylat hebt alle peripheren und zentralen Atropinwirkungen auf.

Prophylaxe

Kein Atropin zur Enuresisbehandlung. Ophthalmologische Atropinlösung bei Kindern nicht stärker als 0,5 %. Überhohe Atropingaben (1 mg) nur als Antidot bei Phosphorinsektizidvergiftungen.

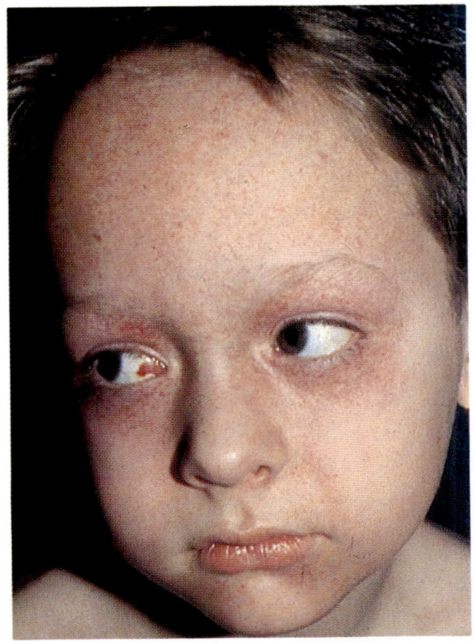

462 Gesichts- und Konjunktivalblutungen nach Magenspülung wegen Ingestionsunfalls mit Alkohol. 5 7/12 jähriger Junge.

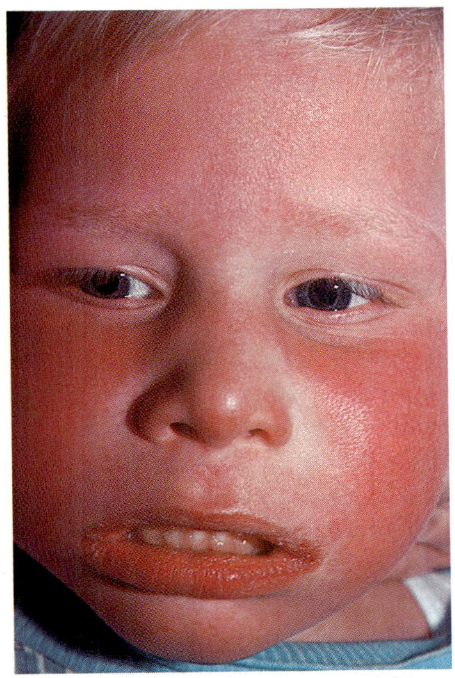

463 Akute Atropinvergiftung nach Ingestionsunfall mit Enuresistropfen (3 mg Atropin). 3jähriger Junge. Gesichtserythem, Mydriasis, Haut- und Lippentrockenheit. Ataxie, Exzitation, Halluzinationen.

Arzneimittelexantheme

Definition

Arzneimittelexantheme verschiedenster Morphe kommen im Kindesalter als allergische Hautreaktion auf viele Medikamente, insbesondere Penizilline, Barbiturate, Analgetika und Antiepileptika, vor. Sie treten bei Erstsensibilisierung oft um den 9. Tag (4.–20. Tag) nach der Allergenzufuhr auf. Es ist nicht möglich, bestimmten Mitteln eine bestimmte Morphe zuzuordnen.

Symptome

Es kommen alle Exanthemformen vor: erythematöse, skarlatiniforme, rubeoliforme, morbilliforme, urtikarielle, papulöse (Strophulus), infiltrative (Erythema nodosum), vesikulöse, akneiforme und hämorrhagische Hautveränderungen. Es kann das Bild eines *Erythema exsudativum multiforme* (S. 234) oder die schwere Manifestation einer *Epidermolysis acuta toxica* (Lyell-Syndrom) bestehen.

Differentialdiagnose

Die Unterscheidung von exanthematischen Infektionskrankheiten stützt sich auf Anamnese (Eruierung des Allergens), Epidemiologie und Verlauf, wobei Arzneimittelexantheme oft ohne wesentliche Allgemeinbeeinträchtigung, wenn auch mit Fieber (drug fever), einhergehen.

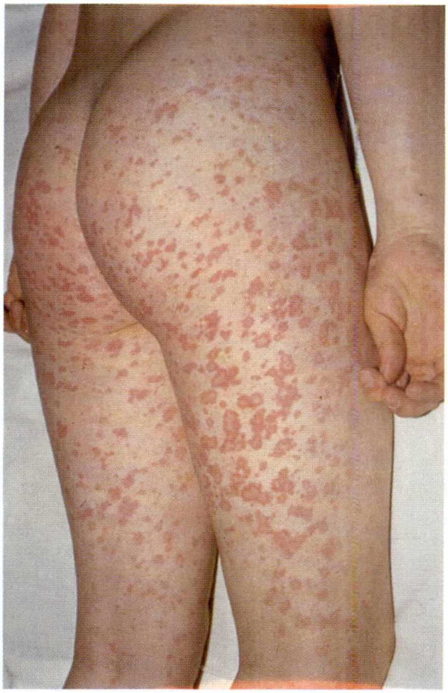

464 Morbilliform-urtikarielles Arzneimittelexanthem 9 Tage nach intramuskulärer Ampizillinmedikation. 10jähriges Mädchen. Nach 5 Tagen abgeklungen.

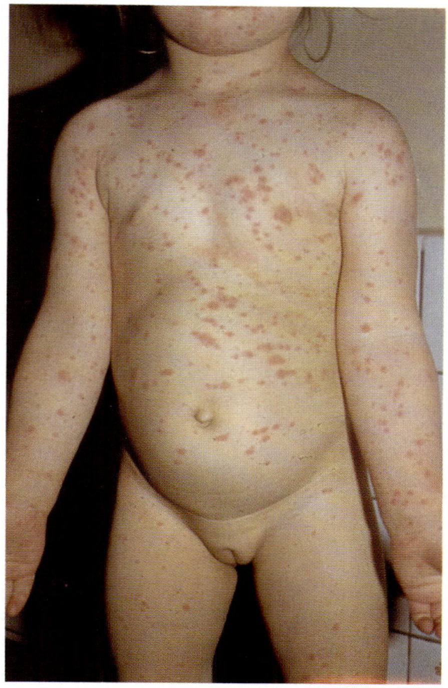

465 Rubeoliformes Exanthem bei 3jährigem Mädchen 9 Tage nach oraler Ampizillingabe.

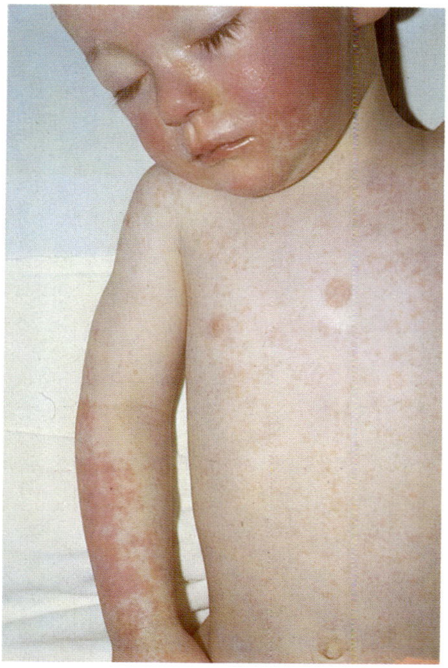

466 Luminalexanthem 1 Woche nach rektaler Applikation: rubeoliforme Eruptionen am Rumpf, morbilliform-konfluierende am Unterarm, diffuses Erythem im Gesicht.

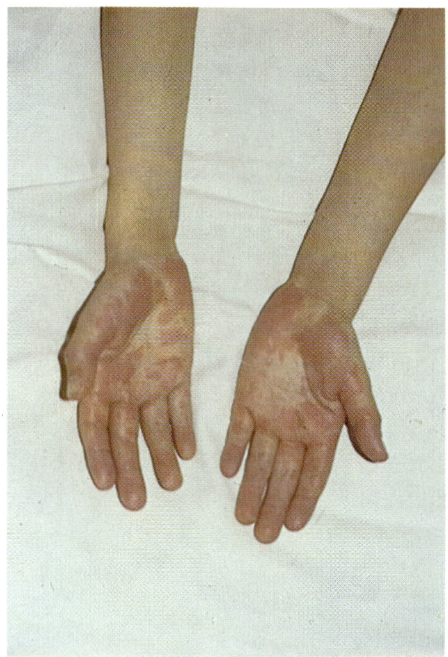

467 Ein Palmarerythem kann außer als Arzneimittelexanthem – wie hier – auch bei Leberzirrhose oder bei vegetativ labilen Kindern vorkommen.

Striae cutis atrophicae

Definition

Die auch als Striae distensae bezeichneten Dehnungsstreifen der Haut treten nur bei Kindern und jüngeren Erwachsenen auf und kommen durch Schädigung elastischer Fasern infolge Erhöhung des Glukokortikoidspiegels (systemische Kortikoidtherapie, Morbus Cushing, Gravidität) zustande.

Symptome

An Abdomen und Oberschenkeln treten zuerst blaurote, später perlmutterfarbene Streifen auf, die reversibel sind.

Gingivahyperplasie

Definition

Fibromatöse Zahnfleischhyperplasien kommen als Nebenwirkung antiepileptischer Hydantointherapie, bei akuten Myelosen (10%), tuberöser Hirnsklerose und zyanotischen Herzvitien vor. Die seltene, dominant hereditäre, idiopathische Gingivafibromatose ist mit Hypertrichose, Schädeldeformität und Gynäkomastie kombiniert.

Symptome

Schmerzlose, kosmetisch störende Wucherungen der Zahnfleischränder. Bei schlechter Mundhygiene disponieren sie zur Gingivitis.

Therapie

Eventuell operative Entfernung. Mundhygiene.

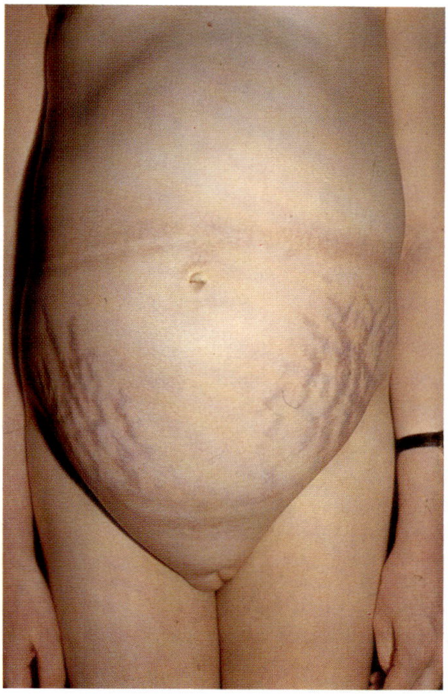

468 Striaebildung bei einem 11jährigen Mädchen nach fünfmonatiger Prednisolonbehandlung (Methylprednisolon) wegen nephrotischen Syndroms.

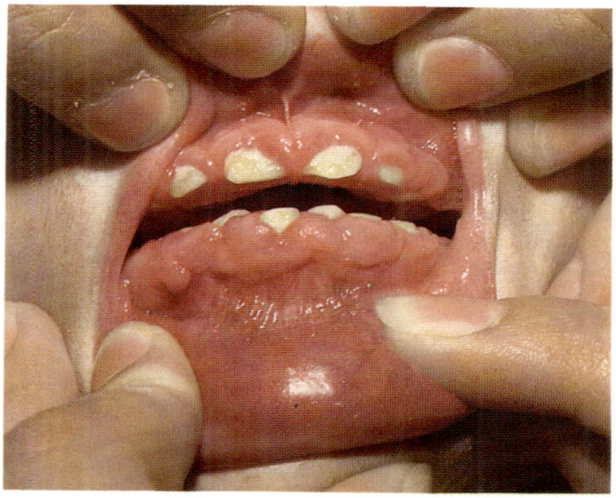

469 Hyperplasie der Gingiva nach Hydantoinbehandlung bei einem 11jährigen Mädchen mit Epilepsie.

Sachverzeichnis

Q

R

S